Droit et Cultures

Revue internationale interdisciplinaire

Publiée par la Fédération Interdisciplinaire
de Nanterre en Droit (FIND)
de l'Université Paris Nanterre
et par l'Association Française Droit et Cultures

Revue soutenue par l'Institut
de Sciences Humaines et Sociales du CNRS

Avec le concours

de l'Université Paris Nanterre et
du Centre National du Livre

L'Harmattan

REVUE DROIT ET CULTURES

Revue internationale interdisciplinaire

Directeur de la publication : Christiane BESNIER (CANTHEL, Paris Descartes/Paris Nanterre)
Responsable de l'édition numérique : Jacqueline LAHMANI (CNRS, Paris Nanterre)
Éditeur numérique : Association Française Droit et Cultures (AFDC)

Revue Droit et Cultures, Université Paris Nanterre,
200 avenue de la République, 92001 Nanterre Cedex, Tel. : 33(1) 40 97 73 65
email : jlahmani@parisnanterre.fr

Sommaire numéro 75-2018/1

La fin de vie. Préoccupations légales et éthiques

Sous la responsabilité de Eric Fourneret

Table of contents 75-2018/1

The End of Life: Legal and Ethical Concerns
Eric Fourneret

ONT CONTRIBUÉ À CE NUMÉRO

Anouck Alary a récemment obtenu une maîtrise en sociologie à l'Université de Montréal. Ses intérêts de recherche, portant sur la financiarisation des sciences du vivant et la privatisation des échanges de tissus biologiques humains en contexte de gouvernance néolibérale, feront bientôt l'objet d'une publication intitulée *Les banques autologues de sang de cordon, une nouvelle forme de participation biocitoyenne ?* aux Ateliers de l'Éthique (2017).

Régis Aubry est médecin des Hôpitaux, professeur associé des Universités (HDR), Axe « Éthique et progrès médical » Inserm CIC 1431/Neurosciences intégratives et cliniques, EA 481, Université Bourgogne Franche-Comté. Il est également responsable du Département douleur/soins palliatifs et du service de gériatrie au CHRU de Besançon. Il est de plus directeur de l'espace de réflexion éthique Bourgogne Franche-Comté et membre du Comité consultatif national d'éthique.

Michel Castra est professeur de sociologie à l'Université de Lille SHS. Il est directeur du CeRIES (Centre de Recherche « Individus, Epreuves, Sociétés »). Il a principalement mené des recherches en sociologie de la santé. Ses travaux portent sur les soins palliatifs, les évolutions sociales autour de la mort mais aussi sur les prélèvements et les dons d'organes.

Laurence Cimar est docteur en Droit privé et Sciences criminelles, maître de conférences à la Faculté de droit de Grenoble, Centre de Recherches Juridiques – CRJ EA 1965. Responsable de l'axe « Droit, Éthique et Santé » de la SFR Santé & Société, membre de l'Espace éthique du CHU Grenoble Alpes et chargée d'enseignements à l'Université des Patients de Grenoble. Elle a notamment publié : « Nul n'est censé ignorer les droits fondamentaux des patients en fin de vie, pas même le médecin, encore moins la Justice… À propos de l'affaire Bonnemaison », *RDLF.* 2015, chron. n°18 http://www.revuedlf.com/personnes-famille/ nul-nest-cense-ignorer-les-droits-fondamentaux-des-patients-en-fin-de-vie-pas-meme-le-medecin-encore-moins-la-justice/; « Le lien familial en droit médical », in *Le lien familial en dehors du droit civil de la famille*, Lextenso-Fondation Varenne, « Colloques & Essais », 2014, p. 79 ; « Le risque pénal en fin de vie dans les pratiques de néphrologie », en collaboration avec le Dr. J. Maurizi-Balzan, Colloque *Fin de vie et Droit pénal – Le risque pénal dans les situations médicales de fin de vie*, CRJ-ISCG, Cujas, 2014, p. 145 ; « Ethique et fin de vie : la vision du juriste », *Rev. Int. de Soins Palliatifs* 2014/1, vol. 29, p. 11 ; « Le traitement judiciaire des affaires dites de « fin de vie » : une circulaire attendue », *Dr. pénal* 2012. Etude 7 ; « Considérations juridiques sur l'expression de la volonté en fin de vie », *Médecine & Droit* 2012, p. 99-105 ; « La situation juridique du patient inconscient en fin de vie », *RDSS* 2006.470.

Johanne Collin, sociologue et historienne est professeure titulaire à la Faculté de pharmacie de l'Université de Montréal. Elle est directrice de l'Axe *Médicament et santé des populations* de la Faculté de pharmacie et directrice du Groupe de recherche sur le *Médicament comme objet social* (le MÉOS). Elle est l'auteure de plusieurs articles et ouvrages dont *Vers une pharmaceuticalisation de la société ? Le médicament comme objet social* (2016). Ses recherches portent sur les pratiques cliniques et les raisonnements thérapeutiques reliés au médicament ainsi que sur la pharmaceuticalisation des sociétés occidentales.

François Damas est médecin anesthésiste-réanimateur diplômé en 1986 après trois ans de médecine générale en ville. Depuis 1987, il travaille exclusivement en réanimation. Il a été Chef de service des soins intensifs du CHR Citadelle Liège 2000 à 2015, Président du comité d'éthique du CHR Citadelle depuis 2003 et professeur de clinique Centre hospitalier universitaire de Liège en 2003. Il est l'auteur de publications sur le Traumatisé crânien, les questions éthiques en réanimation, les prélèvements d'organes, l'euthanasie. Il a également publié *Mort choisie*, éd. Mardaga, Bruxelles, 2013.

Valerie Depadt est maitre de conférences HDR, faculté de droit, sciences politiques et sociales de l'Université Paris 13 Sorbonne Paris Cite, membre de l'Institut de recherche pour un droit attractif (IRDA) et membre de l'équipe d'accueil EA 1610.

Christian Godin, philosophe, professeur émérite de l'Université Blaise Pascal de Clermont-Ferrand est Rédacteur en chef de la revue *Cités*. Ses ouvrages publiés, une cinquantaine, comprennent des livres académiques de philosophie comme *La Totalité* en sept volumes, des ouvrages scolaires et universitaires (comme le *Dictionnaire de philosophie*), des ouvrages destinés au grand public (*La Philosophie pour les Nuls*) et des essais portant sur le monde et la société d'aujourd'hui (*La Haine de la nature*, *La Démoralisation*, *Le soupir de la créature accablée. La religion aujourd'hui*).

Thomas De Koninck est diplômé de l'Université d'Oxford et de l'Université Laval. Nommé professeur à l'Université Notre Dame, USA, en 1960, il est professeur à la Faculté de philosophie de l'Université Laval depuis 1964, ancien Doyen, maintenant professeur émérite, ainsi que titulaire de la Chaire *La philosophie dans le monde actuel*. Ses livres incluent *De la dignité humaine* (1995 et 2002), prix La Bruyère de l'Académie française ; *La nouvelle ignorance et le problème de la culture* (2000) ; *Philosophie de l'éducation. Essai sur le devenir humain* (2004) ; *Aristote, l'intelligence et Dieu* (2008) ; *Philosophie de l'éducation pour l'avenir* (2010) ; *Questions ultimes* (2012), prix de l'Association canadienne de philosophie ; *À quoi sert la philosophie ?* (2015).

Catherine Labrusse-Riou est professeur émérite à l'Université de Paris I Panthéon-Sorbonne, fondateur et ancien directeur du master recherche « Personne et droit ». Elle fut membre du Comité consultatif national d'éthique (1984-1990), de la Commission du génie biomoléculaire (1998-2001) et du Comité de protection des personnes dans la recherche biomédicale de l'Hôtel-Dieu. Ses domaines de recherches s'articulent autour du Droit privé, Droit international privé, Droit des personnes et de la famille, Droit de la bioéthique. Parmi ses principales publications on peut citer : *Produire l'homme: de quel droit ? Étude éthique et juridique des procréations artificielles*, PUF, 1987 (en coll. avec J. L. Baudouin) ; *Le droit saisi par la biologie, des juristes au laboratoire*, LGDJ, 1996 (dir.) ; *La recherche sur l'embryon : qualifications et enjeux* (en collaboration avec B. Mathieu et N. Mazen) ; *Écrits de bioéthique*, textes réunis et présentés par Muriel Fabre-Magnan, PUF coll. « Quadrige/Essais », 2007 et de nombreux articles dans tous ses domaines de recherche.

Céline Lafontaine est professeur titulaire au département de sociologie de l'Université de Montréal. Elle est associée au groupe de recherche *Le médicament comme objet social* à Faculté de pharmacie de l'Université de Montréal. Ses travaux portent sur les aspects sociaux des innovations biomédicales, sur la bioéconomie et sur la biocitoyenneté. Elle est l'auteure de plusieurs ouvrages dont *La société Postmortelle. L'individu, la mort et le lien social à l'ère des technosciences* (Seuil, 2008) et *Le Corps-marché. La marchandisation de la vie humaine à l'ère de la bioéconomie* (Seuil, 2014). Ses travaux actuels portent sur les enjeux sociaux de la médecine régénératrice et de l'impression 3D de tissus humains.

Antoine Leca, agrégé de droit, est professeur à l'Université Aix-Marseille depuis 1991 (membre de l'UMR Adès 7268 AMU-EFS-CNRS). Il a écrit plusieurs ouvrages sur le Pacifique insulaire (*Histoire des institutions de l'Océanie française* en collaboration avec B. Gille, éd. L'Harmattan, collection « Mondes Océaniens », Paris, 2009 ; *Recueil général des documents juridiques intéressant l'histoire du Royaume de Tahiti et des Établissements Français en Polynésie,* vol. 1, *Les sources françaises (1842-1958)* en collaboration avec Ph. Lechat, PUAM, Collection d'histoire du droit, Aix-en-Provence, 2013 et vol. 2, *Les codes locaux (1819-1881)* en collaboration avec Vāhi Sylvia Tuheiava-Richaud, PUAM, Collection d'histoire du droit, Aix-en-Provence, 2016). Il s'intéresse tout particulièrement à la Nouvelle-Calédonie (et a publié dernièrement *Introduction au droit civil coutumier kanak*, PUAM, 2e éd. 2016 et l'ouvrage collectif *101 mots pour comprendre la coutume kanak et ses institutions*, CDP-NC, Nouméa, 2016). Il est membre de la « Maison de la Mélanésie Paul de Deccker » (http://www.maison-de-la-melanesie-pauldedeckker.com/) et il siège au comité scientifique de la *Revue Juridique Politique et Economique de la Nouvelle-Calédonie* (http://rjpenc.nc/index.php/fr/), où il est responsable de la chronique de droit coutumier kanak. Il collabore actuellement avec l'Académie des Langues Kanak, sur « Les mots de la parenté ».

Aicha Lkhadir, docteur en anthropologie et psychologue, assure des consultations de psychologie en clinique transculturelle au CHU de Bordeaux et dans une association interculturelle, Alizé à Agen. Elle est par ailleurs enseignante et formatrice dans diverses structures, Université de Bordeaux, CNFPT, CFPPS, IFSI. Elle mène actuellement une recherche sur la pudeur et la diversité culturelle dans le soin dans le cadre d'une collaboration entre le CHU et l'Université de Bordeaux, financée par la Fondation de France. Elle assure également des régulations d'équipe auprès des professionnels en soins palliatifs et dans des crèches. Publications : « L'anthropologie et la clinique réflexion sur une expérience dans une consultation transculturelle », *Bastidiana*, 39-40, juil-déc. 2002, p. 177-185 ; *Histoire d'un adolescent survivant de la guerre en Sierra Leone*, en collaboration avec C. Mestre, *Convocation thérapeutique du sacré*, sous la direction de Raymond Massé et Jean Benoist, Karthala, Paris, 2002, p. 385-402 ; « L'interdit de la pensée, psychothérapie et religion, présentation d'une situation clinique », en collaboration avec C. Mestre, O. Reveyrand-Coulon et Z. Guerraoui, (dir.), *Pourquoi l'interdit ?*, Ramonville Saint-Agne, Erès, 2006, p. 165-175 ; « La langue maternelle et transmission. Quels enjeux psychologique et socioculturel dans la migration », O. Reveyrand-Coulon et Z. Guerraoui, (dir.), *Transmission familiale et interculturelle. Rupture, aménagement, création*, Paris, In Press, 2011, p. 219-233 ; « L'infertilité en migration et le recours à la procréation médicalement assistée : une problématique à l'interface du don et de la dette », *Bébés d'ici, mères d'exil*, C. Mestre (dir.), Toulouse, Erès, 2016, p. 321-352. Aicha.lkhadir@chu-bordeaux.fr.

Alex Mauron a été professeur ordinaire de bioéthique à la Faculté de médecine de l'Université de Genève (professeur honoraire depuis octobre 2015). Il est le fondateur et premier directeur de l'Institut Éthique Histoire Humanités de cette faculté. Docteur ès sciences de l'Université de Lausanne, c'est après un parcours de chercheur en biologie moléculaire à Stanford et Genève qu'il s'est consacré à la bioéthique dès les années quatre-vingts. Ses domaines de recherche incluent les questions éthiques et philosophiques liées à la génétique humaine, à la médecine reproductive ainsi qu'aux politiques publiques concernant la fin de vie. Alex Mauron a fait partie de la Commission nationale suisse d'Éthique en médecine humaine ainsi que du Conseil suisse de la Science et de la Technologie. Il est membre individuel de l'Académie suisse des Sciences médicales. Quelques publications : Avec S. A. Hurst, «Assisted Suicide in Switzerland: Clarifying Liberties and Claims», *Bioethics* 2017, 31/3: 199-208 ; «Choosing among possible persons: The ethics of prenatal selection in the postgenomic age, *Comptes rendus de l'Académie des Sciences - Biologies* 2015, Aug-Sep, 338(8-9): 566-70 ; « Les aspects éthiques du diagnostic préimplantatoire (DPI) », *Bull. Acad. Natle Méd.*, 2011, 195 (4 et 5), 1023-1031. Avec B. Baertschi, «The European embryonic stem-cell debate and the difficulties of embryological Kantianism», *Journal of Medicine and Philosophy*, 2004, 29/5: 563-581 ; «Is the Genome the Secular Equivalent of the Soul?», *Science* 2001, 291: 831-832. Traduction française : *Sciences et Avenir* 2003, Hors Série 136, oct/nov : 28-31. alexandre.mauron@unige.ch.

Claire Mestre est psychiatre-psychothérapeute, docteure en anthropologie et auteure. Elle est responsable de la consultation de médecine transculturelle au CHU de Bordeaux et est fondatrice de l'association Mana (www.cliniquetransculturelle-mana.org). Elle codirige le Diplôme universitaire « Médecines et soins transculturels » à l'Université de Bordeaux. Elle est rédactrice en chef de la revue *L'autre, cliniques, culture et sociétés* (www.revuelautre.org) et membre du collège de la revue *Spirale* (Erès). Ses dernières publications : *Bébés d'ici, mères d'exil* (dir), Toulouse, Erès, 2016 ; *Maladies et violences ordinaires dans un hôpital malgache,* Paris, L'Harmattan, 2013 ; *Je t'écris de… correspondances Marie Rose Moro-Claire Mestre (2010-2012).* Grenoble, La Pensée sauvage, 2013. Claire.mestre@chu-bordeaux.fr.

Etienne Montero est docteur en droit de l'Université catholique de Louvain (UCL) et professeur ordinaire à l'Université de Namur. Il a été doyen de la Faculté de droit (2009-2015). Il a été professeur invité dans plusieurs universités (Belgique, France et divers pays d'Afrique). Ses enseignements et recherches portent principalement sur le droit privé. Il est l'auteur de six ouvrages et environ 150 articles scientifiques, et directeur de neuf autres livres. Il a réalisé près de 300 interventions à l'occasion de congrès, colloques ou conférences, dans de nombreux pays. Il a aussi dirigé de nombreux projets de recherche aux niveaux national, européen et international. Sur le thème de l'euthanasie, il est l'auteur d'un livre, coéditeur de deux autres livres et auteur de nombreux articles scientifiques. Il est régulièrement consulté comme expert dans des contextes législatif (missions d'information, auditions, etc.) et judiciaire (affidavit, réalisé à la demande du Procureur général, pour la Cour supérieure du Québec, la Cour suprême du Canada, la High Court of New Zealand, la Supreme Court of Appeal of South Africa).

Didier Sicard est professeur de médecine à l'Université Paris Descartes et a été chef de service de médecine interne à l'hôpital Cochin, à Paris. En 1999 et jusqu'en 2008, il devient Président du Comité consultatif national d'éthique (CCNE) pour les sciences de la vie et de la santé dont il est maintenant Président d'honneur. Ses nouveaux champs de réflexions s'expriment en termes d'éthique médicale, notamment sur les technologies de la procréation. Il est l'auteur de nombreux rapports et ouvrages.

Marion Vironda Dubray prépare une thèse de doctorat à la Faculté de droit de l'Université de Genève dans le cadre du programme de recherche «Right to Truth, Truth(s) through Rights: Mass Crimes Impunity and Transitional Justice» (FNS 2016-2020), sous la direction de la Professeure Sévane Garibian. Son travail doctoral porte sur le concept d'impunité en droit international. Elle a notamment contribué à l'ouvrage collectif *Drone et killers robots, faut-il les interdire* ?, publié sous la direction de Ronan Doaré (Presses universitaires de Rennes, 2015). Ses domaines de recherche sont le droit pénal international, le droit international des droits de l'homme et le droit international humanitaire, la justice transitionnelle. Page professionnelle : http://www.right-truth-impunity.ch/fr/membres/marion-vironda-dubray.

Eric Fourneret

Présentation

Penser les fins de vie dans leur complexité

Puisqu'il s'agit, ici, de développer une réflexion sur la fin de vie, il convient de répondre à une question pratique et essentielle : « Est-il encore possible d'écrire sur la fin de vie sans répéter ce qui a été déjà écrit ? ». En effet, on ne compte plus le nombre de travaux institutionnels, de recherches universitaires, d'ouvrages de réflexion et de témoignages sur cette problématique. Le cadre légal, en Europe et ailleurs, a aussi énormément évolué pour accorder aux mourants de meilleures conditions de respect de leur volonté face à une médecine dont la puissance, aujourd'hui, pourrait permettre de maintenir une vie à tout prix. Alors, est-il encore possible d'écrire sur le sujet sans se répéter ? Dans la construction de ce numéro sur le thème de la fin de vie, cela a été une préoccupation évidente. C'est pourquoi fut privilégié une diversité d'approches (avec la philosophie, le droit, la sociologie, l'anthropologie et la médecine), pour favoriser une analyse encore en mouvement et en cours d'élaboration.

Il s'agit, tout d'abord, d'insister sur le fait qu'avec les progrès de la biomédecine pour repousser le décès d'un individu, s'est posée la question des limites de l'action humaine pour le mourant : ou bien pour dire qu'il fallait repousser la mort le plus loin possible, mais condamnant l'individu à endurer un calvaire de douleurs et de souffrances ; ou bien, pour dire qu'une vie ne peut pas être humainement prolongée indéfiniment, mais cela pose la question des conditions les meilleures pour finir sa vie. En d'autres termes, la question de la fin de vie se pose parce que les progrès biomédicaux le permettent et toute la difficulté, éthique, politique, sociologique et médicale, est de déterminer collectivement quelle est l'action juste et humaine dans l'intérêt de celui qui meurt. Au milieu de cette discussion, une idée prédomine : la médecine doit savoir se retirer quand l'espoir de la guérison n'est plus possible.

Mais contre l'évolution négative d'une maladie, la prise en charge de ses effets appelle le recours à des techniques médicales : mourir sans acharnement certes, mais sans médecine est humainement impossible pour ne pas abandonner celui qui meurt aux calvaires de la douleur et de la souffrance. Dans ce contexte, la sédation profonde et continue jusqu'au décès pose question. Ce recours technique qui permet, au moins en principe, de lutter, par exemple, contre les douleurs réfractaires, est-il un moyen d'éviter la surmédicalisation de la fin de vie, ou est-il plutôt une autre façon médicale d'avoir sur la fin de vie une maîtrise individuelle ? Inévitablement, le paradigme des soins palliatifs est mis à l'épreuve : est-il vraiment adapté au besoin de tous malades ? Au cœur de cette question se révèle une autre forme de socialisation de la fin de vie.

Une autre voix revendique aussi de placer l'individu au centre des préoccupations. Parfois perçu comme complémentaire de l'approche palliative (Belgique), d'autres fois en opposition (France), le droit à l'euthanasie (provoquer la mort d'autrui, à sa demande, au moyen de l'injection d'une substance létale), et/ou le droit au suicide assisté (donner à autrui, à sa demande, les moyens pour qu'il se donne lui-même la mort), dévoile une autre dimension sociale de la fin de vie : et si le geste compassionnel à l'endroit du mourant était également celui de provoquer la mort d'autrui quand il le demande ?

Mais qu'il s'agisse des soins palliatifs ou de la revendication du droit d'accélérer son propre décès, ces deux formes de socialisation questionnent la place de l'individualisme dans la problématique de la fin de vie, et sous la forme d'individu autonome, volontaire et jouissant de son libre-arbitre. Elles questionnent aussi le rôle de l'État et ce faisant, la fin de vie révèle un paradoxe : d'un côté, est exprimé le souhait d'étendre la liberté individuelle (la liberté au sens juridique du terme), jusqu'à reconnaître le droit à la mort volontaire ; de l'autre, est demandé une réduction de la responsabilité individuelle par l'institutionnalisation de la mort volontaire, pourtant décrite comme relevant de la sphère privée, c'est-à-dire, ici, relevant de la volonté libre. La fin de vie est ainsi réduite à une question de choix personnel, à une volonté de contrôle de soi aux heures les plus sombres de sa propre vie, tout en dévoilant un défi pour la collectivité et ses institutions.

C'est bien là un fait incontournable : nos sociétés occidentales contemporaines sont plurielles. Elles le sont par les systèmes différents de valeurs qui coexistent (religieux, spirituels, politiques, moraux, professionnels ou personnels). En d'autres termes, il n'existe pas de trajectoire unique de la fin de vie qui s'imposerait à tous les individus qui se laisserait facilement anticiper. Il existe au contraire une pluralité de trajectoires qui portent en elles l'imprévisibilité. Pour cette raison, les fins de vie constituent un défi aussi bien pour les personnes, dont la responsabilité est de les accompagner dans l'intérêt des mourants, que pour les institutions. Comment intégrer dans l'accompagnement et son cadre institutionnel le respect de tant de systèmes de valeurs différents, et parfois en contradiction avec les règles institutionnelles, sans faire peser une menace dessus, et sans contraindre ce que les mourants estiment être importants à leurs yeux ? Comment tenir ensemble l'intérêt particulier et l'intérêt général ?

Face à cette difficulté, le recours au Droit peut sembler inévitable. Et cependant, l'évolution du cadre légal (finalement régulier et rapide), laisse penser qu'il ne se suffit pas à lui-même : le Droit est-il en mesure, seul, d'encadrer toute la diversité des situations, jusqu'à celles totalement imprévisibles ? En réalité, les fins de vie sont aussi un défi pour le Droit, et il serait mal avisé de croire que l'on pourrait se suffire exclusivement d'une perspective légaliste, quand la vulnérabilité humaine (celle des mourants, de leurs proches et des professionnels de santé) convoque une réflexion sur les valeurs éthiques pour une lecture éclairée et réflexive des règles de droit.

Ces règles sont d'ailleurs particulièrement mises à l'épreuve dans les situations extrêmes de fins de vie. C'est le cas, par exemple, quand le mourant ne se trouve plus en capacité de faire entendre sa volonté quant aux conditions de finir sa vie. Actuellement, le cadre légal français propose différentes procédures d'anticipation afin d'aider au mieux les professionnels de santé à prendre la décision médicale qui serait le plus en accord avec la volonté du mourant, si celui-ci était encore en mesure de l'exprimer par et pour lui-même. Ce qu'on appelle « les directives anticipées » s'inscrivent dans cette ambition. Néanmoins, elles ne soustraient pas les professionnels de santé à une extrême vigilance, car le contexte où elles sont applicables est soumis à l'incertitude, l'imprévisibilité, voire au déchirement d'une famille au chevet du mourant. Personne ne peut donc être indifférent au contexte, car personne n'est préservé des effets des événements.

L'approche française des fins de vie se retrouve dans d'autres pays européens. Mais certains pays, comme à l'image de la Suisse et la Belgique ont développé aussi d'autres façons de l'appréhender. En Suisse, si l'euthanasie n'est pas autorisée, l'assistance au suicide est tolérée légalement depuis longtemps. Historiquement et sur les principes, la procédure se distingue des législations récentes, comme celle de la Belgique qui ont autorisé l'euthanasie. En effet, alors que ces dernières se concentrent sur l'autonomie, selon une conception libérale, l'assistance au suicide suisse est centrée sur l'altruisme : toute aide apportée à autrui pour qu'il se donne lui-même la mort n'est pas punie par la loi si l'acte n'est pas motivé par un mobile égoïste. Le cadre normatif est donc très particulier et ne peut être réduit à des normes juridiques. Par cette particularité, il appelle une mise en perspective qui intègre, dans la réflexion, toute la complexité de la présence d'une valeur éthique, comme l'altruisme, dans une procédure qui vise la mort d'autrui.

Centrée sur la liberté individuelle et le respect de la subjectivité du malade, la procédure belge pour l'euthanasie fait suite à une longue réflexion au sein de la société civile et des sociétés savantes. La possibilité de revenir sur la genèse de cette loi et l'analyse des documents qui la concernent se révèle riche d'enseignement, tant d'un point de vue juridique, que philosophique, anthropologique et sociologique. Elle permet de mettre en évidence et de discuter ses raisons d'être, mais aussi, de revenir sur ce qui est appelé « les critères de minuties », critères dont le but est d'éviter qu'une personne qui ne remplit pas les conditions de la loi ne puisse avoir accès à l'euthanasie. La procédure échappe-t-elle à la dictature de la subjectivité du malade ? Les professionnels qui aident à mourir s'inscrivent-il encore dans un cadre de soin ?

Dans cette analyse, il devient alors essentiel de prendre en considération le poids de la décision médicale, car, la notion même de « mort naturelle » semble remise en cause. Qu'il s'agisse alors de faire mourir ou de laisser mourir, mourir ne relèverait-il pas toujours d'une décision humaine, et venant du corps médical ? Alors même que le respect de la volonté du malade semble être l'objectif principal, il semble conditionné à l'appréciation du corps médical, qu'il s'agisse de laisser mourir ou de faire mourir. L'enjeu est alors de clarifier la place du malade-mourant dans le processus décisionnel si les différentes techniques médicales en fin de vie sont incontournables pour lui éviter souffrance et douleur. Mais cette place n'est-elle pas encore questionnée avec l'évolution législative qui tend de plus en plus à introduire le rôle du juge dans les décisions ?

Et là où la discussion cherche à mettre de l'ordre dans nos idées, se dresse, comme une évidence, la réalité de notre condition mortelle, une réalité métaphysique : personne ne peut mourir à la place d'un autre ; personne ne peut prendre la place d'un autre pour lui éviter de mourir. Quand le moment est venu, la mort ne se refuse pas. Aussi, mourir est-il un moment singulier à vivre et c'est en ce sens que mourir est un acte. Pour cette raison, toute entrave à cette action peut être considérée comme une atteinte à l'intégrité morale du mourant. Respecter ce dernier, c'est lui permettre de vivre sa propre mort humainement. C'est pourquoi, alors même que les membres d'une société se disputent sur la question du Droit, la notion de dignité du mourant rappelle les enjeux sur lesquels le Droit n'a pas de prise. Loin des dogmatismes traditionnels, il s'agit, ici, de mettre en évidence la notion d'humanité au cœur même du moment de mourir. Mourir humainement serait-ce mourir librement ?

Néanmoins, la question de la liberté, que celle-ci soit prise dans sa version métaphysique ou politique, ne va pas de soi. Qu'est-ce que mourir librement ? L'imbrication de la sphère personnelle et sociale semble rendre la pensée de la liberté en fin de vie particulièrement délicate. Qu'y a-t-il de véritablement personnel dans le choix pour la mort, dès lors que l'expression individuelle est l'application de tout un ensemble de règles, de valeurs et de normes sociales ? La fin de vie peut-elle être personnelle si l'on tient compte encore de la dimension politique de son encadrement ? La problématique de la fin de vie n'a-t-elle pas été enfermée dans une question politique, nous rendant aveugle à toute sa dimension philosophique ?

Si pour certains, cette dimension politique doit être mise au premier plan, pour d'autres, elle se fige sur des situations emblématiques et exceptionnelles qui laissent de côté le vécu d'une immense majorité de citoyens. En plus d'une meilleure approche politique de la fin de vie, ne conviendrait-il pas aussi de provoquer plus franchement encore une révolution culturelle autour de la fin de vie ? En ce sens, la fin de vie ne saurait être réduite à une question politique ; elle est assurément une question éthique.

Régis Aubry

Bilan et perspectives après deux décennies d'une politique d'accompagnement de la fin de vie en France

Résumé : Cet article fait le point sur les politiques incitatives conduites depuis quelques années concernant le développement des soins palliatifs et l'accompagnement de la fin de vie en France. Il s'agit d'un développement inédit et important : en effet en à peine plus de deux décennies ont été mis en place quatre plans de santé publique, la création d'un Observatoire national de la fin de vie puis d'un Centre national des soins palliatifs et de la fin de vie, une mission confiée par le Président de la république au Pr Sicard sur ce sujet, plusieurs avis ou rapports du Comité consultatif national d'éthique et enfin un étayage législatif important (trois lois concernent les soins palliatifs et/ou la fin de vie depuis 1999).
Après la présentation de ce bilan, une réflexion sera conduite pour penser en quoi ces politiques dépassent leur objet (la fin de vie) pour révéler des changements profonds dans le rapport de notre société à la question de la finitude et de la mort d'une part, mais aussi dans son rapport aux personnes vulnérables.

Mots-clés : politique, lois, fin de vie, soins palliatifs.

Assessment and Prospects after Two Decades of a Policy to Support the End of Life in France

Abstract: This article reviews the incentive policies implemented in recent years concerning the development of palliative care and end of life support in France.
This is an unprecedented and important development: in just indeed two decade four public health plans have been put in place, the creation of a national end of life observatory and then a national center palliative care and end of life care, a mission entrusted by the President of the republic to Pr Sicard on this subject, several notices or reports from the national consultative ethics committee and finally a important legislative support (three laws concern palliative care and/or end of life since 1999).
After the presentation of this report, a reflection will be made to think in what way these policies exceed their object (the end of life) to reveal deep changes in the relationship of our society about the question of the finiteness and the death on one hand, but also in its report to the vulnerable people

Keywords: Policies, Laws, End of life, Palliative care.

Le bilan de deux décennies d'une politique d'accompagnement de la fin de vie en France

La médecine a plus progressé en 50 ans qu'elle ne l'avait fait en 2000 ans. Avec la découverte des antibiotiques la médecine est devenue curative. Depuis, les avancées techniques et scientifiques ont été rapides et asymptotiques. Elles ont conduit à d'indéniables progrès qui se sont traduits par une augmentation sans précédent de l'espérance de vie sans maladie. Mais elles se sont accompagnées aussi de conséquences longtemps impensées, en particulier la possibilité de vivre longtemps non pas sans mais avec une, voire plusieurs maladies synchrones et chronicisées. Ces réalités ont conduit à rendre de nombreuses personnes dépendantes de la médecine. Ce faisant, le visage de la fin de vie a progressivement changé. Le temps de la fin de la vie est devenu un temps de vie de plus en plus long. La fin de la vie est devenue une question essentiellement médicale. La mort, qui était jusqu'à il y a peu un événement social et familial se déroule maintenant le plus souvent au sein de l'hôpital.

Dans cette ambiance d'une médecine triomphante, notre société sécularisée s'est probablement prise à espérer que la médecine pourrait nous rendre immortels.

Dans les années 1980, l'émergence du SIDA en ce qu'elle a révélé les limites du savoir, les limites de la médecine, les limites de la vie a ébranlé cette nouvelle espérance. Il est alors apparu que non seulement la médecine ne pouvait pas tout, mais qu'elle ne savait pas ou plus apaiser la souffrance et la douleur des personnes atteintes de cette maladie nouvelle mais aussi des maladies chronicisées. La représentation de la fin de la vie a été associée à l'image de ces personnes cachectiques qui mourraient alors dans des conditions épouvantables. Ainsi, le contrôle de la douleur et l'accompagnement de la souffrance sont en particulier devenus une nécessité qui ne s'était pas imposée avant les années 1980. Le sens des vies ainsi prolongées a été petit à petit interrogé par les personnes malades elles-mêmes, par leurs proches et par les soignants. Ces questions essentielles se sont inscrites dans le « mouvement des droits des malades » issu d'une perte progressive de la confiance aveugle qui avait été mise en la médecine prometteuse des années d'après-guerre.

C'est dans ce contexte, et sous la pression du monde associatif que le besoin de soins palliatifs et d'accompagnement est apparu comme essentiel et que le retard de la France en la matière a semblé très important.

Depuis le rapport de Madame Geneviève Laroque en 1985 : « Soigner et accompagner jusqu'au bout » et la circulaire dite Barzach en 1986[1], considérés comme les véritables actes de naissance des soins palliatifs dans le champ de la politique de santé, la France a comblé en partie le retard qu'elle avait accumulé sur ce sujet en particulier en comparaison avec les pays anglo-saxons, ceux du Nord de l'Europe et du Canada.

La première unité de soins palliatifs a vu le jour à Paris en 1987. La société française d'accompagnement et de soins palliatifs (SFAP) a été créée en 1989. À la demande de Monsieur Claude Evin, ministre de la Santé, le Dr Delbecque a établi en 1993 un rapport qui a servi de base à l'organisation des soins palliatifs en France.

En 20 ans, le maillage progressif des structures de soins palliatifs a permis un accès plus égal pour tous à des soins palliatifs. Trois plans successifs ont été mis en œuvre par les gouvernements successifs depuis 1999[2]. Les parlementaires, dans cette même période ont voté plusieurs lois contribuant au développement des soins palliatifs et de l'accompagnement des personnes en fin de vie[3]. Dans ce contexte, de nombreux textes réglementaires sont venus préciser l'organisation des soins palliatifs.

Pour résumer l'évolution de l'offre en soins palliatifs[4] entre 1987 et 2013, le nombre d'Unités de Soins Palliatifs (USP) est passé de 6 à 130, faisant ainsi passer les capacités installées de 150 à 1412 lits. 431 équipes mobiles de soins palliatifs (EMSP) ont également été créées depuis 1987. Enfin, le nombre de lits identifiés de soins palliatifs (ce concept correspond à une dotation supplémentaire en termes de professionnels formés aux soins palliatifs pour faciliter le développement d'une démarche palliative intégrée aux pratiques des professionnels dans les services particulièrement concernés par les situations de fin de vie) est passé de 232 en 2001 à 4 663 en 2013. Toutefois, malgré cette augmentation importante des capacités d'accueil dans l'ensemble des régions françaises, les inégalités territoriales se sont accrues au cours de la période. L'étendue des besoins actuels et à venir doit nous faire réfléchir à un basculement dans la politique nationale de développement des soins palliatifs, pour passer d'une logique de « structures » à une logique de « culture » palliative.

---

1 Circulaire DGS/3D du 26 août 1986 relative à l'organisation des soins et à l'accompagnement des malades en phase terminale

2 Plan triennal 1999-2001 de développement des soins palliatifs ; programme national de développement des soins palliatifs 2002-2005 ; programme national de développement des soins palliatifs 2008-2012.

3 Loi n° 99-477 du 9 juin 1999 visant à garantir le droit d'accès aux soins palliatifs. Loi n° 2005-370 du 22 avril 2005 relative aux droits des malades et à la fin de vie. Loi n° 2016-87 du 2 février 2016 créant de nouveaux droits en faveur des malades et des personnes en fin de vie

4 L. Morin, R. Aubry, « Vingt-cinq années de développement de l'offre de soins palliatifs en France (1987-2013) », *Médecine Palliat* 2015, 14:134–41.

Un observatoire national de la fin de vie, créé en 2010, a conduit des enquêtes qui ont pu éclairer les décideurs et faciliter le débat public sur les questions relatives à la fin de la vie[5].

Dès sa campagne électorale en 2012, le Président de la République François Hollande, avait inscrit dans son programme une mesure[6] relative aux personnes atteintes d'une maladie incurable en phase avancée ou terminale, provoquant une souffrance physique ou psychique insupportable, et qui ne peut être apaisée. Il suggérait que l'on puisse, « dans des conditions précises et strictes », demander à bénéficier d'une assistance médicalisée pour terminer sa vie dans la dignité ». Dès sa prise de fonction, il avait missionné le Professeur Didier Sicard pour que celui-ci conduise, au travers de débats publics et d'auditions, une réflexion aboutissant à un rapport sur la fin de vie en France[7]. Ce rapport a été suivi d'une saisine du Comité consultatif national d'éthique (CCNE). Celui-ci a rendu un avis[8] puis a organisé une conférence de citoyens[9] et enfin a rendu un rapport sur l'ensemble des débats publics relatifs à la fin de vie[10].

L'ensemble de ces travaux a montré l'insuffisance d'accès à des soins palliatifs pour les personnes en requérant, l'insuffisance de qualité de la communication des acteurs de la santé avec les personnes malades et leurs proches, et enfin l'insuffisance de réflexion de nature éthique dans les situations complexes en fin de vie. Les propositions issues de tous ces rapports et débats se sont rejointes pour dire que la priorité en France devait être la poursuite d'une véritable politique de développement des soins palliatifs et de l'accompagnement, suggérant fortement qu'au-delà d'une approche structurelle (relative à l'offre en matière d'unités hospitalières de soins palliatifs, d'équipes mobiles, de lits identifiés et de soins palliatifs à domicile), il était nécessaire de développer une approche culturelle passant par la formation des acteurs de santé et le développement de la recherche d'une part et par l'information du public concernant les droits des malades d'autre part.

---

5 « Fin de vie : un premier état des lieux », Rapport 2011 de l'Observatoire National de la Fin de Vie, Paris, La Documentation Française, 2012. « Vivre la fin de vie chez soi », Rapport 2012 de l'Observatoire National de la Fin de Vie, Paris, La Documentation Française, 2013. « La fin de vie des personnes âgées ». Rapport 2013 de l'Observatoire National de la Fin de Vie, Paris, La Documentation Française, 2014. « Fin de vie et précarité », Rapport 2014 de l'Observatoire National de la Fin de Vie, Paris, La Documentation Française, Paris, 2015. « Fin de vie et début de vie », Rapport 2015 de l'Observatoire National de la Fin de Vie, Paris, La Documentation Française, Paris, 2016.

6 Mesure 21 : « Je proposerai que toute personne majeure en phase avancée ou terminale d'une maladie incurable, provoquant une souffrance physique ou psychique insupportable, et qui ne peut être apaisée, puisse demander, dans des conditions précises et strictes, à bénéficier d'une assistance médicalisée pour terminer sa vie dans la dignité ».

7 *Penser solidairement la fin de vie*, Commission de réflexion sur la fin de vie en France. Rapport au Président de la République Française, remis le 18 décembre 2012, Paris, La Documentation Française.

8 « Fin de vie, autonomie de la personne, volonté de mourir », Avis 121 du CCNE. 1er juillet 2013.

9 Conférence de citoyens sur la fin de vie. Avis citoyen. 14 décembre 2013.

10 Rapport du CCNE sur le débat public concernant la fin de vie. 21 octobre 2014.

Il faut ajouter que pendant cette période quelques « affaires » portées en justice et fortement relayées par les médias ont posé la question de la place de la fin de la vie dans notre société. Deux affaires ont particulièrement défrayé la chronique. L'affaire dite *Nicolas Bonnemaison* du nom d'un médecin du centre hospitalier de Bayonne mis en accusation pour des décès suspects dans une unité d'hospitalisation de courte durée en post urgence a été particulièrement relayée par les médias entre 2011 et 2016. Ce médecin, accusé d'avoir provoqué la mort de plusieurs personnes vulnérables parce qu'elles lui semblaient présenter une souffrance lui apparaissant intolérable a d'abord été acquitté par la cour d'assises de Pau en juin 2014. La cour d'appel d'Angers l'a condamné en octobre 2015 à deux ans de prison avec sursis pour un des décès. Cette affaire a mis en lumière tant la réalité de certaines fins de vie de personnes vulnérables que la fragilité des soignants et des médecins qui, confrontés à la solitude de leur exercice et à l'insuffisance de leur formation et de leur soutien pouvaient être conduits à des actes d'accélération de la survenue de la mort.

L'affaire *Vincent Lambert* a déchiré une famille, défrayé la chronique et mis à mal une équipe soignante du CHU de Reims entre 2013 et maintenant. La question de la fin de la vie s'est posée pour cet homme, présentant des séquelles neurologiques majeures (tétraplégie et état pauci-relationnel) à la suite d'un accident de la voie publique en 2008. Fallait-il arrêter la nutrition et l'hydratation artificielles qui concourraient à le maintenir en vie avec des séquelles neurologiques et cognitives majeures, jugées sans espoir d'amélioration ?

Suite à une procédure collégiale contestée par une partie de la famille, l'affaire a été portée en 2014 devant le Conseil d'État qui a jugé légale la décision prise par le médecin en charge de Vincent Lambert de mettre fin à sa nutrition et son hydratation artificielles. La Cour européenne des droits de l'homme, saisie par une partie de la famille a confirmé en juin 2015 que la mise en œuvre de cette décision n'était pas contraire à la Convention européenne des droits de l'homme. Cette affaire n'est toujours pas terminée et oppose entre eux les membres de la famille de Vincent Lambert. Là encore, si l'on tente de prendre du recul, cette situation très complexe révèle combien la médecine moderne peut contribuer à créer des situations authentiquement aporétiques posant la question du sens de la survie de certaines personnes totalement dépendantes.

Dans ce contexte de débats publics, de rapports officiels et d'affaires juridiques médiatisées, le Président de la République a confié la mission à deux députés, Alain Claeys et Jean Léonetti de coordonner des travaux qui ont abouti d'une part au vote par le Parlement d'une nouvelle loi relative à la fin de vie[11]. Le rapport de ces deux députés a conduit d'autre part le Président de la République à annoncer un nouveau plan pour le développement des

---

11 Loi n° 2016-87 du 2 février 2016 créant de nouveaux droits en faveur des malades et des personnes en fin de vie.

soins palliatifs et l'accompagnement en fin de vie pour la période 2015-2018[12].

Ce plan comporte 4 axes sensés répondre aux besoins identifiés par les différents débats et rapports conduits entre 2012 et 2015 : axe 1 : informer le patient, lui permettre d'être au centre des décisions qui le concernent ; axe 2 : former les professionnels, soutenir la recherche et diffuser les connaissances sur les soins palliatifs ; axe 3 : développer les prises en charge en proximité en favorisant les soins palliatifs à domicile y compris pour les résidents en établissements sociaux et médico-sociaux ; axe 4 : garantir l'accès aux soins palliatifs pour tous en réduisant les inégalités d'accès aux soins palliatifs.

La loi votée en 2016 créant de nouveaux droits en faveur des malades et des personnes en fin de vie vient renforcer les droits existants et en créer de nouveaux.

Pour rappel, depuis 2002[13], le droit français a fait de la personne malade le décideur pour les questions qui concernent sa santé : nul autre qu'elle ne peut décider des investigations et des traitements qui lui sont proposés. En 2005[14] le droit a introduit une notion importante qui est celle de l'interdit de l'acharnement thérapeutique. Si une personne en fin de vie ne souhaite pas que l'on poursuive ou que l'on lui administre des traitements susceptibles de contribuer à son maintien en vie, c'est son avis qui prévaut sur tout avis, y compris l'avis médical. Lorsque la personne n'est pas en capacité d'exprimer sa volonté, le médecin doit mobiliser une procédure collégiale (une réunion entre pairs et avec les membres de l'équipe soignante), s'appuyer sur les éventuelles directives anticipées qu'aurait écrites la personne, et sur l'éventuel avis de la personne de confiance, pour fonder un avis relatif à la mise en œuvre de la poursuite, ou l'arrêt des traitements susceptibles de contribuer au maintien en vie de la personne atteinte d'une maladie grave et évoluée.

La loi de 2016 renforce les droits précédents lorsque la personne n'est plus en mesure d'exprimer sa volonté

– Le statut de la personne de confiance introduit en 2002 et consacré en 2005 est renforcé. La personne de confiance rend compte de la volonté de la personne malade. Son témoignage prévaut sur tout autre avis non médical. Le médecin traitant doit informer le patient de cette disposition. La désignation de la personne de confiance est faite par écrit et cosignée par la personne concernée. Le patient décide de la durée de validité du mandat qu'il donne à la personne qu'il a désignée.

---

12 Plan national 2015-2018 pour le développement des soins palliatifs et l'accompagnement en fin de vie ; mis en ligne en décembre 2015 ; [consulté le 14/02/2016]. Disponible sur http://social-sante. gouv.fr/soins-et-maladies/prises-en-charge-specialisees/soins-palliatifs/article/programme-de-developpement-des-soins-palliatifs-2008-2012.

13 Loi n° 2002-303 du 4 mars 2002 relative aux droits des malades et à la qualité du système de soin.

14 Loi n° 2005-370 du 22 avril 2005 relative aux droits des malades et à la fin de vie.

– Plusieurs changements caractérisent les directives anticipées issues de cette nouvelle loi.

Il existe deux types de directives anticipées selon que la personne est ou n'est pas atteinte d'une maladie grave, au moment de leur rédaction. Un modèle de directives anticipées a été proposé par la Haute Autorité en santé (HAS) en référence à un arrêté publié en août 2016[15].

Les directives anticipées étaient consultatives avant cette loi. Elles deviennent contraignantes ce qui signifie qu'elles s'imposent au médecin sauf dans trois cas : lors de l'urgence vitale, lorsqu'elles ont un caractère manifestement inapproprié ou que la rédaction n'est pas conforme à la situation médicale. En dehors des situations d'urgence vitale, la décision de refuser l'application des directives anticipées devra faire suite à une procédure collégiale dont les attendus et la conclusion seront inscrits dans le dossier médical.

Les directives anticipées ont reçu un champ d'application élargi : elles expriment la volonté de la personne relative à sa fin de vie en ce qui concerne les conditions de la poursuite, de la limitation, de l'arrêt ou du refus de traitements ou d'actes médicaux.

La loi précédente ne leur reconnaissait qu'une durée de validité de trois ans. Désormais aucune durée de validité n'est exigée. L'explication de ce changement tient probablement pour partie au fait que certaines personnes atteintes de maladies chroniques ne peuvent plus exprimer leur volonté pendant plusieurs années.

La personne placée sous tutelle peut désormais rédiger des directives anticipées sous couvert du juge.

L'enjeu des directives anticipées n'est pas tant qu'elles soient écrites par tous mais qu'elles constituent un outil de dialogue favorisant le cheminement de la personne atteinte d'une maladie grave, l'aidant à anticiper sa propre fin de vie, et traduisant le plus fidèlement possible l'expression de son autonomie de décision[16]. Le soignant et en particulier le médecin sont incités à aider le patient à la rédaction de ses directives.

Afin qu'elles soient directement accessibles, un décret en Conseil d'État[17], après avis de la Commission nationale de l'informatique et des libertés, définit les conditions de validité, de confidentialité et de conservation des directives anticipées.

---

15 Arrêté du 3 août 2016 relatif au modèle de directives anticipées prévu à l'article L. 1111-11 du Code de la santé publique.

16 Avis sur les contraintes éthiques des directives anticipées (DA) contraignantes concernant une personne atteinte d'une maladie grave. Espace éthique de la FHF. Février 2016.

17 Décret n° 2016-1067 du 3 août 2016 relatif aux directives anticipées prévues par la loi no 2016-87 du 2 février 2016 créant de nouveaux droits en faveur des malades et des personnes en fin de vie.

La loi de 2016 crée un nouveau droit : le droit à une sédation profonde et continue dans certaines situations

S'il existait depuis plusieurs années des recommandations professionnelles validées par plusieurs sociétés savantes et la Haute Autorité de Santé (HAS)[18] concernant le recours à une sédation, elles ne faisaient pas l'objet d'un droit particulier pour la personne malade.

La loi précise trois circonstances exceptionnelles pour lesquelles le médecin doit, pour éviter toute souffrance du patient, mettre en œuvre un type de sédation elle aussi exceptionnelle : la sédation profonde et continue jusqu'au décès :

– à la demande du patient lorsque son pronostic vital est engagé à court terme, lorsqu'il présente un ou des symptômes ou une souffrance impossibles à contrôler autrement que par cette sédation ;

– à la demande du patient lorsqu'il choisit l'arrêt d'un traitement qui le maintient en vie artificiellement, cet arrêt devant engager son pronostic vital à court terme et être susceptible d'entraîner une souffrance insupportable ;

– lorsque le patient ne peut pas exprimer sa volonté et lorsque le médecin, au terme d'une procédure collégiale, arrête un traitement de maintien en vie, au titre du refus de l'obstination déraisonnable ; la sédation profonde et continue s'impose lorsque le patient présente des signes de souffrance, ou que celle-ci ne peut être évaluée du fait de son état cérébral ou cognitif, ceci concernant les personnes cérébrolésées quel que soit leur âge, mais aussi les personnes atteintes de troubles cognitifs très évolués.

La loi précise que la sédation profonde et continue, dans ces cas où elle constitue une obligation, doit être associée à une analgésie et à l'arrêt de l'ensemble des traitements de maintien en vie. Il est à noter que la poursuite de la nutrition et l'hydratation artificielles apparaitraient dans ces circonstances comme une obstination déraisonnable et ne saurait se justifier. Il est évident que dans ces trois situations exceptionnelles, la mort est inéluctable à court terme avec ou sans sédation.

La réflexion doit être tout autre dans les situations de personnes atteintes de maladies graves et incurables lorsque l'espérance de vie est de plusieurs semaines. Dans ce cas, si une pratique sédative est nécessaire pour soulager des symptômes réfractaires, il convient, selon les recommandations professionnelles qu'elle ne soit pas forcément profonde (elle peut être vigile, simple modulation de la vigilance permettant un soulagement).

La loi prévoit que ces pratiques s'appliquent après un contrôle *a priori*. Celui-ci est réalisé dans le cadre d'une procédure collégiale précisée dans un décret[19].

---

18 Sédation pour détresse en phase terminale et dans des situations complexes/ HAS-SFAP ; Mis en ligne le 02 déc. 2010 ; [consulté le : 14/03/2016]. Disponible sur http://www.has-sante.fr/portail/jcms/c_1003524/fr/label-de-la-has-sedation-pour-detresse-en-phase-terminale-et-dans-des-situations-complexes.

19 Décret N° 2016-1066 du 3 août 2016 modifiant le Code de déontologie médicale et relatif aux procédures collégiales et au recours à la sédation profonde et continue jusqu'au décès prévus par la loi no 2016-87 du 2 février 2016 créant de nouveaux droits en faveur des malades et des personnes en fin de vie.

La loi de 2016 n'ouvre pas un droit à l'Assistance pharmacologique au suicide[20], ni à l'euthanasie[21].

En quoi ces politiques relatives à la fin de vie dépassent leur objet pour révéler des changements profonds dans le rapport de notre société à la question de la finitude et de la mort d'une part, mais aussi dans son rapport aux personnes vulnérables

Dans ce chapitre, nous rappellerons d'abord les faits : les progrès en matière de santé et les avancées techniques et scientifiques en médecine sont révélateurs et générateurs de situations de vulnérabilité et de précarité dans un contexte de ressources contraintes. Puis nous montrerons en quoi ces situations inédites invitent notre société, au-delà de la médecine, à une réflexion sur la question des limites. Enfin nous envisagerons les évolutions et les réactions possibles à cette confrontation à la question des limites.

Comme nous l'avons montré au début de ce document, un corolaire des progrès dans le domaine de la santé est la possibilité de vivre de plus en plus longtemps avec une, voire plusieurs maladies synchrones et chronicisées. Ceci contribue à de nouvelles figures de la fin de la vie et de nouvelles formes de vulnérabilité et de fragilité.

Une personne vulnérable est une personne en situation de risque de handicap au sens de la loi 2005-102 du 11 février 2005 pour l'égalité des droits et des chances, la participation et la citoyenneté des personnes handicapées[22]. La fragilité quant à elle est un syndrome clinique bien défini en gériatrie[23]. Cette notion correspond à une diminution des capacités physiologiques de réserve qui se traduit par une altération des mécanismes d'adaptation au stress. Son expression clinique est révélée lors de tout problème de santé surajouté intercurrent (les comorbidités ou les complications susceptibles de survenir chez ces personnes, mais aussi les situations de détresse psychologique, de difficultés sociales, …). De surcroît, ces personnes peuvent se trouver précarisées du fait de leur état de santé comme l'a montré le rapport de l'Observatoire national de la fin de vie sur le thème « Fin de vie et précarité »[24] publié en 2015.

---

20 L'assistance au suicide consiste à donner les moyens à une personne de se suicider. Dans ce cas, la personne se donne elle-même la mort en s'administrant un produit létal qui lui a été préalablement délivré. La seule volonté à l'origine de l'acte létal est celle de la personne qui peut, dans sa sphère privée, mettre fin à sa vie. La personne détenteur du produit létal reste libre de décider de ne pas se l'administrer.

21 L'euthanasie est, selon les définitions communément admises, un acte destiné à mettre délibérément fin à la vie d'une personne atteinte d'une maladie grave et incurable, à sa demande, afin de faire cesser une situation qu'elle juge insupportable.

22 Article 114 : « Constitue un handicap, au sens de la présente loi, toute limitation d'activité ou restriction de participation à la vie en société subie dans son environnement par une personne en raison d'une altération substantielle, durable ou définitive d'une ou plusieurs fonctions physiques, sensorielles, mentales, cognitives ou psychiques, d'un polyhandicap ou d'un trouble de santé invalidant ».

23 C. Trivalle, « Le syndrome de fragilité en gériatrie », *Med Hyg*, 2000, 58 : 2312-17.

24 « Fin de vie et précarité ». Rapport 2014 de l'Observatoire National de la Fin de Vie, Paris, La Documentation Française, Paris, 2015.

Il faut ajouter que cette réalité – des personnes vulnérabilisées par leur état de santé – survient dans un contexte économique difficile ou les budgets en matière de santé sont contraints.

Ces situations confrontent la médecine et la société à la question des limites : les limites du système de santé, les limites de la vie et du savoir, les limites du sens de la vie et du soin, les limites de l'autonomie de la personne

Les limites du système de santé

Si l'on essaie de se placer du côté de la personne atteinte d'une ou plusieurs maladies graves et évoluées, force est de constater que l'organisation de notre système de santé n'a pas pu ou pas su s'adapter aux évolutions des besoins que notre médecine et notre société ont générés. Malgré plusieurs lois récentes[25], cette organisation a du mal à s'adapter à des besoins qui évoluent, à une offre qui change de visage (les déserts médicaux par exemple), à des moyens qui se raréfient.

Notre système de santé conduit à médicaliser ce qui ne devrait pas toujours l'être. Il contraint toujours les personnes les plus fragiles à se déplacer vers les compétences alors qu'il devrait déplacer les compétences vers ces personnes. Plus les personnes sont fragilisées par les maladies chroniques évolutives, plus le soin et les choix de traitements devraient relever d'une approche globale et systémique, non réduite à une dimension sanitaire mais englobant le soin psychique, le soin social et le soin « spirituel » (au sens de ce qui fait sens pour la personne). Notre système de santé ne peut répondre à ces besoins nouveaux ni s'adapter à ces changements parce qu'il est cloisonné en secteurs étanches (le privé *versus* le public, le champ sanitaire *versus* le champ médicosocial et social, le secteur hospitalier *versus* le secteur ambulatoire). Alors qu'il faudrait raisonner en termes de parcours de santé et d'approche holistique, le modèle sanitaire est celui d'une approche par spécialités et surspécialités d'organes.

Les limites de la vie et les limites du savoir

La médecine, malgré ses impressionnantes avancées, ne sait pas empêcher la mort. Dans ce contexte, pour le médecin, la mort apparaît est comme un échec de la médecine et comme son échec professionnel. La lutte efficace de la médecine contre la maladie et sa capacité à repousser la mort a engendré la non acceptation de la mort comme processus naturel pour notre société. La mort ne serait plus une destinée. D'ailleurs la mort « naturelle » ou la mort « de vieillesse » n'existent plus : on meurt aujourd'hui nécessairement « de quelque chose », sous-entendu, de quelque chose que la médecine aurait pu éviter, interrompre, corriger. La mort est

---

25 Loi N°2009-879 du 21 juillet 2009 portant réforme de l'hôpital et relative aux patients, à la santé et aux territoires ; Loi N°2016-41 du 26 janvier 2016 de modernisation de notre système de santé ; Loi N°2015-1776 du 28 décembre 2015 relative à l'adaptation de la société au vieillissement.

donc souvent un impensé. Parce qu'elle est probablement plus inacceptable aujourd'hui qu'hier, et parce qu'elle est moins pensée aujourd'hui qu'hier, la perspective de la mort augmente l'angoisse de l'homme et renforce les mécanismes individuels et collectifs de déni de la finitude.

Les limites du sens de la vie. Les limites du sens du soin

Les situations complexes de survie et de grande vulnérabilité que la médecine contribue à générer sont parfois des situations aporétiques. Parce qu'elles touchent à la question des limites de la vie, ces situations posent la question non seulement de la qualité mais aussi du sens et de la valeur de la vie. La fin, longtemps impensée, peut apparaître insensée et inacceptable.

Comme cela a été vu au chapitre précédent, dans les faits, la fin de la vie et la mort se déroulent fréquemment dans une ambiance de médicalisation et d'hospitalisation. Ces conditions et lieu de cette part de la vie posent la question du sens. La fin de vie relève-t-elle de la médecine ou plutôt de l'accompagnement par les proches, d'une forme de solidarité sociale visant à ne jamais laisser seule une personne qui va mourir ? Le lieu de cette partie de vie relève-t-il de l'hôpital ou plutôt du domicile ? Dans quelle mesure et dans quelle proportion faut-il médicaliser cette part ultime de la vie ? D'autres questions relatives aux conditions de la fin de la vie interpellent la dimension existentielle : qu'est-ce qui peut faire sens pour la personne à la fin de la vie lorsque celle-ci est avant tout souffrance ? Qu'est-ce que la vie lorsque la conscience s'étiole ou disparait, conduisant notre société à contraindre la personne à un enfermement ? Qu'est-ce que la mort puisqu'elle est une non-expérience – la dernière expérience que l'homme puisse avoir étant son mourir – ? Autant de questions auxquelles nul ne peut répondre sans se méprendre.

La médecine, pensée surtout comme une science et des techniques, est bien en peine pour affronter ces questions de nature existentielle. En miroir de ces sujets qui concernent le sens de la vie, le soignant s'interroge fréquemment sur le sens du soin et des traitements. Lorsque la vie prolongée se réduit à la souffrance, qu'est-ce encore que soigner ? Est-ce qu'au seul motif que le soignant sait et peut faire ce qu'il a appris à faire (la maitrise les savoirs techniques), il doit faire ? Au-delà même des décisions relatives à la pertinence des traitements qui peuvent être prises au terme de discussions collégiales, se pose la question de ce que soigner veut dire ; soigner peut se réduire à ne pas abandonner.

Quant à notre société, il est évident qu'elle valorise les logiques de l'action ; elle augmente chaque jour ses exigences de performances et de rentabilité au regard des citoyens ; cette évolution vers le « toujours plus, toujours plus vite, toujours mieux, toujours moins couteux » s'oppose en quelque sorte à la situation des personnes atteintes de maladies graves. Comme nous l'avons vu, ces personnes ont du mal, voire ne peuvent pas s'adapter aux exigences et aux contraintes de plus en plus grandes de notre société de la rentabilité. D'aucuns estiment que le sens de ces vies s'étiole du fait d'un écart par rapport aux valeurs ou normes actuelles qui qualifie la « vie bonne ».

Les limites de l'autonomie de décision de la personne face à la complexité des situations

Nous l'avons explicité, plus la médecine concoure à générer des situations de fin de vie complexe, plus le droit des personnes malades se renforce pour leur permettre d'exercer leur autonomie de décision. Sur le principe bien sûr, on ne peut qu'approuver une telle évolution du droit, corrélative aux évolutions de ce qu'est la vie. Il apparaît juste que le principal concerné soit le principal informé et le principal décideur pour sa santé et sa vie. Mais ne sommes-nous pas arrivés à une illusion de la capacité de l'homme, en l'occurrence malade, à décider par lui-même et pour lui ? Ne survalorisons-nous pas l'autonomie ?

Exercer son autonomie, c'est assurer la séquence : écouter / comprendre / analyser-discerner-discriminer / s'autodéterminer / assumer ses choix.

Il faut d'abord pouvoir écouter. Il vaut mieux ne pas être sourd, physiologiquement ou psychiquement. Or, nombreuses sont les personnes qui, apprenant qu'elles sont atteintes d'une maladie grave, ont une forme de surdité psychique ; il s'agit en réalité d'un moyen de défense inconscient contre la violence d'une situation impensée et impensable, d'une réalité trop violente, inassumable. Ce mécanisme est en général temporaire mais de fait il peut rendre inaudible la parole du médecin.

Pour exercer son autonomie, il faut ensuite comprendre, puis analyser, c'est-à-dire discerner et discriminer et enfin s'autodéterminer. Qui le peut ? Il n'est déjà pas si simple pour le soignant de comprendre la complexité des situations à la fois complexes et singulières qui touchent, comme nous l'avons vu, aux limites du savoir. Mais lorsqu'il s'agit de soi – malade, qui peut se reconnaître, comprendre son corps malade ? Qui peut se comprendre comme soi-même mais « ni tout à fait le même, ni tout à fait un autre »[26] ? Qui peut comprendre la maladie et les traitements ? Il faudrait être capable en quelque sorte de sortir de son corps pour s'analyser comme un « cas clinique ». Quelle personne malade peut analyser sa situation avec une démarche scientifique, en mobilisant à la fois des données et une expérience, et cela en ne disposant ni des données scientifiques (*l'Evidence-Based Medicine*), ni de l'expérience pour soi, du diagnostic et du traitement ? Quand bien même la personne malade deviendrait son propre médecin par l'accès à une information claire et à des opérateurs facilitant le diagnostic, peut-on imaginer qu'il soit possible d'être à la fois soi-même et impartial ? Peut-on avoir « une herméneutique de soi », une capacité à mobiliser les connaissances et à critiquer le savoir ? Peut-on, pour soi-même, avoir une approche à la fois scientifique de soi malade, mais aussi épistémologique ? Peut-on penser

---

26 En référence au poème de Paul Verlaine « Mon rêve familier ».

qu'il est possible de prendre seul des décisions vitales pour soi et d'en assumer seul les conséquences ?

On voit bien que l'autonomie n'est pas et ne peut pas être un exercice solitaire. Il n'est d'une part pas toujours possible de décider pour soi. L'autonomie n'est possible d'autre part que du fait d'interdépendances.

L'autonomie n'est donc pas un absolu qui définirait l'homme doté d'une conscience. C'est un exercice de soi sur soi qui nécessite autrui pour aboutir, cet « autrui » s'entendant comme une personne – en l'occurrence un soignant et ou un proche – en qui l'on donne sa confiance. En résumé, l'autonomie n'est pas un principe qui définirait l'homme en tant qu'être pensant ; elle ne peut être le fruit d'un exercice non pas solitaire mais solidaire.

Les évolutions et les réactions possibles à cette confrontation à la question des limites

Notre société, confrontée à la diminution globale de la natalité, à l'augmentation de l'espérance de vie et plus encore l'augmentation de l'espérance de vie avec des maladies ou des handicaps est conduite à affronter la réalité à laquelle elle concoure. Elle doit sortir, dans ses références, dans ses orientations, dans ses organisations, d'une forme de déni.

Cette réalité va bouleverser le fondement de notre organisation sociale et nécessiter une réflexion de fond sur l'avenir de notre société, sur la nécessité de développer de nouvelles formes de solidarité, et probablement de nouvelles formes d'économie moderne.

Dans une démocratie, une telle démarche passe par le débat. Le débat s'entend comme la suite de l'exposé objectif des faits (ce que nous avons tenté de faire dans cet article). Les réponses sont les choix et les priorités qui se dégagent du débat.

Un point préliminaire qui s'enracine dans l'analyse des réponses récentes et à mon sens inadaptées que notre démocratie parlementaire tente de donner aux questions que nous venons de soulever : il faut cesser de penser que le droit peut être la réponse générale à des questions singulières. Quelle que soit l'évolution du droit relatif à la fin de vie par exemple, avec une évolution possible de notre société vers une dépénalisation de l'assistance au suicide ou de l'euthanasie[27], il serait illusoire de penser qu'il peut résoudre les questions de fond. La question de la dépénalisation de l'euthanasie me semble en effet parfois comme l'arbre qui cache une forêt d'autres questions.

---

27 En référence à l'avis 121 du CCNE : Fin de vie, autonomie de la personne, volonté de mourir. 1er juillet 2013 : l'euthanasie est, selon toutes les définitions communément admises, un acte destiné à mettre délibérément fin à la vie d'une personne atteinte d'une maladie grave et incurable, à sa demande, afin de faire cesser une situation qu'elle juge insupportable ; l'assistance au suicide consiste à donner les moyens à une personne de se suicider. Dans ce cas, la personne se donne elle-même la mort en absorbant un produit létal qui lui a été préalablement délivré. La seule volonté à l'origine de l'acte létal est celle de la personne qui peut, dans sa sphère privée, mettre fin à sa vie. La personne détenteur du produit létal reste libre de décider de ne pas l'absorber. L'assistance au suicide mobilise certes l'intervention d'autrui, mais elle fait peser sur la personne qui demande l'assistance la responsabilité de l'acte final.

Comment faire en sorte que la médecine ne concoure plus à produire des situations de vie insensées ? Comment accompagner la détresse des personnes vulnérabilisées par leur handicap ou leur maladie ? Comment les aider à trouver un sens à cette partie de leur vie ? Comment considérer que ces personnes sont une richesse plutôt qu'une charge ?....

Nous tenterons modestement de contribuer dans la suite de ce texte à ouvrir des pistes pour l'avenir en développant notre propos dans deux directions principales : penser une refondation épistémologique du système de santé et de la médecine d'une part et penser de nouvelles formes de consciences et de solidarités dans notre société d'autre part

Vers une refondation épistémologique du système de santé, de la médecine et de la formation des acteurs de la santé – ou comment faire face à une clinique moderne de la vulnérabilité et de l'incertitude ?

Le retour de la singularité et de l'altérité

La complexité des situations engendrées par la médecine moderne relève de la singularité de ces situations. Parce qu'elles sont singulières, ces situations échappent à la norme au sens de la moyenne dans le champ social, tout autant qu'à la rationalité scientifique, et donc à la médecine fondée sur les faits *(Evidence-Based Medicine)* puisqu'en l'occurrence il ne peut y avoir d'expertise. Cette réalité est difficile dans un contexte marqué par l'hégémonie de la norme et la prééminence de la science. Comment aborder une situation impensée ?

La rationalité médicale classique étant mise en défaut, le risque est de passer de l'hyper-rationalité à l'irrationalité. La subjectivité (faite d'émotions, de croyances, de représentations, de projections, de peurs, etc.), si elle est inhérente à la décision, ne doit ni empêcher la rigueur ni effacer le bon sens. L'écoute active de la parole de la personne malade, l'approche interdisciplinaire de la complexité et le travail en équipe sont autant d'outils au service d'une rationalité opérationnelle pour trouver un juste milieu entre deux excès : la « prise en charge » et « l'abandon » de la personne. Ces deux extrêmes nient en effet « l'objet du soin » qu'est la personne, vulnérable et dépendante d'autrui certes, mais souvent capable de comprendre et de donner un avis, de faire des choix. Bien plus qu'on ne le croit souvent en tous cas…

Incertitude et responsabilité : les situations complexes obligeront à travailler autrement

Nous l'avons vu : le soignant se trouvant confronté à la question des limites, il perd ses repères habituels, il doit faire face à l'incertitude. Il doit donc apprendre à douter d'une part et à gérer ce doute consubstantiel à son exercice. Ne pas savoir est une position difficile à tenir lorsqu'il s'agit d'être responsable, de décider, de « faire des choix ». Mais le doute peut aussi être appréhendé comme outil épistémologique permettant la critique des certitudes et des incertitudes, la vérification du « bien-fondé » (et donc du sens) des projets et des actions soignantes. Le doute est une compétence qui impose la délibération en vue de la décision d'une action. Il invite à l'argumentation de ses choix ou de ses convictions. Il impose l'écoute d'autres convictions et le respect d'autres argumentations susceptibles, pour un même sujet, de déboucher sur d'autres choix. La moins mauvaise décision est le plus souvent celle qui se situe dans une position médiane, à la croisée des différents regards qui se posent sur la personne malade et sur sa situation. S'il est probable qu'une décision prise de telle manière soit la plus respectueuse de la personne malade et la plus adaptée, il est aussi certain qu'elle sera plus facile à assumer par le médecin et par l'équipe soignante en termes de responsabilité.

Une condition *sine qua non* pour investir ainsi la complexité et de résister à la tentation du tout technoscientifique est de se faire confiance soi-même et de travailler en équipe. Confrontés à des situations singulières et complexes pour lesquelles l'incertitude est centrale, tous les acteurs de la santé de la personne malade doivent d'abord savoir qu'ils ne savent pas ce qui est bon pour autrui et que la science et la technique ne sont pas des réponses mais des outils.

Se faire confiance impose que l'on ait une certaine estime pour soi, que l'on ait entrepris un travail sur soi, comme un sujet consubstantiellement caractérisé par des limites. Il n'est pas sûr à l'heure actuelle que les études – et particulièrement les études médicales – encouragent à cela.

Pour travailler en équipe, le respect doit être alors est au centre des rapports professionnels.

Si travailler en équipe impose un certain degré de hiérarchie, nécessaire pour avancer dans les projets de soins et pour construire des projets de services, cette hiérarchie ne doit en rien être réduite la dimension de « l'autorité ». En effet, chacun peut et doit, de là où il se situe, contribuer à une approche raisonnée de cette complexité et de cette singularité de la personne malade. La hiérarchie arbitraire et traditionnelle entre médecins et soignants peut de ce point de vue gêner l'approche discursive et le travail en équipe. Elle doit progressivement s'effacer pour permettre la libre argumentation de chaque professionnel exprimant, dans son cœur de métier, sa propre vision du « sujet complexe ». La caractéristique de l'interdisciplinarité est l'interaction, l'influence mutuelle, ce qui aboutit à une évolution et une transformation réciproque des savoirs dans un esprit collaboratif[28].

Le doute est alors un moteur de progrès en ce qu'il facilite l'interdisciplinarité elle-même mode d'approche de la complexité. Le doute inhérent à l'approche des situations complexes et singulières, ainsi investi, peut donc être fécond et susciter la créativité, l'inventivité. Le doute et l'incertitude obligent les professionnels à adapter en permanence leur logique de soin pour réduire l'écart entre le prescrit et le réel.

---

28 Jürgen Habermas, *De l'Éthique de la discussion* (1991), traduit de l'allemand par Mark Hunyadi, Paris, Cerf, collection « Passages », 1992, (1e édition 1991).

Repenser la notion de performance à l'aune de la complexité, de la singularité, et de l'incertitude

Les notions de performance et de rentabilité, après être passées du domaine de la finance et de l'entreprise à celui de l'organisation de la santé sont en train de glisser vers les acteurs de santé. À une époque et dans un contexte où la tendance est à vouloir toujours réduire le temps et valoriser l'action, on confond souvent vitesse et performance.

L'incertitude peut être la source de performance d'une nouvelle approche de la relation entre le soignant et le soigné. Le temps et plus encore la disponibilité – en ce sens que l'on peut disposer de temps mais ne pas être disponible – sont certainement des outils de la performance. C'est en utilisant ces outils pour communiquer au rythme de ce que chacun peut dire/entendre que peut se créer une relation avec la personne malade marquée par la confiance. On constate combien la confiance entre celui qui est soigné et celui qui soigne est un facteur d'autonomie pour les deux protagonistes et de limitation de l'angoisse

Qu'est-ce qu'être performant pour un soignant ? Qu'est-ce qu'être rentable lorsqu'on est soignant ? Est-ce qu'être performant est seulement être rentable, être efficace à tout prix ?... Ces questions peuvent choquer et surprendre parce qu'elles ne sont pas ancrées dans la tradition soignante, mais elles sont pertinentes, parce que viser une optimisation, une amélioration de la santé est une démarche qualité qui passe par les acteurs de la santé et qui peut avoir une visée humaniste.

Pour être des éléments constitutifs de la performance, les objectifs d'efficacité, d'efficience et parfois même de rentabilité doivent être atteints avec des moyens acceptables socialement et donc justifiés au plan éthique. En effet ces questions, posées dans un contexte économique très contraint risquent de privilégier une rentabilité entendue au sens financier alors que d'autres dimensions mériteraient d'être explorées (rentabilité clinique, sociale, etc.).

Il existe ainsi des outils pour améliorer la performance clinique. Ces outils de la performance clinique sont utilisés pour maîtriser les risques, améliorer la qualité de la santé et optimiser les coûts. Les systèmes de signalement des événements indésirables en sont un exemple. Le travail interdisciplinaire en est un autre, tout comme les revues de morbi-mortalité, mais aussi la tarification à l'activité (T2A) – le mécanisme à la base du financement de la médecine – si l'on prend la peine d'en questionner l'usage et les limites... On peut malheureusement déplorer que la notion d'activité dans la T2A soit réduite et assimilée à la notion d'acte technique. Comment valoriser la réflexion éthique interdisciplinaire et la prise de décision de ne pas faire alors qu'à ce jour la T2A ne reconnaît pas le fait que réfléchir avant d'agir et décider de ne pas faire au seul motif que l'on sait faire sont probablement les actes les plus complexes de l'activité médicale. De même, communiquer avec la personne en souffrance pour l'écouter, l'informer, l'aider à cheminer, n'est pas un acte valorisé.

De surcroît, dans les situations complexes, la performance semble dans ces situations liée au travail interdisciplinaire[29]. Ce travail permet de coordonner les différents acteurs concernés par la situation, d'anticiper les éventuelles complications et les réponses possibles à ces complications, par le partage des expériences et de leurs savoirs, de réduire la part de subjectivité dans les décisions et de limiter d'éventuelles souffrances au travail ou de souffrances personnelles. La rentabilité de cette approche performante pourrait certainement se mesurer de façon indirecte par les économies générées et les souffrances évitées, sur la satisfaction des acteurs et celles de personnes malades, des proches…

L'enjeu majeur de la formation des acteurs de la santé et la nécessité de penser de nouveaux métiers de la santé

Les acteurs du champ de la santé devront se préparer à faire face aux réalités nouvelles auxquelles ils sont et seront confrontés.

Il sera nécessaire de penser la formation initiale et continue des acteurs de santé pour affronter les nouveaux défis issus des progrès de la médecine du XXe siècle. Ces défis se situent dans des champs de compétences qui sont peu ou pas investis par la formation actuelle des médecins : la construction de la réflexion éthique, la relation et la communication, le travail interdisciplinaire, coordonné[30].

Les modalités mêmes de la formation devront être repensées en profondeur. Faire en sorte que ceux qui vont concourir ensemble aux soins à la personne se forment ensemble est une nécessité…. Mais actuellement, la formation est « tubulaire », catégorielle, mono-professionnelle. Faire en sorte que l'alternance entre pratique et formation soient intégrée est une nécessité. Or à ce jour, il n'y a pas assez de travail sur l'analyse de ce qui se passe sur les terrains des stages et la formation reste souvent non intégrée entre approche académique, théorique et analyse de la pratique.

Penser des transferts de tâche entre professionnels de santé est une nécessité. Le suivi des maladies chroniques, l'éducation thérapeutique doivent-ils rester dans le giron du médecin *stricto sensu* ? Ne faut-il pas que le médecin de demain se consacre à cette clinique de la complexité, de la vulnérabilité et de l'incertitude pour laquelle il aura été formé. Diagnostiquer et orchestrer ce qui fait complexité sera le cœur de métier du médecin de demain. Accompagner, éduquer sera le rôle partagé entre tous les professionnels de santé qui auront sur ces aspects été formés ensemble.

De nouveaux métiers vont voir le jour pour faire face à ces nouvelles réalités issues des conséquences des progrès dans le domaine de la santé. En effet, les besoins qui vont être générés par « les nouveaux malades » vont

---

29 Edgar Morin, *Introduction à la pensée complexe* (1990), Paris, Seuil, Points essais, 2007.

30 R. Aubry, D. Mallet, « Réflexions et propositions pour la formation médicale », *Pédagogie médicale* 2008, 9 (2) : 94-102.

nécessiter des compétences dans le champ de la coordination. Il sera nécessaire probablement de créer des métiers à l'interface de ce qui existe aujourd'hui afin de coordonner les différents champs (sanitaire, médico-social, social), des différents lieux du soin (l'hôpital, le domicile), des différents lieux de vie (la vie chez soi ou en institution), les différents besoins (sociaux, médicaux), les différents intervenants (les hommes, les professionnels, les structures…). Dans un contexte économiquement contraint, il est probable que dans le cadre de logiques territoriales de proximité, des coordonnateurs verront le jour pour tout à la fois améliorer la qualité de la santé des personnes, permettre aux acteurs de santé d'être dans leur cœur de métier, et probablement réduire ou éviter l'augmentation des coûts.

Comment aider les plus vulnérables et les plus défavorisés d'entre nous ? Vers de nouvelles formes de solidarités dans notre société

Cette réalité nouvelle que nous avons tenté de définir plus avant dans ce document peut (doit) conduire à penser de nouvelles formes de solidarité. Sans quoi, elle peut également conduire à un repli égoïste et à un déni collectif de la réalité. Pire, elle peut conduire notre société à ériger une nouvelle norme utilitariste ou une nouvelle forme de xénophobie visant à réduire la valeur de la vie à une dimension utilitariste, c'est-à-dire à la capacité de celui qui en est animé à produire et à être rentable ; tout écart d'avec cette norme pouvant conduire à une suppression … de la vie.

À noter que cette vision utilitariste de la vie pensée par des bien-portants conduit de plus en plus souvent certains malades à poser la question suivante aux soignants et à leurs proches : « à quoi bon vivre puisque je ne sers plus à rien, que je suis un poids pour mes proches ».

Il y a d'abord de notre point de vue une nécessité de prise de conscience par notre société de ce « nouveau temps » qu'est la fin de la vie et de cette réalité épidémiologique de la vulnérabilité des personnes.

Dans l'illusion d'une vie dont les aléas seraient tous maîtrisables par la médecine moderne, nous avons glissé progressivement au cours du XXe siècle vers une forme de déni de la finitude de l'homme. Le solde de cet impensé est double en termes de prise de conscience en ce début du XXIe siècle. Au plan des individus, cela se traduit par une augmentation de l'angoisse de la fin de la vie et de la mort et probablement par une accentuation en miroir du questionnement sur le sens de la vie. Au plan politique cela devrait se traduire comme nous l'avons vu par la conscience de la nécessité, pour une démocratie, de penser à prendre soin des plus vulnérables et par le constat d'une relative inadaptation de nos organisations en matière d'accompagnement social et d'organisation du système de santé.

Mais de fait, le vieillissement de nos populations d'une part et la vulnérabilisation de certaines personnes malades d'autre part n'ont pas toujours été appréhendés à leur juste niveau. Comment nos sociétés vont-elles accompagner l'augmentation des situations de dépendance et la perte d'autonomie générées par les conséquences des progrès dans le domaine de la santé ? Quels vont être les espaces de vie des personnes concernées, quels vont être les lieux adaptés à la perte d'autonomie ? Comment ferons-nous pour respecter le désir de ces personnes vulnérables de choisir leur lieu et leur mode de vie sans forcément accepter les modèles normatifs et souvent institutionnels qui sont proposés ? De quels moyens disposerons-nous (au-delà des questions d'allocation personnalisée d'autonomie pour les personnes âgées et d'allocation adulte handicapé pour les autres) pour accompagner la perte d'autonomie et la dépendance ? Quel sens aura la vie des personnes si la maladie et le handicap se doublent d'une perte de l'autonomie, d'une réduction des libertés et d'une diminution des ressources ?

Nos sociétés, en confiant finalement la fin de la vie à la médecine l'ont confinée. Elles ont exclu ces questions du champ de la responsabilité sociale et individuelle. Comme nous l'avons vu, deux conséquences sont particulièrement visibles en France : une tendance à une surmédicalisation et à la sur hospitalisation des personnes en fin de vie ; le lieu principal de la mort est maintenant l'hôpital[31]. Par ailleurs, une tendance très marquée à l'institutionnalisation des personnes âgées[32], par conséquent à la fin de leur vie.

Or la fin de la vie et la mort ne concernent pas que la médecine et la santé. Elles concernent surtout et avant tout l'individu et le citoyen. La médicalisation de la fin de la vie et ses corollaires – l'hospitalisation et l'institutionnalisation – ne sont qu'une part de la prise en compte et de la prise en charge de cette évolution de nos sociétés modernes. Force est de constater qu'entre le domicile traditionnel et l'hôpital ou l'institution nous manquons d'alternatives au maintien à domicile tout autant qu'à l'hospitalisation.

Un formidable outil pour la prise de conscience de la nécessité de changer de paradigme réside dans les médias. Il nous semble qu'à ce jour les médias jouent sur ce sujet un rôle de déformation plus que d'information. La réalité des personnes fragiles est évitée au plan médiatique puisque l'on survalorise dans les médias comme dans notre société le fait d'être bien portant, d'être « toujours jeune ». La vieillesse et la vulnérabilité sont des réalités rarement exposées et donc évitées et niées. Pire, elles ne sont souvent abordées, comme nous l'avons vu au début de ce texte que dans le cadre d'affaires singulières portées devant la justice et les médias et traitées au travers du prisme du « sensationnel », du « scandale ». On peut néanmoins espérer des médias modernes (y compris les réseaux dit sociaux) qu'ils s'emparent de cette question essentielle pour notre société.

---

31 Observatoire national de la fin de vie : « Fin de vie : état des lieux », Rapport au Premier ministre et au Parlement, 2012. Consultable sur : http://onfv.org/rapport_annuel.html.

32 Observatoire national de la fin de vie, « Vivre la fin de vie chez soi », Rapport 2012 de l'Observatoire national de la fin de vie, Paris. Consultable sur : http://onfv.org/rapport_annuel.html. « La fin de vie des personnes âgées », Rapport 2013 de l'Observatoire national de la fin de vie, Paris. Consultable sur : http://onfv.org/rapport_annuel.html.

De nouvelles formes de solidarité

À la croisée de la conscience de ces nouvelles réalités, de l'émergence des droits des personnes malades et des contraintes économiques, il apparaît absolument indispensable que de nouvelles formes de solidarité se développent pour préserver la cohésion dans nos sociétés. La question de la dépendance ne pourrait-elle pas conduire directement à la question des solidarités ?

Le besoin de reconnaître la place du proche

Réfléchir à la place des proches apparaît essentiel dès lors que de plus en plus de personnes vivent aujourd'hui longtemps avec un handicap ou une dépendance. L'accompagnement d'une personne gravement malade dans nos sociétés modernes est rendu difficile pour les proches. Leur disponibilité et leur disposition à affronter les questions existentielles se sont réduites du fait de la conjonction de plusieurs facteurs. En plus du déni collectif concernant la finitude que nous avons évoqué plus avant, les modifications profondes et récentes dans la société du XXe siècle ont contribué à une forme de dé liaison en ce qui concerne l'accompagnement des personnes vulnérabilisées par la maladie ou le handicap. On peut citer, de façon non exhaustive, le développement du travail des femmes, la sécularisation de nos sociétés, la disparition de l'image traditionnelle de la famille, la survalorisation de la valeur du travail et de l'argent. Face à la réalité longtemps impensée que la vie comporte un nouveau temps qu'est celui de la fin de vie, émerge la nécessité de reconnaître le besoin de compétences et de temps pour l'accompagnement par des proches.

Ainsi il apparaît nécessaire d'aider les proches qui se trouvent de fait dans une situation de soignant parfois « malgré eux ». Les aider à réaliser des actes de soins, les aider à s'autoriser à ne pas le faire ; les aider en repérant leurs limites, les signes prémonitoires d'un épuisement… Telles devront être les nouvelles missions des professionnels de santé.

Il sera de même nécessaire de reconnaître un droit au répit et de rendre ainsi possible des temps et des lieux de répit pour permettre à ces personnes de tenir dans la durée dans cette fonction ou mission d'accompagnement. À noter que la loi française n° 2010-209 du 2 mars 2010 visant à créer une allocation journalière d'accompagnement d'une personne en fin de vie est probablement la première matérialisation politique de cette prise de conscience et de cette reconnaissance. À noter également que faute d'une véritable conscience politique de ce besoin, de nombreuses expériences locales relatives à cette notion de répit sont en train de voir le jour et de se fédérer en France[33].

---

33 Voir à ce sujet le site http://www.france-repit.fr/ ou l'on mesure la force de l'engagement solidaire et citoyen sur cette question essentielle.

De nouveaux métiers et des métiers de la proximité revalorisés

Dans une société soumise à des difficultés relatives à l'emploi et à un taux important de chômage, particulièrement chez les jeunes, on peut imaginer de nouvelles formes de solidarités. Ainsi des approches solidaires de type « intergénérationnelles » pourraient être mises en œuvre. Des personnes en recherche d'emploi pourraient trouver un moyen de donner sens à ce temps difficile en étant rémunérées pour ne pas laisser seules des personnes dépendantes d'autrui.

On imagine par ailleurs le bassin d'emploi que pourraient représenter les métiers de l'aide à domicile, à condition que ces professions très exposées bénéficient d'une formation tout au long de leur pratique et d'une valorisation de leur métier à la hauteur de l'importance de celui-ci.

Les solidarités *via* une évolution du droit du travail

Même si de réelles évolutions sont en cours sur ce sujet[34], n'est-il pas concevable d'imaginer une évolution du droit du travail pour permettre à un proche d'aider et d'accompagner une personne malade ou handicapée ? Trouver un moyen de maintenir le lien social d'un salarié *via* un maintien dans l'emploi à temps partiel sans risque de perte de salaire tout en lui permettant de contribuer au sens de la vie d'un proche malade ou handicapé est un enjeu majeur.

Ces questions pourraient être réfléchies *via* une modification du droit du travail ou *via* les logiques de mécénat d'entreprise.

Des nouvelles formes de bénévolat

Il y a lieu de penser les nouvelles formes de bénévolat pour matérialiser les solidarités entre ceux qui bénéficient de la santé et ceux qui souffrent de maladie ou de handicap et leurs proches. Il existe aujourd'hui dans le champ des soins palliatifs d'une part[35] et de l'aide aux personnes âgées[36] une réalité du bénévolat d'accompagnement. Penser des nouvelles formes de bénévolat d'accompagnement qui seront ouvertes à la réalité de personnes fragilisées et vulnérabilisées est une nécessité. Éduquer dès l'école

---

34 Loi n° 2010-209 du 2 mars 2010 visant à créer une allocation journalière d'accompagnement d'une personne en fin de vie. Décret n° 2016-1554 du 18 novembre 2016 relatif au congé de proche aidant pris en application de la loi n° 2015-1776 du 28 décembre 2015 relative à l'adaptation de la société au vieillissement et de l'article 9 de la loi n° 2016-1088 du 8 août 2016 relative au travail, à la modernisation du dialogue social et à la sécurisation des parcours professionnels.

35 À cet égard, la Loi n° 99-477 du 9 juin 1999 visant à garantir le droit d'accès aux soins palliatifs valorise et encadre le bénévolat d'accompagnement en fin de vie.

36 La loi n° 2015-1776 du 28 décembre 2015 relative à l'adaptation de la société au Vieillissement prévoit (Titre I - anticipation de la perte d'autonomie - Chapitre III : La lutte contre l'isolement - Article 8 -) le financement par la CNSA de la formation de l'accompagnement de bénévoles qui contribuent au maintien du lien social.

la place du bénévolat est probablement une autre manière de développer des solidarités naturelles.

La révolution numérique, la domotique et la robotique solidaires

Quel usage sera fait de la révolution numérique ? Il nous revient d'en faire un outil des solidarités, un moyen de concentrer l'attention de l'homme pour l'homme, un moyen d'éviter l'isolement et l'exclusion, un outil pour l'autonomie et la liberté. Bien pensée, cette évolution technique et scientifique peut contribuer à des nouvelles formes de solidarités.

En conclusion, je suis persuadé qu'il nous faut prendre conscience beaucoup plus que nous l'avons fait, de la réalité du changement qui est en train de s'opérer dans nos sociétés modernes du fait des conséquences des progrès dans le domaine de la santé et particulièrement des développements techniques et scientifiques de la médecine. Ceci génère beaucoup plus que nous l'avions imaginé des situations de grande fragilité, de grande vulnérabilité, de dépendance. Ces questions vont avoir un impact économique non négligeable. De plus en plus de personnes ne pourront plus être « actives » au sens où nos sociétés marchandes l'entendent et l'attendent.

Dans une démocratie contrainte par ses finances, un choix essentiel peut s'imposer, même s'il risque d'être impopulaire, entre le financement de prouesses technoscientifiques et la garantie d'une égalité d'accès pour tous à la santé.

Mieux vaudrait pour notre société qu'elle ait le courage de se poser ces questions maintenant ; sans quoi nous pourrions constater l'émergence et le développement d'une perversion de la relation, à double sens : chez les « bien-portants », un risque d'ostracisme envers les personnes qui certes sont malades mais qui, corrélativement, coûtent ; chez les personnes malades ou vulnérabilisées par l'altération de leur santé, un risque de sentiment de culpabilité, d'indignité.

Céline Lafontaine, Johanne Collin & Anouck Alary

Pharmaceuticalisation et fin de vie. La sédation profonde comme nouvelle norme du « bien mourir »

Résumé : Les soins palliatifs et l'accompagnement des mourants s'inscrivent dans le mouvement plus large d'individualisation de la mort. Centrée sur la notion d'autonomie, la mort idéale se veut aujourd'hui discrète, inconsciente et hygiénique. Impensable sans une importante expertise médicale qui permet de soulager la douleur physique, de contrôler chimiquement l'angoisse et la peur, de neutraliser les odeurs et les traces de l'agonie, cet idéal suppose une tension constante entre contrôle et dépendance. Emblématique de ce que le sociologue Nikolas Rose nomme la biocitoyenneté, soit une forme de citoyenneté centrée sur une politisation de la santé individuelle et sur l'émergence de revendications identitaires reliées à des questions d'ordre biomédical, le mouvement en faveur des soins palliatifs s'inscrit en fait dans le processus global de pharmaceuticalisation caractérisant les sociétés occidentales contemporaines. Partant d'un questionnement sociologique sur l'usage croissant de la sédation profonde dans la gestion biomédicale de la fin de vie, cet article propose d'analyser le phénomène du contrôle médicamenteux de la souffrance sous l'angle de la pharmaceuticalisation. Au-delà de la thèse du déni de la mort et du refus de la douleur, il s'agira plutôt de comprendre que la sédation profonde est indissociable d'une volonté de contrôle et d'optimisation de soi propre à la biocitoyenneté. Loin d'un simple refus de la douleur, la norme de la sédation profonde indique plutôt que la douleur « improductive », c'est-à-dire celle qui ne s'inscrit pas dans une logique thérapeutique, méliorative ou expérimentale, tant à devenir socialement intolérable. La sédation profonde apparaît ainsi à la fois comme la limite et l'expression ultime de la biocitoyenneté.

Mots-clés : soins palliatifs, sédation profonde, bonne mort, pharmaceuticalisation, biocitoyenneté.

Pharmaceuticalization and the End of Life. Deep Continuous Sedation as a New Ideal of the «Good Death»

Abstract: The field of palliative care and serving the dying reflects the broader individualization of death. Focused on the notion of autonomy, the ideal death is now defined as discrete, unsconscious and hygienic. Based on a significant medical expertise which allows to alleviate physical pain, to chemically control anguish and fear, to neutralize odours and marks of agony, this ideal involves an ongoing tension between control and dependance. Emblematic of what sociologists Nikolas Rose refers as biocitizenship, that is a form of citizenship focused around the politicisation of individual health and the emergence of identity-based claims bound to biomedical issues, the hospice palliative care movement is embedded in the global process of pharmaceuticalization that characterises contemporary western societies. Starting from a sociological questionning on the increasing use of continuous deep sedation in the biomedical management of the end of life, this article analyses the phenomenon of pharmaceutical control of suffering from the theoretical perspective of pharmaceuticalization. Beyond the death denial and pain refusal thesis, the article shows that deep sedation is indissociable from a will of control and self-enhancement that is symptomatic of biocitizenship. Far from a simple refusal of pain, the norm of deep sedation rather indicates that « unproductive » pain – that is pain that is not part of therapeutic, enhancement or experimental rationales – tends to become socially intolerable. In this way, deep sedation both appears as the limit and the ultimate expression of biocitizenship.

Keywords: Palliative care, Deep continuous sedation, Good death, Pharmaceuticalization, Biocitizenship.

De la mort volontaire à la mort inconsciente

La privatisation moderne du rapport à la mort a paradoxalement conduit à sa politisation[1]. Vécue comme une réalité purement subjective, la mort se présente aujourd'hui sur la scène politique autour de la question de l'euthanasie et du suicide assisté. L'entrée de la mort dans la sphère politique s'inscrit dans un mouvement de réaction face à l'acharnement thérapeutique et à la mainmise des autorités biomédicales dans la gestion de la fin de vie. Plus globalement, les revendications contemporaines en faveur « du droit de mourir » correspondent à l'expression de la biocitoyenneté dont l'un des traits caractéristiques est très certainement la valeur suprême accordée à la liberté et à l'autonomie individuelles[2]. Alors que l'extension biomédicale des frontières de la mort, la généralisation des techniques de réanimation et la possibilité de prolonger artificiellement la vie ont profondément modifié l'expérience du mourir, le moment du trépas est désormais conçu en termes de choix[3]. Face à l'arsenal biomédical, l'individu réclame le droit de contrôler et de choisir l'instant de sa fin. Partout dans les sociétés occidentales, le mouvement en faveur de la mort volontaire est l'une des expressions politiques majeures de l'individualisme contemporain qui repose sur une conception de la liberté fortement teintée par les valeurs néolibérales d'indépendance, d'autonomie et de performance. Les revendications contemporaines en faveur « du droit de mourir » correspondent donc à l'individualisme emblématique de notre époque. La philosophe Paula La Marne souligne en ce sens que « l'importance qu'a pris dans nos sociétés le discours sur la mort volontaire, au point de prendre des allures de discours dominant, tient vraisemblablement aux échos qu'il soulève dans notre mentalité moderne »[4]. Dans un tel contexte, la diminution physique et la dépendance apparaissent comme une menace directe à l'intégrité subjective de l'individu[5]. Devant les exigences de performance et de combativité auxquelles sont confrontés les patients en fin de vie, l'idéal de la mort volontaire peut aussi être interprété comme une forme de réponse face à la douleur et les complications engendrées par la surmédicalisation et l'acharnement thérapeutique.

---

1 Tony Walter, *The Revival of Death*, Londres et New York, Routledge, 1994, p. 47-48.

2 Nikolas Rose, *The Politics of Life Itself*, Princeton et Oxford, Princeton University Press, p. 134.

3 Céline Lafontaine, 2008, *op. cit.*

4 Paula La Marne, *Vers une mort solidaire*, Paris, PUF, 2005, p. 95.

5 Patrick Baudry et Henri-Pierre Jeudy, *Le Deuil impossible : fenêtre sur la mort*, Paris, Eshel, 2001, p. 40.

Alors que le choix de décider du moment de mourir est désormais conçu comme un droit fondamental devant être encadré juridiquement, l'idéal de la belle mort prend aujourd'hui les traits d'une disparition soudaine et inconsciente[6]. Avec le vieillissement de la population et le développement du système de contrôle sécuritaire, la possibilité de mourir subitement tend toutefois à diminuer statistiquement[7]. Au contraire de la mort subite à laquelle aspirent bon nombre de contemporains, l'agonie est aujourd'hui de plus en plus longue, pouvant même s'étendre sur des mois. Plus en accord avec les conditions actuelles, l'idéal d'une mort inconsciente semble, par contre, avoir grandement influencé les pratiques médicales. Visant, selon Paula La Marne, à « court-circuiter une crise du mourir », à calmer le patient et son entourage, la sédation des mourants est devenue une procédure courante. Face à la mort, l'autonomie de la personne s'exprime donc ultimement dans la volonté d'être tenue médicalement dans l'inconscience, d'échapper à l'angoisse du trépas[8].

Aux origines des soins palliatifs : l'accompagnement des mourants

Le changement du lieu de décès de la maison à l'hôpital a marqué dans les années 1970 l'émergence d'un mouvement important de contestation. Les conditions de la fin de vie ont effectivement connu des mutations majeures au cours du XXe siècle, notamment après la Seconde guerre mondiale[9], de sorte que la mort à l'hôpital concernerait désormais 80% de la population urbaine occidentale[10]. Selon les thèses du « tabou de la mort » ayant émergé en philosophie et dans les sciences humaines entre les années 1950 et 1970, ce déplacement du mourir familial et religieux au mourir médicalisé aurait ainsi entrainé une perte de rituels collectifs autour de ce moment charnière de l'existence humaine. Des auteurs tels que Gorer, Illich, Jankétivitch, Baudrillard, Ariès, Elias, Thomas, Morin, Vovelle ou Ziegler s'entendent ainsi pour poser le diagnostic d'un déni collectif de la mort au sein des sociétés modernes occidentales, caractérisé par une désocialisation du mourir et un isolement des mourants[11].

---

6 Allan Kellehear, 2007, *op. cit.*, p. 20.

7 Sur cette question voir Tony Walter, 1994, *op. cit.*

8 Paula La Marne, 2005, *op. cit.*, p. 92.

9 Clive Seale, «The transformation of ageing in Old Societie», dans *The Cambridge Handbook of Age and Ageing*, Cambridge University Press, 2005 et Paul Yonnet, *Le Recul de la mort*, t. I, *L'Avènement de l'individu contemporain*, Paris, Gallimard, Bibliothèque des sciences humaines, 2006.

10 Rose-Anna Foley, « Les usages détournés des médicaments ou les dilemmes soulevés par l'agir sur le temps qui reste dans l'accompagnement de la fin de vie à l'hôpital », De Boeck Supérieur, « Pensée plurielle », n°22, 2009/3, 2009, p. 1.

11 Ivan Illich, *Némésis Médical*, Paris, Seuil, 1975 ; Vladimir Jankétivitch, *La Mort*, Paris, Flammarion, Coll. « Champs Essais », 1966 ; Jean Baudrillard, *L'Échange symbolique et la Mort*, Paris, Gallimard, coll. « Bibliothèque des sciences humaines », 1976 ; Philippe Ariès, *Essais sur l'histoire de la mort en Occident du Moyen Âge à nos jours*, Paris, Seuil, coll. « Points/Histoire », 1975 ; Norbert Élias, *La solitude des mourants*, Paris, Christian Bourgeois éditeur, 1987 ; Louis Vincent Thomas, *La Mort*, Paris, PUF, 1988 ; Edgar

En parallèle à l'explosion de ces travaux, la mort et la fin de vie deviennent, dans les années 1970, des enjeux de débats et de controverses publiques, contribuant à conférer en retour une visibilité sociale aux conditions modernes du mourir[12]. Ce changement du lieu de la mort de la maison à l'hôpital « s'est produit sans préparation préalable de l'institution hospitalière, que ce soit en termes de formation, d'organisation ou des soins dispensés »[13], conduisant à un abandon généralisé des mourants. Les travaux majeurs de Glaser et Strauss ont dans ce sens analysé le processus de dissimulation de la mort et des mourants dans les hôpitaux, opéré à travers un travail de « dédramatisation » et de « routinisation » de la mort visant à la maîtriser et à la mettre à distance[14]. Sudnow dénonce de son côté les formes de discrimination dont les mourants hospitalisés font l'objet en introduisant le terme de « mort sociale », qui vise à décrire le moment où le patient, bien qu'il ne soit pas encore biologiquement mort, commence déjà à être traité comme un cadavre par le personnel médical, c'est-à-dire le point à partir duquel les « caractéristiques sociales pertinentes du malade ne le qualifient plus pour un traitement, un point où il est à toutes fins utiles considéré comme déjà mort »[15]. La mort à l'hôpital devient dès lors rapidement l'emblème de soins largement technicisés, déshumanisés et dénués de toute forme d'accompagnement des personnes en fin de vie. En même temps qu'ils remettent en question la profession médicale dans sa capacité à gérer la mort, ces débats ont pour conséquence d'ouvrir la voie à la fois aux associations pour l'euthanasie et au mouvement des soins palliatifs[16].

C'est en effet dès la fin des années 1970 que les questions relatives à l'euthanasie et au droit à mourir émergent dans le débat social québécois[17]. Partageant les préoccupations portées par les revendications pour le droit à l'avortement, les revendications pour le droit à l'euthanasie et le droit de chacun de décider de sa propre mort seront alors à l'origine d'une

---

Morin, *L'Homme et la Mort*, Paris, Corrêa, 1951 ; Michel Vovelle, *Mourir autrefois : Attitudes Collectives devant la mort aux XVII et XVIIIème siècle*, Paris, Gallimard, Coll. « Archives », 1974 ; Jean Ziegler, *Les vivants et la Mort*, Paris, Éd. du Seuil, coll. « Points Essais », 1975.

12 Michel Castra, *Bien mourir : sociologie des soins palliatifs*, Paris, PUF, 2003.

13 Rose-Anna Foley, 2009, *op. cit.* p. 1.

14 Barney Glaser et Anselm Strauss, *Time for dying*, Chicago, Aldine Publishing Company, 1968 ; Barney Glaser et Anselm Strauss, *Awareness of dying*, Chicago: Aldine Publishing Company, 1965.

15 David Sudnow, *Passing On. The Social Organization of Dying*, Englewoods Cliffs, Prentice-Hall, 1967, p. 74.

16 Michel Castra, 2003, *op. cit.*

17 Selon le bioéthicien québécois Hubert Doucet, la revue *Critères* et son fondateur Jacques Dufresne organisaient déjà à la fin des années 1970 des colloques consacrés à la mort dans la dignité. À la même époque, le centre de bioéthique dirigé par David J. Roy aurait tenu de nombreuses discussions consacrées aux formes du mourir, portant sur l'interruption de traitement, le mode de prises de décision ou encore sur les responsabilités des différents acteurs. Enfin, les articles et les volumes consacrés à la fin de vie et à celle d'apprivoiser ou de conquérir sa mort auraient déjà été nombreux. Voir Hubert Doucet, « Droit de mourir dans la dignité : présentation à la Commission de la santé et des services sociaux », 16 février 2010, p. 1. Présentation disponible en ligne : http://www.aqg-quebec.org/docs/revue/findevie/004m_hubert_doucet.pdf.

reformulation des discours sur la fin de vie autour de la valeur d'autonomie individuelle[18]. L'implantation d'un segment des soins palliatifs au sein de l'espace hospitalier québécois sera, quant à elle, très précoce puisque c'est à Montréal, à l'Hôpital Royal Victoria, que s'ouvre, sous l'égide du chirurgien canadien Balfour Mount, la première unité de soins palliatifs intrahospitalière au monde[19]. Partant « d'une révolte éthique face aux conditions de fin de vie des cancéreux »[20] l'approche palliative a d'abord été réservée aux personnes atteintes de cancer. Elle conduira toutefois de manière plus large « à la dénonciation des 'dérives' biomédicales observées en institution »[21].

Se saisissant de la thèse du tabou de la mort, les pionniers de la médecine palliative envisagent en effet de rompre avec le déni et les non-dits existant autour de la mort dans le contexte hospitalier à travers un accompagnement des personnes en fin de vie cherchant à « resocialiser » celle-ci[22]. Ce mouvement se donne alors pour mission d'accompagner les personnes en fin de vie vers une acceptation consciente de la mort (mission formulée par la psychiatre américaine Elizabeth Kubler-Ross, considérée comme une des fondatrices des soins palliatifs) tout en restant fidèles à deux autres principes, soit celui de reconnaître et de contrôler le mieux possible leurs souffrances somatiques, mais également psycho-sociales et spirituelles – c'est la notion de « douleur totale » formulée par le docteur anglais C. Saunders, autre figure historique au fondement de la discipline –, et de respecter le cours naturel de la vie, précepte également formulé par Saunders. Les soins palliatifs s'opposent ainsi à la fois à l'acharnement thérapeutique et à l'euthanasie volontaire, qui sont à l'époque des modèles dominants de la fin de vie en milieu hospitalier et qu'ils définissent comme des pratiques intolérables à l'origine de « mauvaises morts »[23].

Les soins palliatifs : « médicalisation paradoxale »[24] et production de nouvelles normes autour du « bien mourir »

Les soins palliatifs se sont, comme on l'a vu, constitués en opposition au modèle biomédical, contre une médecine technico-scientifique jugée

---

18 Elles s'inscrivent ainsi comme le soutient Castra dans le prolongement des perspectives de Foucault et d'Illich considérant le savoir médical comme une instance de contrôle social, portant atteinte aux droits subjectifs des individus. Michel Castra, 2003, *op. cit.* p. 37-38.

19 Michel Castra, 2003, *op. cit.*, p. 49.

20 Pierre Moulin, « Les soins palliatifs en France : un mouvement paradoxal de médicalisation du mourir contemporain », *Cahiers internationaux de sociologie*, vol. CVIII, 2000, p. 151.

21 *Ibid.* p. 151.

22 Rose-Anna Foley, *Les temporalités des médicaments. Trajectoires en soins palliatifs*, Thèse de doctorat en Sciences sociales, Université de Lausanne, 2012, p. 13 ; Pauline Vaunay, « Du 'tabou de la Mort' à l'accompagnement de fin de vie. La mise en scène du mourir dans une Unité de Soins palliatifs française », *Anthropologie & Santé*, n° 12, 2016, p. 6.

23 Michel Castra, 2003, *op. cit.*, p. 64.

24 Pierre Moulin, 2000, *op. cit.*

incapable de répondre aux besoins des personnes en fin de vie. Ils participent toutefois, eux aussi, au mouvement contemporain de médicalisation du mourir. Il ne s'agit en effet « plus seulement d'investir les corps (évaluation clinique, contrôle des symptômes de fin de vie, thérapeutiques antalgiques), mais également les psychismes »[25], comme en témoignent d'ailleurs les cinq stades de la psychologie du mourant proposés par E. Kubler Ross[26]. L'emprise d'une médecine palliative « englobant » ainsi les individus, tout autant leurs corps que leur expérience intime et privée de la mort, serait, selon Moulin, alors susceptible d'être « totalisante »[27]. Cette expertise palliative « psycho-médicale », bien qu'elle se défende de vouloir rechercher une quelconque « maîtrise » du processus de la mort[28], permettait effectivement « de 'routiniser' le mourir d'une manière qui s'avère certes peu médicalisée, plus humaine (réhabilitation de la parole du malade, des familles et des bénévoles de l'hôpital) et moins technique (absence de gestes invasifs, maintien des seuls traitements de confort), mais qui néanmoins relève toujours du champ médical »[29], de son contrôle.

De nombreux travaux ont également mis en évidence la manière dont la médecine palliative produit de nouvelles normes institutionnelles autour du « bien mourir », créant des catégories de « bons » et de « mauvais patients ». Les soins palliatifs, participeraient à la création d'une « mort palliativement correcte »[30] en étant porteurs d'une certaine idéologie de la « bonne mort », notamment celle de la mort digne et paisible[31]. En tendant ainsi vers une emprise, une maîtrise de la violence que représente la mort passant par l'écoute de la souffrance et son apaisement[32], ils opéreraient ainsi une « pacification du mourir »[33]. La communication verbale et non verbale serait dans ce contexte la manière pour les professionnels de capter la souffrance des personnes en fin de vie ainsi que « la modalité de leur expulsion cathartique »[34]. Or, cette psychologisation du mourir et cette « idéalisation cathartique de la parole » conduirait selon Amar « à une attente plus ou

25 Pierre Moulin, 2000, *op. cit.*, p. 152.

26 Élisabeth Kubler-Ross, *Les Derniers instants de la vie*, Genève, Labor et Fides, 1975[1969].

27 Pierre Moulin, 2000, *op. cit*, p. 151.

28 « Or, les acteurs des soins palliatifs se défendent justement de manière véhémente de rechercher une quelconque 'maîtrise' (jugée impossible et régressive au sens psychanalytique du terme) d'un processus mortel qui, par essence, leur échappe », *ibid.*, p. 152.

29 *Ibid.*, p. 151.

30 Martine Derzelle « 'Palliativement correct' (et respecter le malade dans ce qu'il vit) », *Courriel de l'Assocition Psychanalyse et médecine*, octobre/novembre, 1999, p. 9-14.

31 Bethne Hart, Peter Sainsbury et Stephanie Short, «Whose dying ? A sociological critique of the 'good death'», *Journal Mortality*, n°1, 1998/3, 1998, p. 65-77.

32 Martine Derzelle et Gérard Dabouis, « L'impensé des soins palliatifs ou 'beaucoup de bruit pour rien'… », *Cliniques méditerranéennes*, n°1, 69/2004, p. 251-268.

33 Robert Williams Higgins, « L'invention du mourant. Violence de la mort pacifiée », *Esprit,* n°291, janvier 2003, p. 139-168 ; Michel Castra, 2003, *op. cit.*

34 Pauline Launay, 2016, *op. cit.* p. 11.

moins érotisée, voire fétichisée vis-à-vis du mourant invité à parler de sa mort »[35] représentant en elle-même une autre forme de violence. Ces attentes pourraient effectivement être à l'origine de la création de « bons patients », ceux se conformant à la norme de l'expression intime de sa souffrance et de patients « problématiques », résistants – ou incapable de se conformer – à cet idéal d'une angoisse de la mort pouvant être exprimée et maitrisée.

À cet égard, Castra évoque la nécessité pour les professionnels qu'il y ait un « travail », un « cheminement », une « prise de conscience » de la part de la personne mourante, au détriment de laquelle on observe une insatisfaction de l'équipe qui détient des attentes particulières. Cette approche psychologisante est pour lui « révélatrice du processus de normalisation à l'œuvre »[36].

L'émergence de la problématique de la sédation profonde

Les premières préoccupations des soignants face aux douleurs « réfractaires » (c'est-à-dire, face aux douleurs qui ne sont pas soulagées par une administration d'opioïdes tels que la morphine) sont généralement situées au début des années 1990[37]. Une étude de V. Ventrafridda et ses collègues semble en effet avoir initié le débat en estimant que près de 50% de leurs patients ne pouvaient être soulagés à la fin de leur vie grâce aux traitements généralement utilisés afin de contrer la douleur[38]. Tel que le soutient Foley : « Pour la première fois, des chercheurs très engagés dans le développement des soins palliatifs – Ventraffrida ayant été le premier président de l'Association européenne de soins palliatifs – se proposent d'évaluer les carences des traitements offerts et cherchent à aller plus loin dans l'efficacité du soulagement »[39].

Si le débat a donc été ouvert au début des années 1990, plusieurs médications étaient toutefois utilisées depuis longtemps de manière souterraine afin de soulager des symptômes jugés réfractaires[40]. La fabrication d'une nouvelle molécule de synthèse destinée à la sédation, le Midazolam (Dormicum) va permettre de formaliser cette pratique[41]. Puis dès la fin des

---

35 Stéphane Amar, « Violence du mourir, violence des soins palliatifs, violence en soins palliatifs », *Le Journal des Psychologues*, n° 266, 2009/3, 2009, p. 36.

36 Michel Castra, 2003, *op. cit.* p. 247.

37 Claudia Mazzocato, « À propos de la 'sédation' en phase terminale : le point de vue clinique », *INFOKara*, n°4, 1996, p. 31-37 ; Tatsuya Morita, «Palliative sedation to relieve psycho-existential suffering of the terminally ill cancer patients», *Journal of Pain and Symptom Management*, n° 5, 2004/28, 2004, p. 445-450.

38 Vittorio Ventrafridda *et al.*, «Symptoms prevalence and control during cancer patient's last days of life», *Journal of Palliative Care*, n°3, 1990/6, 1990, p. 7-11, cité dans Rose-Anna Foley, 2012, *op. cit.*

39 Rose-Anna Foley, 2009, *op. cit.* p. 56.

40 *Ibid.*, p. 59.

41 *Ibid.*

années 1990, le débat s'orientera vers la possibilité de prescrire la sédation pour soulager, non plus seulement la souffrance somatique, mais également la souffrance morale ou existentielle exprimée par le patient[42].

Le questionnement porte alors également sur la définition que l'on donne de la souffrance existentielle[43]. Il n'existe en effet aucune définition acceptée dans la littérature à ce jour, bien que certains auteurs aient tenté d'en proposer une description. Morita a ainsi identifié les thèmes récurrents évoqués comme des sources de souffrance existentielle par les patients : absence de sens dans la vie présente, projets inachevés, perte des rôles sociaux, impression d'être un poids pour les autres, sentiment de dépendance, culpabilité[44]. Kissane a de son côté suggéré un « syndrome de démoralisation » en tant que diagnostic psychiatrique afin de cerner la détresse existentielle[45].

Cette nouvelle préoccupation de soulager la souffrance existentielle par le recours à la sédation palliative attise les inquiétudes face aux liens de ressemblance entre sédation profonde et euthanasie. En effet, elle met en évidence « le risque d'un recours à la sédation comme alternative au suicide assisté ou à l'euthanasie »[46]. Le balisement de la sédation profonde exprime en ce sens un déplacement des limites de la prise en charge palliative. Comme le propose Foley : « Alors que C. Saunders et ses collègues cherchaient à dédramatiser l'usage de la morphine, les professionnels en soins palliatifs actuels peuvent être amenés, dans certains cas, à 'sédater' des patients en fin de vie lorsque la morphine et ses dérivés ne sont plus efficaces »[47].

Si ce déplacement des limites atteste de l'émergence de nouvelles normes dans l'accompagnement des mourants, nous proposerons que celles-ci s'inscrivent dans les phénomènes plus larges d'individualisation et de médicalisation de la mort au sein des sociétés modernes occidentales. Nous analyserons alors l'encadrement de la sédation palliative dans la continuité de l'importance croissante de la valeur d'autonomie individuelle dans la fin de vie et comme une réponse à de nouvelles exigences de maîtrise – ici pharmacologique – du processus de mort.

---

42 *Ibid.* p. 61.

43 Danielle Blondeau *et al.*, «Physicians' and pharmacists' attitudes toward the use of sedation at the end of life: influence of prognosis and type of suffering», *Journal of Palliative Care*, n°4, 2005/21, 2005, p. 238-45.

44 Tatsuya Morita, 2004, *op. cit.*

45 D.W., Kissane, D.M. Clarke, A.F. Street, «Demoralization syndrome - a relevant psychiatric diagnosis for palliative care», *Journal of Palliative Care*, n°1, 2001/17, 2001.

46 Rose-Anna Foley, 2009, *op. cit.* p. 61.

47 *Ibid.*, p. 61.

Aide médicale à mourir et sédation profonde au Québec : deux déclinaisons sur un même thème ?

La *Loi concernant les soins de fin de vie* en application au Québec depuis le 10 décembre 2015 encadre l'ensemble des soins de fin de vie, qui concernent la sédation profonde (ou sédative terminale) d'un côté et l'aide à mourir de l'autre (deux pratiques qui sont clairement distinguées dans le rapport)[48]. Voici donc les définitions contenues dans le projet de loi : 1- *Aide médicale à mourir* : « un soin consistant en l'administration de médicaments ou de substances par un médecin à une personne en fin de vie, à la demande de celle-ci, dans le but de soulager ses souffrances en entrainant son décès : dose létale et administrée uniquement par le médecin » ; 2- *Sédation palliative continue* : « un soin offert dans le cadre des soins palliatifs consistant en l'administration de médicaments ou substances à une personne en fin de vie dans le but de soulager ses souffrances en la rendant inconsciente, de façon continue, jusqu'à son décès »[49].

Le Collège des médecins a également publié en 2015 un guide d'exercice sur la sédation palliative en fin de vie[50]. Le guide offre des repères essentiels afin de guider la pratique des médecins (tels que les symptômes justifiant le recours à la sédation palliative continue, la démarche décisionnelle à suivre, la médication à utiliser, etc.). Lorsqu'il est question de la médication à utiliser pour la sédation palliative, le médicament que l'on recommande aux médecins est le Midozalam, un anxiolytique faisant partie de la catégorie des benzodiazépines, associé au besoin à des antipsychotiques (ou encore remplacé par le phénobarbital si le malade sous anti-convulsivant ou si l'on soupçonne une tolérance aux agents de première ligne que constituent les benzodiazépines). Le propofol, un anesthésique dont l'usage est dit en croissance, est finalement recommandé pour les cas réfractaires aux agents précédents[51].

Pour l'aide médicale à mourir, les médicaments recommandés sont le Midozalam dans un premier temps (soit la molécule la plus couramment utilisée afin d'induire la sédation), cela afin de réduire l'anxiété du patient, puis la lidocaïne, un anesthésique local ou bien le propofol ou le sulfate de magnésium en cas d'allergie à la lidocaïne[52].

---

48 Assemblée nationale Québec, « Loi concernant les soins de fin de vie », *Projet de loi n°52,* septembre 2014. En ligne sur le site de l'Assemblée: http://www.assnat.qc.ca/fr/travaux-parlementaires/projets-loi/projet-loi-52-41-1.html.

49 *Ibid.* p. 6.

50 Collège des Médecins du Québec, « La sédation profonde en fin de vie », *Guide d'exercice*, Septembre 2016. Disponible en ligne : http://www.cmq.org/publications-pdf/p-1-2016-08-29-fr-sedation-palliative-fin-de-vie.pdf.

51 Voir le chapitre 4 (« Médication utilisée ») dans Collège des médecins du Québec, 2016, *op. cit.* p. 21-24.

52 Collège des Médecins du Québec, « L'aide médicale à mourir », *Guide d'exercice*, août 2016, Disponible en ligne : http://www.cisss-bsl.gouv.qc.ca/sites/default/files/fichier/college-aide_medicale_mourir.pdf.

La distinction fondamentale existant entre l'aide médicale à mourir et la sédation profonde ne tient pas tant au dispositif technique sous-jacent et aux classes de médicaments administrés (ceux-ci se recoupant dans les deux pratiques) qu'à l'*intention* du médecin. En effet, la sédation profonde et continue ne vise pas à donner la mort, mais à soulager, à apaiser les souffrances, même si elle peut entrainer la mort par ricochet (c'est ce qui est dans la littérature appelé le « double effet »). Afin d'envisager la sédation, le guide d'exercice publié par le Collège des médecins demande également à l'équipe de soins qu'elle s'assure du caractère réfractaire et intolérable des symptômes en présence d'une maladie incurable en phase palliative et de l'imminence de la mort dans un délai de 12 jours[53].

C'est l'existence d'une mort « imminente »[54] comme condition nécessaire au recours à la sédation palliative qui semble donner une assise à l'idée que la sédation profonde serait une pratique permettant une « mort naturelle »[55], à la différence de l'aide médicale à mourir. Selon cette optique, la sédation profonde et continue (administrée par le médecin) ne provoquerait pas directement la mort, comme dans le cas de l'aide médicale à mourir ; c'est plutôt la maladie qui « ferait son travail » pendant que le patient dort paisiblement[56].

Mise à part l'institutionnalisation de l'aide à mourir (auparavant criminalisée au Québec), une des innovations de la *Loi concernant les soins de fin de vie* est l'encadrement légal et institutionnel de la sédation profonde, son balisement. Celui-ci requiert que la décision de diminuer le niveau de conscience d'une personne soit l'aboutissement d'un processus impliquant l'équipe interdisciplinaire de soins, la personne, ainsi que ses proches. Le protocole précis dicté par cet encadrement légal exige également que soit obtenu le consentement écrit du patient – ou de la personne autorisée à consentir en son nom –, celui-ci ayant préalablement été informé du pronostic relatif à la maladie, du caractère irréversible de ce soin et de la durée maximale de la sédation[57]. De plus, le cadre légal exige du médecin administrant la sédation profonde d'en informer le Conseil des médecins, dentistes et pharmaciens

---

53 Collège des Médecins du Québec, 2016, *op. cit.*, p. 12.

54 Évaluée par un pronostic vital toutefois désigné par le Collège des médecins comme difficile et imprécis malgré la mise en place d'instruments de mesure valides afin de le mesurer. Voir Collège des Médecins du Québec, 2016, *op. cit.*, p. 13.

55 Voir à ce sujet Kasper Raus, Sigrid Herckx et Freddy Mortier, «Continuous deep sedation at the end of life and the natural death hypothesis», *bioethics*, n°6, 2012/26, 2012, p. 329-336.

56 La question reste toutefois de savoir si les patients et les familles, eux, y voient une réelle différence. Voir à ce sujet Seymour *et al.*, «Good deaths, bad deaths: Older people's assessments of the risks and benefits of morphine and terminal sedation in end-of-life care», *Health, Risk and Society*, n°3, 2002/4, 2002, p. 300.

57 Ce consentement doit être recueilli à travers un formulaire prescrit par le ministère et conservé dans le dossier de la personne et le caractère libre et éclairé du consentement doit être assuré.

(CMDP) dans les 10 jours suivant son administration. Cette normalisation de la sédation profonde opérée dans le cadre de la loi québécoise atteste d'un changement majeur dans la pratique et la philosophie des soins palliatifs.

La sédation profonde des patients en fin de vie : rupture ou continuité avec les valeurs des soins palliatifs ?

Au sein de cet espace institutionnel, que signifient la nouvelle proposition que constitue la sédation profonde et les paradoxes, les dilemmes qu'elle pose à la philosophie des soins palliatifs ? Si les débats publics et politiques relatifs à la fin de vie se sont longtemps articulés autour de l'euthanasie d'un côté et des soins palliatifs de l'autre, la sédation profonde semble aujourd'hui présentée comme « le seul moyen pour répondre à la mission centrale de soulagement des soins palliatifs »[58]. Elle se pose toutefois, comme le soulèvent Legrand et Mino, « en porte-à-faux avec leur philosophie »[59]. La sédation profonde semble en effet rompre avec la philosophie d'accompagnement d'origine des soins palliatifs en ce qu'en endormant le patient, elle annule également la relation de soin ainsi que la possibilité d'un « cheminement » de la part de celui-ci. Elle va ainsi à l'encontre des principes fondateurs de la philosophie des soins palliatifs : le respect du cours naturel de la vie mis de l'avant par Cindy Saunders et l'accompagnement d'une fin de vie consciente visant l'acceptation de la mort, prôné par Kubler-Ross.

En quoi cela est-il alors révélateur de l'évolution des normes médicales entourant la fin de vie en soins palliatifs et plus largement, du « bien mourir » contemporain ? Représente-t-elle une transformation des valeurs préceptes de la médecine palliative, demandent à ce titre Legrand et Mino, ou plutôt le fait que les professionnels en soins palliatifs ressentent de plus en plus la pression d'une demande soutenue de la part des patients pour avoir accès à une mort sans souffrance, correspondant à des représentations du « bien mourir » en évolution et de plus en plus centrées sur les décisions et les choix individuels ?

À rebours de l'idée que la pharmaceuticalisation des soins palliatifs serait radicale et récente et donc qu'il existerait un paradoxe, un dilemme insoluble entre la posture humaniste, l'engagement des soins palliatifs à vouloir accompagner le mourant et la sédation palliative, Castra et Foley montrent qu'au contraire, les soins palliatifs ont en fait fondé leur légitimité aux yeux des autres disciplines médicales précisément autour du traitement

58 Emilie Legrand et Jean-Christophe Mino, « Les cadres de la décision de sédation en fin de fie au domicile : le point de vue des médecins de soins palliatifs », *Anthropologie & Santé*, n°12, 2016.

59 *Ibid.*

pharmacologique de la douleur à travers, notamment, l'usage des opioïdes tels que la morphine[60]. Le mouvement palliatif, tout en affirmant une posture humaniste, aurait effectivement d'emblée construit son savoir sur la gestion pharmacologique des symptômes de la fin de vie. Au sein d'une tendance propre à plusieurs autres segments de la médecine (tels que l'anesthésie ou l'oncologie) à considérer de plus en plus la douleur et l'individu souffrant, le savoir médicamenteux développé par la discipline palliative lui aurait en effet permis de gagner en légitimité (en tant que spécialité des symptômes)[61]. Cette reconnaissance lui aurait en retour permis de promouvoir certaines avancées médicales dans la « lutte » contre la douleur et de produire ainsi à d'autres segments professionnels un savoir médical sur la maladie grave[62]. La « réhumanisation » du mourir entreprise par les soins palliatifs ne doit donc pas être comprise comme antagoniste à la médicalisation et à la technologisation de la mort et au contrôle médical du corps du mourant.

Le médicament se trouvant être le support de l'activité des soins palliatifs et assoir leur légitimité aux yeux des professionnels des autres disciplines médicales en tant que vecteur d'expertise, Foley montre que les professionnels en soins palliatifs vont ainsi chercher à convaincre les patients du bien-fondé de l'observance des traitements et, au contraire, mal percevoir les pratiques d'inobservance qui sont synonymes d'une « lutte pour la vie » comme une perte de contrôle de l'outil organisant leur travail autour de la mort[63]. Puisque le traitement pharmacologique de la douleur se trouve au fondement de la discipline, l'observance de la médication aura tendance à être bien vue (= bons patients), tandis que l'arrêt du traitement ou encore les usages détournés des médicaments auront tendance à être mal perçus (= mauvais patients) par les professionnels en soins palliatifs.

On remarque ainsi que l'observance du traitement pharmacologique prescrit par les professionnels de la santé, en conformité à la culture palliative, peut être vecteur d'inclusion au sein d'une unité de soins palliatifs. Au contraire, la résistance à la culture palliative, à la norme de l'observance médicamenteuse, sera vectrice d'exclusion, car comprise comme une menace à l'organisation sociale du travail des professionnels de santé en soins palliatifs : le patient sera alors jugé problématique. Ainsi se profile l'établissement d'une norme du mourir qui passe, à travers le recours au médicament, par un travail de micromanipulations des corps en vue de la préparation à la mort.

Dans un univers institutionnel où la présence de la mort n'est tolérée que si elle est non seulement maitrisée, mais également rapidement évacuée,

---

60 Michel Castra, 2003, *op. cit.*, p. 68 ; Rose-Anna Foley, 2012, *op. cit.*

61 Rose-Anna Foley, 2012, *op. cit.*, p. 58.

62 *Ibid.,* p. 58.

63 *Ibid.*, p. 267.

et où il faut absolument éradiquer la souffrance, la sédation palliative pourrait être envisagée comme un moyen de ramener de la maîtrise dans des cas d'agonie jugés insupportables, et cela autant pour les patients que pour les professionnels. C'est dans ce sens que Hintermeyer affirme que l'euthanasie et les soins palliatifs ont pour point en commun de représenter une lutte contre la souffrance, l'absence de souffrances devenant le critère majeur du « bien mourir »[64]. Celle-ci, devenue un « nouvel intolérable » en remplaçant ainsi l'idée généralisée dans les milieux curatifs qu'il faudrait « combattre » par tous les moyens possibles la maladie, serait effectivement désormais omniprésente dans les contextes soignants[65]. Dans des situations de fin de vie où cet idéal du mourant comme « individu 'sujet' »[66] serait inatteignable, dans lesquelles la personne même lorsqu'accompagnée, ne parviendrait pas à façonner sa propre trajectoire en raison d'une agonie, d'une souffrance trop importante, la seule manière de ramener de la maîtrise, de lutter contre une désorganisation potentielle du travail, pourrait être celle de traiter pharmacologiquement les symptômes de l'agonie. À défaut de vaincre la mort, il faudrait la « réussir ».

Pour Foley, la médecine palliative tendrait de plus en plus à prendre en compte le seul soulagement des symptômes et à réduire l'agonie elle-même à un ensemble de symptômes sans considérer la cause de ceux-ci[67]. Plutôt que de lui trouver ou de lui attribuer un sens, l'agonie serait ainsi perçue comme un moment « qui ne sert à rien »[68] dans la trajectoire d'une vie, invitant alors à intervenir techniquement afin d'agir de manière efficace sur ces symptômes. La sédation des personnes en fin de vie, en permettant d'annuler l'angoisse vécue de la mort (celle-ci étant effectivement comme on l'a vu de plus en plus discutée dans le cas d'une souffrance existentielle), représenterait ainsi selon Foley une forme de biologisation de l'agonie et de la souffrance morale[69]. On pourrait également l'envisager comme une molécularisation de la mort, à travers l'aplanissement (ou le nivellement) à l'échelle moléculaire de ce travail à la fois normatif et biologique sur la mort lié à l'administration en continu de la sédation[70].

Si la sédation profonde correspond ainsi à une tendance au sein du contexte palliatif à interpréter la lutte contre la douleur comme un impératif

---

64 Pascal Hintermeyer, *Euthanasie, la dignité en question,* Paris, Buchet-Chastel, 2003.

65 Rose-Anna Foley, 2012, *op. cit.*, p. 272.

66 « Dans cette perspective, l'évocation par les professionnels des 'accompagnements réussis' laisse paraître l'image d'un individu 'sujet' qui parvient complétement à façonner sa propre trajectoire et qui évolue vers une acceptation de sa propre mort ; une mort qui aura idéalement été assumée et préparée grâce à l'aide et à la compétence des acteurs professionnels » dans Michel Castra, 2003, *op. cit.*, p. 6.

67 Rose-Anna Foley, 2012, *op. cit.*, p. 271.

68 Marin, Isabelle, « L'agonie ne sert à rien », *Esprit*, n °243, 1998/6, 1998, p. 27-36.

69 Rose-Anna Foley, 2012, *op. cit.*, p. 273.

70 Johanne Collin, 2016, *op. cit.*

moral et professionnel, ces conceptions semblent toutefois être également relayées par les personnes en fin de vie elles-mêmes. Foley montre ainsi à travers une analyse de terrain que le sentiment de perte de maîtrise, la peur de la souffrance et de la déchéance physique font souvent envisager aux patients en fin de vie l'inconscience provoquée ou l'euthanasie, deux pratiques qu'elles perçoivent souvent de leur côté comme interchangeables[71]. L'article de Seymour *et al.* analyse également la manière dont la mort idéale est généralement comprise par les patients âgés comme une mort rendue facile, confortable et calme grâce à administration de morphine ou de la sédation terminale[72]. Dans celle-ci, les symptômes de l'agonie sont contrôlés de manière discrète et la mort arrive dans un moment et à une heure « appropriée », parce que choisie. Ces analyses traduisent donc bien une évolution du « bien mourir » qui, influencée par l'importance contemporaine des notions d'autonomie et de liberté individuelles, semble se caractériser par la primauté de l'individu à choisir sa propre fin de vie et par une préoccupation pour le confinement de son propre corps, soit la maîtrise de ses limites corporelles.

Il existe effectivement de nombreux travaux portant sur l'individualisation des formes du mourir, l'importance croissante que prend le maintien de l'intégrité corporelle pour les patients en fin de vie et la transformation des normes du « bien mourir » en soins palliatifs qui en découle. Le travail de Walter, en refusant de prendre au pied de la lettre le diagnostic de « la mort de la mort », a ainsi mis en avant le paradoxe existant entre le fait que les personnes mourantes sont dépeintes comme plus isolées que jamais – rendant donc futile la présence de rituels –, alors qu'au même moment, les options disponibles afin de créer des rituels « à la carte » imprégnés de signification personnelle se multiplient[73]. Il a ainsi exploré l'émergence de ces nouveaux rituels mortuaires personnalisés, exprimant l'individualité du défunt, et a mis en évidence la manière dont ceux-ci, en étant liés à une volonté d'affirmation subjective, dressent l'idéal d'un individu libre et autonome, souverain jusqu'à la fin. Selon McNamara, dû à cette emphase croissante mise sur l'autodétermination, les soins palliatifs auraient de plus récemment adopté une notion plus pragmatique de la « bonne mort » – «the good enough death» – dans laquelle celle-ci est adaptée aux circonstances individuelles : «The practice of palliative care, a holistic form of care for dying people, which follows the individualistic ethic of choice, has emerged from and replaced the original hospice movement»[74]. On retrouve une analyse similaire dans les travaux de Kearl, Nuland, Lawton et Kellehear qui ont également analysé la manière dont le choix individuel face à sa fin de vie et la maîtrise de son propre corps sont devenus les seuls guides à une

71 Rose-Anna Foley, 2012, *op. cit.*, p. 272.

72 Seymour *et al.*, 2002, *op. cit.*

73 Tony Walter, 1994, *op. cit.*

74 McNamara, B, «Good enough death: autonomy and choice in Australian Palliative Care», *Social Science & Medicine*, n°58, 2004/5, 2004 p. 929.

« bonne mort »[75]. Étant donné que la personne serait aujourd'hui fondamentalement liée à l'apparence du corps et de sa performance, un corps physique intact serait particulièrement important à l'identité de soi. À l'opposé, un corps désintégré représenterait ainsi la destruction du soi et un manque répréhensible d'autocontrôle. Comme le soutiennent Baudry et Jeudi, dans une culture où la conception de la liberté repose sur les valeurs d'indépendance et de performance, la diminution physique et la dépendance apparaitraient comme une menace directe à l'intégrité physique du sujet[76]. La bonne pratique en fin de vie serait donc d'« en finir avant que la mort se termine, avant que le corps ne commence de mourir »[77]. La sédation profonde continue deviendrait dans ce contexte une sédation par anticipation, une intervention préventive.

On peut inscrire ces nouvelles normes du « bien mourir » dans le prolongement contemporain du processus de civilisation qui est décrit par Élias dans la *Civilisation des Mœurs*, opéré à travers une « individualisation » de la fin de vie, une rationalisation ou régulation des conduites, du corps et des affects et un refoulement contrôlé et hygiéniste de la violence que représente la mort[78].

Si la sédation profonde répond alors également à une demande de maîtrise individuelle de la fin de vie dans un contexte social caractérisé par le règne des valeurs d'auto-détermination et d'autonomie individuelle et une dévalorisation des plus dépendants que représentent les malades, les personnes très âgées ou en fin de vie, on observe alors un paradoxe entre l'autonomie du sujet ici valorisée et le contrôle biomédical que représente la sédation profonde. On reprend ici la thèse de Lafontaine qui expose la contradiction inhérente au mouvement en faveur de la mort volontaire[79]. Si celui-ci défend avant tout l'autodétermination du sujet et la liberté de choisir le moment précis de sa propre mort, cette mort volontaire n'est réalisable qu'à travers l'intervention biomédicale : elle serait donc entièrement dépendante de la technique[80].

C'est précisément cette contradiction apparente que la notion de biocitoyenneté permet d'expliquer sociologiquement. Formulée par Nikolas Rose afin de désigner une forme émergente de citoyenneté centrée sur une

---

75 Michael, C. Kearl, «The Unspoken Dimensions of Aging well», *American Behavioral Scientist*, n°3, 1996/39, 1996, p. 336-360 ; Shewin Nuland, *How We Die: Reflections on Life's final Chapter*, New York, Alfred A. Knopf, 1993 ; Julia Lawton, *The Dying Process: Patients' experiences of Palliative Care*, Routledge, 2002 ; Allan Kellehear, 2007, *op. cit.*

76 Patrick Baudry et Henri-Pierre Jeudy, 2001, *op. cit.*

77 *Ibid.*, p. 40.

78 Norbert Élias, *La Civilisation des Mœurs,* Paris, Calmann-Lévy, 1991[1939].

79 Céline Lafontaine, 2008, *op. cit.*

80 *Ibid.*, p. 205-206.

politisation de la santé individuelle et l'émergence de revendications identitaires reliées à des questions d'ordre biomédical[81], elle permet de comprendre comment la valeur actuellement attribuée à l'autonomie et à la santé individuelles dépolitise en retour le recours à la technique à des fins de contrôle et/ou d'optimisation de soi et invisibilise la situation de dépendance envers l'institution biomédicale dans laquelle se place volontairement le sujet.

Toutefois, dans le cas précis de la sédation palliative, ce paradoxe semble d'autant plus difficile à saisir que la sédation palliative est de façon étonnante généralement catégorisée comme une pratique permettant une « mort naturelle », soit une mort « démédicalisée ». Comme nous l'exposerons, cette pratique repose en fait sur l'imitation d'une « mort naturelle » telle qu'elle est idéalisée au sein de la culture institutionnelle des soins palliatifs, c'est-à-dire d'un naturel fantasmé et reconstruit.

La reconstruction par le médicament d'une mort « naturelle » : lorsque « démédicaliser » veut dire pharmaceuticaliser

La sédation profonde est présentée tel que le soutiennent Bretonniére et Goudot, comme une pratique visant à retirer le médical lors de la fin de vie afin de remettre la « mort naturelle » au centre[82]. Que veut dire cependant « renaturaliser » la fin de vie dans le contexte – qui demeure hospitalier - des soins palliatifs ? Dans cette idée que la sédation profonde permettrait une « mort naturelle », on observe *a priori* une incohérence entre une mort qui se voudrait ainsi « naturelle » et démédicalisée et la manière dont celle-ci est techniquement provoquée par le médecin administrant le médicament sédatif. Ce paradoxe rejoint tout à fait la réflexion de Robert Nye par rapport à la quête de la santé parfaite (*healthicism*) qui caractérise nos sociétés occidentales, lorsqu'il affirme : «The irony of this development is that the goal of a perfectly healthy population – bodies that are «natural» and unmedicalized – can only be achieved by the individual internalization of a totally medicalized view of life»[83]. À travers cet idéal reconstruit de la « mort naturelle » se profile alors, comme nous le verrons, une nouvelle forme de médicalisation de la mort s'appuyant presque exclusivement sur le médicament.

Comme le postule Raus, Herck et Mortier, l'assimilation de la pratique de la sédation profonde et continue à une « mort naturelle » pourrait se

---

81 Nikolas Rose, 2007, *op. cit.*

82 Sandrine Bretonniére et François-Xavier Goudot, « La 'mort naturelle' à l'hôpital comme bonne mort », Conférence de Congrès de l'Association française de sociologie, RT 17 session *De la nature 'quand même'. Pratiques de naturalisation et nouvelle centralité du biologique*, Saint-Quentin-en-Yvelines, 27 juin-2 juillet 2015.

83 Robert Nye, «The evolution of the concept of medicalization in the late twentieth century», *The History of Behavioural Sciences*, n°2, 2003/39, 2003, p. 119.

trouver à l'origine d'une expansion de cette pratique, en permettant de légitimer celle-ci[84]. La « mort naturelle » serait effectivement souvent associée à l'idée de « bonne mort » en ce qu'elle s'opposerait à la représentation d'une mort médicalisée[85]. À travers l'administration de sédatifs, elle se poserait comme une mort graduelle (non brusque) et sans souffrance permettant aux soignants et aux proches de veiller le patient endormi (plus facilement sans doute que s'il était conscient et à l'agonie) et de s'habituer à la mort prochaine. On induirait ainsi une mort progressive, pacifiée et apaisée, évoquant l'image d'un mourant partant tranquillement dans un sommeil profond, en écho à l'idéal normatif d'une mort autrefois non médicalisée.

Elle irait de pair avec l'idée de présenter la mort en elle-même « comme une étape naturelle du cycle de vie » dans les unités « avec l'intégration d'éléments forts de symbolisation de la nature : les jeux de clartés à l'intérieur des bâtiments abritant l'unité, la présence d'un parc, de fleurs et de plantes naturelles appuient leur volonté d'inscrire la mort dans « l'ordre naturel du cycle de vie »[86].

Or, Raus, Herck et Mortier montrent bien que l'étiquetage de la pratique de la sédation profonde et continue en tant que « mort naturelle » n'est en rien le reflet de la réalité[87]. D'emblée, la sédation profonde et continue ne saurait être « naturelle », car elle est médicalement, et surtout, pharmacologiquement provoquée. Le recours presque exclusif au médicament rend cependant invisible l'intervention médicale qui le sous-tend. La sédation palliative donne alors l'illusion (aux patients, aux proches des patients, au médecin, etc.) d'une mort dont personne ne pourrait être tenu responsable.

Un second élément vient également contredire l'idée d'une mort naturelle : l'effet de la sédation profonde sur la durée de vie du patient. Depuis l'émergence du mouvement des Hospices, les soins palliatifs se sont effectivement caractérisés, comme on l'a vu, par une volonté de restauration du temps *naturel* de la vie et de la mort, d'une part face à l'acharnement thérapeutique envisagé comme une agonie prolongée par la technique médicale et retardant la mort, et d'autre part, face à l'euthanasie, qui, elle, la précipite. Restaurer le temps naturel de la mort, précepte formulé par Cindy Saunders, l'une des fondatrices du mouvement, reste néanmoins très important aux yeux des professionnels en soins palliatifs, qui opposent généralement « mourir artificiellement » et « mourir naturellement »[88].

---

84 Kasper Raus, Sigrid Herckx et Freddy Mortier, 2012, *op. cit.*, p. 330.

85 *Ibid.* p. 331.

86 Pauline Launay, « Du 'tabou de la mort' à l'accompagnement de fin de vie. La mise en scène du mourir dans une Unité de Soins palliatifs française », *Anthropologie & Santé*, n° 12, 2016, p. 15.

87 Kasper Raus, Sigrid Herckx et Freddy Mortier, 2012, *op. cit.*

88 Pauline Launay, 2016, *op. cit.*, p. 14.

Or à travers le recours à la sédation profonde continue, la frontière se brouille entre le naturel et l'artificiel. Il devient en effet difficile de déterminer ce que signifie « mourir à son heure » dans un contexte médicalisé où les progrès techniques et thérapeutiques font que « les critères physiologiques de la médecine ne suffisent plus pour y répondre »[89]. Dès lors, malgré l'intentionnalité clairement affirmée de soulager plutôt que de tuer, en faisant primer l'effet bénéfique du soulagement sur le risque d'abréger la vie (la loi du double-effet), les paramètres d'une mort naturelle survenant « à son heure » s'effacent.

On peut alors se poser la question de savoir si la volonté, au sein des soins palliatifs, de « renaturaliser » le mourir – dans un contexte pourtant bien médicalisé à travers la sédation palliative –, n'aurait pas pour but de mettre un frein au débat et aux interrogations des soignants sur ce qui relève, ou non, d'une mort « venant en son heure », et à légitimer et normaliser ainsi l'usage de cette pratique. C'est dans ce sens du moins que Battin questionne la définition de la sédation palliative en tant que « mort naturelle »[90]. Répondant à une anxiété correspondant à l'idée qu'elle puisse être confondue avec l'euthanasie, cette catégorisation aboutirait à la « sanitarisation » de la sédation profonde, c'est-à-dire à masquer les ressemblances qu'elle entretiendrait pourtant effectivement avec l'euthanasie[91]. Le processus de légitimation opéré à travers l'usage de la catégorie de « naturel » permet donc de saisir l'enjeu que représente la pratique de la sédation palliative pour les soignants en soins palliatifs.

Conclusion

Plutôt que d'envisager « l'endormissement » des patients en fin de vie sous le seul angle de la « performativité »[92] d'une « mort naturelle » par le personnel médical dans le but de calquer l'imaginaire de la mort des proches et des mourants[93], il nous semble qu'il faut élargir la perspective. La sédation profonde, son usage répandu, voire institutionnalisé, représente beaucoup plus qu'un agir réducteur et uniquement pharmacologique. Elle se trouve au carrefour de plusieurs logiques « palliatives » – celle des soignants, des patients et de leurs proches – se rejoignant autour de l'idéal d'une mort apaisée, sans souffrance, mais également – et surtout – d'une mort contrôlée, maîtrisée. À l'*illusion* d'un contrôle sur le processus de mort de la part du mourant et de ses proches à travers la sédation profonde, la perte de conscience et l'évitement

89 *Ibid.*, p. 14.

90 Battin, Margaret, «Terminal Sedation: Pulling the Sheet over Our Eyes», *Hastings Center Report*, n°5, 2008/38, 2008, p. 27-30.

91 *Ibid.* p. 30.

92 John Langshaw Austin, *Quand dire c'est faire*, Paris, Seuil, 1970.

93 Sandrine Bretonniére et François-Xavier Goudot, 2015, *op. cit.*

de l'angoisse du trépas, répond un contrôle médical précis, calibré, mais invisible à travers l'administration en continu de la sédation. Discrète, inconsciente et hygiénique, la mort idéale s'incarne dans le recours à la sédation profonde à travers les représentations d'un processus naturel, affranchi de l'intervention médicale et préservant l'autonomie du patient.

Reprenant la thèse de Collin sur la pharmaceuticalisation[94], on peut avancer que le processus opère ici, comme dans les autres sphères de la vie sociale, en contribuant à brouiller les frontières entre le normal et le pathologique, le naturel et l'artificiel ainsi qu'entre inclusion et exclusion face à la norme. En soutenant, voire alimentant une pathologisation de la souffrance, la sédation profonde devient *préventive*, en anticipation non seulement de la mort, mais aussi de la dégradation du corps et de la perte de sa maîtrise. Elle contribue dès lors à l'abaissement progressif des seuils à partir desquels l'intervention médicale et médicamenteuse peut être envisagée. De plus, la médication agit à l'échelle moléculaire en rendant invisible l'intervention médicale, mais en portant également un discours normatif sur ce que devrait être une mort souhaitable, apaisée, naturelle et volontaire, bref, une *belle mort.* Cet oxymore est assez éloquent quant au pouvoir que recèle le médicament de déplacer la frontière entre ce qui, dans une société donnée et à un moment donné, est considéré comme naturel et ce qui est considéré comme artificiel. Enfin, à travers tout un travail de gestion médicamenteuse, le médicament, et surtout l'observance de celui-ci, tire le trait entre inclusion et exclusion, entre le bon patient et le mauvais patient, et brouille la frontière entre conformité et résistance à cette norme du bien mourir.

Ce faisant, la pharmaceuticalisation de la mort répond, à travers le recours à la sédation palliative, à l'impératif d'autonomie et de performance indissociable d'une volonté de contrôle et d'optimisation de soi propre à la biocitoyenneté. Cette dernière entretient, de fait, une survalorisation du corps en tant que support identitaire, qui justifie pour chacun le droit de se soumettre à toutes les expérimentations et à tous les traitements disponibles afin de préserver, améliorer ou prolonger sa santé et qui semble se trouver, à travers le recours à la sédation profonde, poussée dans ses derniers retranchements. Lorsque, dans les derniers moments de la vie, rien ne semble plus jouable pour le sujet afin de garder une parfaite maîtrise sur ses limites corporelles, celui-ci peut (ou doit ?) désormais choisir de rester souverain de lui-même jusqu'à la fin, en échappant pharmacologiquement par la sédation à cette douleur dite inutile – car sans espoir – qu'est l'agonie.

Loin du seul refus de la souffrance, la norme de la sédation profonde indique plutôt ici que la douleur « improductive », c'est-à-dire celle qui ne

94 Johanne Collin, 2016, *op. cit.*

s'inscrit pas dans une logique thérapeutique, méliorative ou expérimentale, tend à devenir socialement intolérable[95]. La sédation profonde apparait ainsi à la fois comme la limite et l'expression ultime de la biocitoyenneté.

95 Céline Lafontaine, 2014, *op. cit.*

Bibliographie

AMAR (Stéphane), « Violence du mourir, violence des soins palliatifs, violence en soins palliatifs », *Le Journal des Psychologues*, n° 266, 2009/3, 2009, p. 35-38.

AUSTIN (John Langshaw), *Quand dire c'est faire*, Paris, Seuil, 1970.

ARIES (Philippe), *Essais sur l'histoire de la mort en Occident du Moyen Âge à nos jours*, Paris, Seuil, coll. « Points/Histoire », 1975.

ASSEMBLEE NATIONALE QUEBEC, « Loi concernant les soins de fin de vie », *Projet de loi n°52,* septembre 2014. Disponible en ligne sur le site de l'Assemblée: http://www.assnat.qc.ca/fr/travaux-parlementaires/projets-loi/projet-loi-52-41-1.html

BEEL (A.), MCCLEMENT (S. E.) et HARLOS (M.), «Palliative sedation therapy: A review of definitions and usage», *International Journal of Palliative Nursing*, n°4, 2002/8, 2008, p. 190–199.

BARATHI (B.), «Palliative sedation at home», *Indian J Palliat Care*, n°1, 2012/18, 2012, p. 74-77.

BATTIN (Margaret), «Terminal Sedation: Pulling the Sheet over Our Eyes», *Hastings Center Report*, n°5, 2008/38, 2008, p. 27-30.

BAUDRILLARD (Jean), *L'Échange symbolique et la Mort*, Paris, Gallimard, coll. « Bibliothèque des sciences humaines », 1976.

BAUDRY (Patrick), *La place des morts. Enjeux et rites*, Paris, A. Colin, coll. « Chemins de traverse », 1999.

BAUDRY (Patrick) et JEUDY (Henri-Pierre), *Le Deuil impossible : fenêtre sur la mort*, Paris, Eshel, 2001.

BRETONNIERE (Sandrine) et GOUDOT (F. X.), « La 'mort naturelle' à l'hôpital comme bonne mort », Conférence de Congrès de l'Association française de sociologie, RT 17 session *De la nature 'quand même'. Pratiques de naturalisation et nouvelle centralité du biologique*, Saint-Quentin-en-Yvelines, 27 juin-2 juillet 2015.

CASTRA (Michel), *Bien mourir : sociologie des soins palliatifs*, Paris, PUF, 2003.

CHERNY (N. I.) et PORTENOY (R. L.), «The management of cancer pain», *CA Cancer J. Clin.* n°5, 1994/44, 1994, p. 263-303.

COLLEGE DES MEDECINS DU QUEBEC, « La sédation profonde en fin de vie », *Guide d'exercice*, Septembre 2016. Disponible en ligne : http://www.cmq.org/publications-pdf/p-1-2016-08-29-fr-sedation-palliative-fin-de-vie.pdf.

COLLIN (Johanne), «On social plasticity: the transformative power of pharmaceuticals on health, nature and identity», *Sociology of Health and Ilness*, n°1, 2016/39, 2016 p. 73-89.

COLLIN (Johanne) et Pierre-Marie DAVID, *Vers une pharmaceuticalisation de la société ?,* Québec, Presse de l'Université du Québec, 2016.

DE GRAEFF (A.) et DEAN (M.), «Palliative sedation therapy in the last weeks of life: a literature review and recommendations for standards», *J. Palliative Care*, n°1, 2007/10, 2007, p. 67-85.

DERZELLE (Martine) et Gérard DABOUIS, « L'impensé des soins palliatifs' ou 'beaucoup de bruit pour rien'… », *Cliniques méditerranéennes*, n°1, 2004/69, 2004, p. 251-268.

DERZELLE (Martine), « 'Palliativement correct' (et respecter le malade dans ce qu'il vit) », *Courriel de l'Association Psychanalyse et médecine*, octobre/novembre, 1999, p. 9-14.

DOUCET (Hubert), « Droit de mourir dans la dignité », *Présentation à la Commission de la santé et des services sociaux*, le 16 février 2010. Présentation disponible en ligne : http://www.aqg-quebec.org/docs/revue/findevie/004m_hubert_doucet.pdf.

ÉLIAS (Norbert), *La Civilisation des Mœurs,* Paris, Calmann-Lévy, 1991[1939].

ÉLIAS (Norbert), *La solitude des mourants*, Paris, Christian Bourgeois éditeur, 1987.

FOLEY (Rose-Anna), *Les temporalités des médicaments. Trajectoires en soins palliatifs*, Thèse de doctorat en Sciences sociales, Université de Lausanne, 2012.

FOLEY (Rose-Anna), « Les usages détournés des médicaments ou les dilemmes soulevés par l'agir sur le temps qui reste dans l'accompagnement de la fin de vie à l'hôpital », *Pensée plurielle,* n°22, 2009/3, 2009, p. 77-87.

GLASER (Barney) et STRAUSS (Anselm), *Time for dying*, Chicago, Aldine Publishing Company, 1968.

GLASER (Barney) et STRAUSS (Anselm), *Awareness of dying*, Chicago, Aldine Publishing Company, 1965.

GORER (Geoffrey), «The Pornography of Death», dans *Death, Grief and Mourning in Contemporary Britain*, Londres, Cresset Press, 1965 [1955].

HART (Bethne), Peter SAINSBURY et Stephanie SHORT, «Whose dying? A sociological critique of the 'good death'», *Journal Mortality*, n°1, 1998/3, 1998, p. 65-77.

ILLICH (Ivan), *Némésis Médical*, Paris, Seuil, 1975.

HIGGINS (Robert Williams), « Le statut psychologique du mourant », *Le Carnet PSY*, n°154, 2011/5, 2011, p. 37-42.

HIGGINS (Robert Williams), « L'invention du mourant. Violence de la mort pacifiée », *Esprit,* n°291, janvier 2003, p. 139-168.

HIGH, DALLAS (M.), «Is Natural Death an Illusion?», *The Hastings Center Report*, n°4, 1978/8, 1978, p. 37-42.

HINTERMEYER (Pascal), *Euthanasie, la dignité en question,* Paris, Buchet-Chastel, 2003.

HORISBERGER-PENCHAUD (Daphné), « La sédation palliative : un révélateur des paradoxes entre médecine curative et médecine palliative », *Faculté des sciences sociales*, Lausanne : UNIL, 2008.

JANKETIVITCH (Vladimir), *La Mort*, Paris, Flammarion, Coll. « Champs Essais », 1966.

KEARL (Michael C.) «The Unspoken Dimensions of Aging well», *American Behavioral Scientist*, n°3, 1996/39, 1996, p. 336-360.

KELLEHEAR (Allan), *A Social History of Dying*, New York, Cambridge University Press, 2007.

KUBLER-ROSS (Élisabeth), *Les derniers instants de la vie*, Genève, Labor et Fides, 1975[1969].

LAFONTAINE (Céline), *Le Corps-Marché*, Paris, Seuil, 2014.

LAFONTAINE (Céline), *La Société Post-mortelle*, Paris, Seuil, 2008.

LA MARNE (Paula), *Vers une mort solidaire*, Paris, PUF, 2005.

LAUNAY (Pauline), « Du 'tabou de la mort' à l'accompagnement de fin de vie. La mise en scène du mourir dans une Unité de Soins palliatifs française », *Anthropologie & Santé*, n° 12, 2016.

LAWTON (Julia), The Dying Process: Patients' experiences of Palliative Care, Routledge, 2002.

LEGRAND (Emilie) et MINO (Jean-Christophe), « Les cadres de la décision de sédation en fin de vie au domicile: le point de vue des médecins de soins palliatifs », *Anthropologie & Santé*, n°12, 2016.

LEVY (M. H.), COHEN (S. D.), «Sedation for the relief of refractory symptoms in the imminently dying: a fine intentional line», *Semin Oncol*, n° 32, 2005, p. 237-246.

MAISON MICHEL SARRAZIN, « Rapport de la direction générale sur l'application de la Loi sur les soins de fin de vie », publié le 15 juin 2016 en ligne sur le site de la Maison Sarrazin : http://www.michel-sarrazin.ca/wp-content/uploads/2016/06/Rapport-de-la-direction-générale-sur-lapplication-de-la-loi-sur-les-soins-de-fin-de-vie_r1.pdf.

MARIN (Isabelle), « L'agonie ne sert à rien », *Esprit*, n °243, 1998/6, 1998, p. 27-36.

MAZZOCATO (C.), « À propos de la 'sédation' en phase terminale : le point de vue clinique », *INFOKara*, n° 4, 1996, p. 31-37.

MCNAMARA (B.), «Good enough death: autonomy and choice in Australian Palliative Care», *Social Science & Medicine*, n°58, 2004/5, 2004, p. 929-938.

MEMMI (Dominique), *La revanche de la chair. Essai sur les nouveaux supports de l'identité*, Paris, Seuil, 2015.

MORIN(Edgar), *L'Homme et la Mort*, Paris, Corrêa, 1951.

MORITA (T.), TSUNETO (S.), et SHIMA (Y.), «Definition of Sedation for Symptom Relief: A Systematic Literature Review and a Proposal of Operational Criteria», *Journal of Pain and Symptom Management*, n°4, 2002/24, 2002, p. 447-453.

MORITA (T.), «Palliative sedation to relieve psycho-existential suffering of the terminally ill cancer patients», *Journal of Pain and Symptom Management*, n° 5, 2004/28, 2004, p. 445-450.

MOULIN (Pierre), « Les soins palliatifs en France : un mouvement paradoxal de médicalisation du mourir contemporain », *Cahiers internationaux de sociologie*, vol. CVIII, 2000.

NULAND (Shewin), *How We Die: Reflections on Life's final Chapter*, New York, Alfred A. Knopf, 1993.

PELLISIER (Jerôme), *La guerre des âges*, Paris, Armand Colin, 2007.

PELLUCHON (Corine), *L'autonomie brisée. Bioéthique et Philosophie*, Paris, Quadrige, 2009.

RAUS (Kasper), HERCKX (Sigrid) et MORTIER (Freddy), «Continuous deep sedation at the end of life and the natural death hypothesis», *Bioethics*, n°6, 2011/26, 2011 p. 329-336.

SAUNDERS (Cindy), *Living with Dying. The management of Terminal Illness*, London, New York, Oxford, University Press, 1984.

SEALE (Clive), «The transformation of ageing in Old Societies», dans *The Cambridge Handbook of Age and Ageing*, Cambridge University Press, 2005.

SEYMOUR *et coll.*, «Good deaths, bad deaths: Older people's assessments of the risks and benefits of morphine and terminal sedation in end-of-life car », *Health, Risk and Society*, n°3, 2002/4, 2002, p. 287-303.

SUDNOW (David), *Passing On. The Social Organization of Dying*, Englewoods Cliffs, Prentice-Hall, 1967.

THOMAS (L.V.), *La Mort*, Paris, PUF, 1988.

VENTRAFRIDDA (V.) *et coll.*, «Symptoms prevalence and control during cancer patient's last days of life», *Journal of Palliative Care*, n°3, 1990/6, 1990, p. 7-11.

VERSPIERER (P.) et RAPIN (C.-H.), (éds), *Fin de vie. Nouvelles perspectives pour les soins palliatifs*, Lausanne, Payot, 1989.

VINCENT (John, A.), «Ageing Contested: Anti-Ageing Science and the Cultural Construction of Old Age», *Sociology*, n°4, 2006/40, 2006, p. 681-698.

VOVELLE (Michel), *Mourir autrefois : Attitudes Collectives devant la mort aux XVII et XVIIIe siècle*, Paris, Gallimard, Coll. « Archives », 1974.

WALTER (Tony), *The revival of death*, Londres et New York, Routledge, 1994.

YONNET (Paul), *Le Recul de la mort,* t. I, *L'Avènement de l'individu contemporain*, Paris, Gallimard, Bibliothèque des sciences humaines, 2006.

ZIEGLER (Jean), *Les vivants et la Mort*, Paris, Éd. du Seuil, coll. « Points Essais », 1975.

WOLF (M. T.), «Palliative Sedation in nursing anesthesia», *AANA J.*, n°2, 2013/81, 2013, p. 113-117.

Michel Castra

Transformations des conditions du mourir et nouvelles formes de socialisation à la mort

Résumé : Cet article montre que le processus d'individualisation de la fin de vie ne peut être dissocié de l'émergence récente de nouvelles formes de socialisation à la mort et au mourir. Si l'individu contemporain s'est affranchi des liens traditionnels, il doit davantage se plier aux contraintes de nouvelles instances ou institutions (hôpital, profession médicale, associations, entreprises de pompes funèbres...) qui jouent désormais un rôle essentiel. Il peut redéfinir, aménager, personnaliser dans une certaine mesure, les modalités de sa prise en charge mais ces instances occupent aujourd'hui une place centrale, comme en témoignent le développement des soins palliatifs, les dispositifs de soutien aux endeuillés, la préparation de ses propres obsèques, ou encore les démarches d'adhésion à l'euthanasie. On propose, dans ce qui suit, de s'interroger sur la diversité des formes de socialisation qui conditionnent ou orientent l'expérience individuelle et sociale du mourir.

Mots-clés : socialisation, fin de vie, mort, soins palliatifs, euthanasie, droit à mourir, directives anticipées, individualisation, bien mourir.

Transformations of the Conditions of Dying and New Forms of Socialization to Death

Abstract: This article shows that the process of end-of-life individualization cannot be dissociated from the recent emergence of new forms of socialization to death and dying. If the contemporary individual has freed himself from traditional ties, he must comply more with the constraints of new institutions (hospital, medical profession, associations, funeral parlors...) which now play a vital role. He can redefine, develop, personalize to a certain extent, the modalities of his care but these institutions occupy today a central place, as evidenced by the development of palliative care, the support systems for the bereaved, the preparation of his own funeral, or the process of joining euthanasia. In the following, we propose to question the diversity of forms of socialization that condition or direct the individual and social experience of dying.

Keywords: Socialization, End of life, Death, Palliative care, Euthanasia, Right to die, Linvingwills, Individualization, Good death.

En quelques décennies, nos sociétés ont connu de profondes mutations dans l'approche de la mort et de la fin de vie. Alors que la mort était autrefois au cœur de la vie quotidienne et qu'elle s'inscrivait de manière forte dans le cadre symbolique et rituel de la vie collective, on assiste progressivement à son relatif effacement de l'espace public. Le caractère public et particulièrement organisé du cérémonial qui entourait le mourant ou les rituels des funérailles au début du XXe siècle a disparu (Ariès, 1977). D'un phénomène public, inscrit dans la vie collective, la mort est peu à peu devenue, comme le souligne Norbert Elias, le fait d'individus isolés, placés en dehors de la vie sociale (Elias, 1987). La mort s'apparente de plus en plus à une expérience privée, intime, à distance du reste de la société. On assiste à une recomposition des normes et des pratiques autour du mourir qui se manifeste notamment par un recul des rites et une nouvelle forme de médicalisation de la fin de vie. La mort est le plus souvent l'aboutissement d'une longue lutte contre la maladie chronique et survient dans l'univers très technique et professionnalisé de l'hôpital.

L'individualisation et la privatisation du trépas ont parfois été trop rapidement associées par certains auteurs à une désocialisation de la mort et à un effritement du lien social qui y serait associé. C'est la thèse développée par Céline Lafontaine (2008) : l'individualisation de la mort, son repliement dans la sphère intime, participeraient d'un processus de désocialisation : « dans une société où la déconstruction biomédicale dissout la fatalité du trépas dans une multitude de risques et de prédispositions individuels, la mort demeure certes une certitude, mais elle perd son statut de destin collectif, elle se désocialise ». Dans une perspective proche, Patrick Baudry considère qu'« en faisant l'économie d'une socialisation de la mort, du mourir et de l'espace des défunts, c'est la socialisation de l'existence elle-même que l'on diminue ». Pour l'auteur, la technicité et la professionnalisation de fin de vie et de la mort diminueraient l'efficacité des réseaux de sociabilité (Baudry, 1999, p. 19). Cependant, ces analyses négligent ou tiennent peu compte de certaines dimensions fortement socialisatrices des dispositifs de prise en charge de la fin de vie. Si les rites autour de la mort ont perdu de leur force et ont en partie disparu, les évolutions actuelles autour du mourir ne permettent pas de conclure à une mort qui se désocialiserait, bien au contraire.

Dans ce texte, on propose de montrer que le processus d'individualisation de la fin de vie et de la mort ne peut être dissocié de l'émergence récente de nouvelles formes de socialisation à la mort et au mourir. En effet, les formes sociales et les liens sociaux traditionnels (religion, groupe d'appartenance et communauté restreinte) occupaient une place centrale sur la scène du mourir : dans ces sociétés, l'individu n'était rien en dehors des groupes sociaux qui le structuraient et le prenaient en charge (Thomas, 1985). La désagrégation des liens de solidarité qui mobilisaient autrefois la famille et le voisinage a laissé la place aux instances ou institutions secondaires (hôpital, profession médicale, associations militant pour les soins palliatifs ou pour la dépénalisation de l'euthanasie, entreprises de pompes funèbres...) qui jouent désormais un rôle essentiel. Ces institutions dessinent des situations ou des trajectoires de fin de vie qui s'imposent aux individus. Comme le souligne Ulrich Beck (2003), l'individu est certes affranchi des liens traditionnels mais il doit en échange se plier aux contraintes de ces nouvelles instances. Il peut redéfinir, aménager, personnaliser dans une certaine mesure, les modalités de sa prise en charge. Mais ces instances occupent désormais une place centrale, comme en témoignent le développement des soins palliatifs, les dispositifs de soutien aux endeuillés, l'entrée en maison de retraite, la préparation de ses propres obsèques, ou encore les démarches d'adhésion à l'euthanasie ou au suicide assisté[1]. Les individus disposent de marges de manœuvre non négligeables compte tenu de la pluralité des modèles. Il existe une grande diversité dans le rapport de chacun à sa propre mort et on propose, dans ce qui suit, de s'interroger plus précisément sur la diversité des formes de socialisation qui conditionnent ou orientent l'expérience individuelle et sociale du mourir.

L'hôpital, nouvel espace de normativité autour du mourir

L'individualisation de la mort ne peut pas être séparée du mouvement de médicalisation qui traverse nos sociétés. Cette évolution est directement liée à la temporalité même de la fin de vie qui a profondément changé notre rapport à la mort. L'évolution des pathologies chroniques, l'allongement de la durée moyenne des maladies mais aussi les progrès techniques ont contribué à modifier les contours de la mort. Nous sommes de plus en plus dans un contexte de mort lente. Dès lors, les termes de « fin de vie », de « phase terminale » traduisent une réalité nouvelle : désormais mourir prend du temps. En devenant plus longue et donc plus visible, la « fin de vie » devient une période spécifique et à part entière pouvant faire l'objet de discussions et de propositions concurrentes pour les malades et leurs proches. La fin de vie est considérée comme une entité distincte qui doit faire l'objet d'une prise en charge spécifique. Cette dernière étape de la vie est largement façonnée par la médecine qui s'efforce alors de donner du temps au malade, de prolonger sa vie sans espoir de guérison. Désormais, il ne s'agit plus

1 En France, ces démarches d'adhésion à l'euthanasie volontaire ou au suicide assisté s'inscrivent dans le cadre d'un militantisme associatif qui cherche à promouvoir la dépénalisation de ces pratiques. Celles-ci existent dans certains pays voisins où l'euthanasie à été dépénalisée (Belgique, Pays-Bas) et où le suicide assisté peut être pratiqué (Suisse).

uniquement d'accompagner le malade condamné mais de faire reculer le plus possible l'échéance fatale. La mort devient l'enjeu d'un combat individuel pour la survie qui mobilise tout l'arsenal biomédical. Dans certains cas, avec les techniques modernes de réanimation et de soins intensifs, la mort peut apparaître comme le résultat direct ou indirect d'une décision médicale.

Dès le milieu des années 1970, le thème du « mal mourir » apparaît comme une dénonciation forte de l'incapacité de la société et surtout de la médecine à prendre en charge la fin de vie. La mort n'est plus considérée comme la fin d'un processus naturel mais elle semble dorénavant soumise à l'arbitraire des médecins. Pour Ivan Illich (1975), la médecine dépossède le mourant de sa propre mort. Pour l'auteur, l'homme occidental a perdu le droit de présider à l'acte de mourir parce que la mort est avant tout une mort technique. À travers cette surmédicalisation, c'est aussi la violence du mourir qu'on semble découvrir. Cette aversion soudaine et marquée pour la souffrance, dont on ne parlait pas avant le milieu des années 1970[2], se traduit par une réprobation de la gestion médicale de la mort qui, dans les discours, apparaît comme étant cruelle et indifférente aux douleurs de la période terminale. Dans les publications spécialisées et la presse quotidienne, émerge la figure du « malade mourant » confronté à la souffrance et à la perte d'autonomie face à une médecine curative qui cherche avant tout à prolonger la vie. Alors que la médecine est habituellement perçue comme un soutien et une aide pour s'adapter aux exigences nouvelles de la société moderne, la médecine semble à l'inverse produire de la violence et de la souffrance dans la dernière période de l'existence. La logique curative de lutte contre la maladie demeure, bien souvent, la logique dominante à l'approche de la mort. Á partir de la seconde moitié des années 1970 et dans les années 1980, les observateurs de la vie hospitalière dénoncent de plus en plus fréquemment les situations d'« acharnement thérapeutique » et d'excès de soins qui constituent les marqueurs caractéristiques du « mal mourir ». La fin de vie apparaît ainsi comme l'épreuve individuelle et médicalisée d'une mort proche, dans un temps « fini », limité (Worms, 2011) et dominé par la technique. Mais l'hospitalisation du mourant est aussi étroitement liée à une logique d'isolement et de mise à l'écart de la vie sociale, comme l'a notamment montré Norbert Elias (1987 [1982]). La « solitude des mourants » traduit ainsi une évolution négative ou pessimiste du processus de civilisation théorisé par cet auteur : la mort apparaît avant tout comme un acte de violence qui arrache l'individu à sa vie.

Cette relégation du mourant dans les « coulisses de vie sociale » (Elias, 1987) trouve sa traduction dans l'hôpital qui constitue le lieu où se déroule désormais la majorité des décès. Dès les années 1960 et 1970, les sociologues

2 Une analyse de contenu de la presse médicale spécialisée et de la presse quotidienne (*Le Monde*) réalisée sur la période 1970-1995 montre que les questions de la souffrance des malades en fin de vie et de l'excès de soin ne commencent véritablement à faire l'objet de préoccupation qu'à partir des années 1974-1975. J'ai également effectué une recherche (hors corpus) sur la période 1946-1969 dans le journal *Le Monde* : les articles, très peu nombreux, étaient consacrés pour l'essentiel à des faits divers ou à des procès d'euthanasie (Castra, 2003).

montrent que la mort est intégrée à l'ensemble des pratiques hospitalières (Glaser et Strauss, 1965 ; 1968). Elle s'insère dans la réalité quotidienne et organisationnelle de l'hôpital, dans des procédures qui organisent et règlent le travail hospitalier. Claudine Herzlich explique comment on tente d'organiser la mort, d'« en faire un évènement intégrable dans l'activité quotidienne de l'hôpital, comptabilisable quant à ses ressources ». L'occultation de la mort apparaît dans ce contexte comme « le résultat de multiples efforts pour routiniser et dédramatiser le décès dans le cadre d'une activité dont l'efficience est le maître-mot : la mort cachée, non remarquée, non dite se prête plus aisément à un travail efficace et rapide » (Herzlich, 1976, p. 205-206). Il s'agit d'organiser la mort, de l'intégrer à l'activité quotidienne des services hospitaliers.

Pour autant, le traitement hospitalier de la mort ne permet pas d'en conclure à une désocialisation de celle-ci. Au contraire, il participe bel et bien d'une socialisation spécifique. La mort et le mourant restent des constructions sociales modelées par les règles de l'institution hospitalière. Si les rites autour de l'agonie ont bien disparu, ils ont été remplacés par des routines et des procédures organisationnelles. Certes, comme le souligne Jean-Hugues Déchaux, leurs visées sont très différentes : les procédures hospitalières cherchent souvent à promouvoir une mort inconsciente d'elle-même contrairement aux rites d'autrefois. Mais dans les deux cas, « la mort est socialement réglée. Simplement les règles et normes qui organisent la mort et disent comment « bien mourir » portent la marque de l'emprise croissante des organisations formelles dans les sociétés occidentales modernes » (Déchaux, 2002, p. 257).

Pour les historiens, sociologues et anthropologues (Thomas, 1975 ; Ariès, 1977 ; Elias, 1987), les transformations sociales du rapport à la mort au tournant des années 1970-1980 conduisent à un constat pessimiste, celui d'une dépossession du mourant de sa propre mort. L'expérience individuelle de la mort est alors présentée comme dépourvue de sens. Ainsi, la mort devient un terrain privilégié d'observation et d'analyse de la fragilisation des liens sociaux et plus largement de la diminution des solidarités face à l'inéluctable. Cette surmédicalisation de la mort et cette relégation du mourant hors de la vie sociale a pu être interprétée par certains auteurs comme une forme de « déni » ou de « refoulement social » de la mort. Repoussée dans la sphère privée, on aurait perdu la familiarité et la proximité qu'on pouvait avoir autrefois avec elle.

Ce discours correspond à une idée répandue qui mérite d'être réinterrogée dans la mesure où elle ne tient pas compte des évolutions récentes dans le rapport collectif à la mort. Si la mort est davantage prise en charge par des spécialistes, sa moindre visibilité au quotidien ne doit pas être trop rapidement assimilée à une forme de déni. La mort est au contraire fortement présente dans la société actuelle et dans l'espace public. Le domaine de la fin de vie est assez caractéristique de ces évolutions : depuis plus d'une trentaine d'années un regain d'intérêt qui se manifeste de différentes manières aussi bien dans les milieux professionnels que dans le grand public. Les controverses et les débats de ces dernières années concernant le droit à mourir, l'euthanasie active ou le suicide assisté, le recours accru à la crémation, le développement récent des contrats de prévoyance funéraire témoignent d'une forte préoccupation sociale qui s'accorde mal avec une quelconque dissimulation ou occultation de la mort. Face à la multiplication des publications et des prises de parole des professionnels de la fin de vie ou du funéraire, des responsables politiques ou des militants associatifs, on peut parler d'une diversification des dispositifs et des pratiques de prise en charge de la fin de vie et de la mort.

Dès les années 1980, apparaissent de nouvelles conceptions de la mort qui marquent un changement des attitudes collectives face au mourir et face à la fin de vie. C'est aussi une moindre présence des rites au profit de la valorisation des relations interpersonnelles qui semble caractériser la période contemporaine.

L'essor des soins palliatifs comme modèle du « bien mourir » dans la médecine

L'expérience du malade en fin de vie comme cadre normatif

Ces dernières décennies ont été marquées par une modification significative des conceptions de la fin de vie ainsi que du traitement professionnel de cette dernière période de l'existence. Avec l'émergence des soins palliatifs, la fin de vie est devenue un objet de préoccupation pour la médecine traduisant un nouvel impératif d'humanisation des conditions du mourir. Alors que la question de la souffrance de fin de vie n'a longtemps suscité que peu d'intérêt dans la médecine, elle est désormais au centre du travail médical[3]. L'activité clinique, fondée de manière prioritaire sur une logique de confort, accorde en effet une attention particulière aux souffrances et aux symptômes du malade. On assiste, avec cette médecine, au développement d'une expertise nouvelle qui intègre les techniques modernes de lutte contre la douleur. Cependant, cette douleur ne correspond pas simplement à un symptôme ; elle prend une toute autre dimension dans le contexte de la fin de vie. Ainsi, face à des malades ayant perdu la bataille de la guérison, il ne convient plus désormais d'agir dans une logique médicale curative devenue inopérante, mais de déployer une nouvelle approche fondée sur la particularité de l'expérience du patient confronté à la perspective de la mort. Il est de ce point de vue intéressant d'évoquer la notion de « douleur totale » formulée par Cicely Saunders[4] pour rendre compte de ce phénomène. Soulignant la complexité de la douleur en situation de fin de vie, cette pionnière de la

---

3 Cet intérêt pour la souffrance est également observable pour la douleur chronique considérée comme une maladie à part entière (Baszanger, 1995).

4 Cicely Saunders, infirmière et médecin, est considérée comme une des fondatrices de la médecine palliative. Elle est à l'origine du Saint-Christopher's Hospice de Londres qui est le premier établissement de soins palliatifs, créé en 1967.

médecine palliative invite à considérer la souffrance de l'individu malade dans ses composantes mentales, sociales et spirituelles qui non seulement coexistent mais interfèrent entre elles (Saunders *et al.*, 1995). On comprend donc à travers cette problématisation singulière de la souffrance que l'intervention des professionnels n'est pas uniquement ciblée sur une douleur ou un symptôme mais nécessite de prendre en compte la totalité de l'expérience du malade. Dès lors, ce sont toutes les dimensions de l'individu qui intéressent les professionnels des soins palliatifs. Les promoteurs de la discipline cherchent ainsi à contourner les effets négatifs d'une approche curative et biomédicale centrée exclusivement sur la lutte contre la maladie en déplaçant les priorités traditionnelles des services de soin et en investissant la sphère privée de l'individu en fin de vie. Cette médecine de fin de vie est emblématique d'une volonté de repenser les conditions du mourir à l'hôpital en adoptant des traitements qui visent à soulager les symptômes mais aussi en ouvrant les lieux de soins aux acteurs non professionnels, notamment les proches et les bénévoles. Les soins palliatifs concrétisent à la fois une volonté de resocialisation de la fin de vie et de la mort mais aussi d'individualisation du mourir.

Psychologisation et « intimisation » de la mort

Cette nouvelle expertise professionnelle s'attache notamment à prendre en considération les aspects psychologiques et la subjectivité de l'individu gravement malade. L'expérience personnelle et intime est ainsi au centre des préoccupations de cette médecine palliative. De ce point de vue, les travaux de la psychiatre américaine, E. Kübler-Ross ont profondément renouvelé la conception de la mort et la fin de vie, à partir de la fin des années 1960 : mourir n'apparaît plus comme un processus uniquement somatique mais aussi comme un processus psychologique. On s'intéresse désormais au vécu même du malade à l'approche de la mort. Dans ses travaux, E. Kübler-Ross s'efforce de « redonner la parole » au mourant : celui-ci n'est plus observé de l'extérieur mais il est impliqué dans un dialogue et invité à faire part de son expérience. Avec ce déplacement du regard, l'approche de la mort et de la fin de vie devient un phénomène éminemment individuel. Pour la première fois, « l'écoute » attentive du malade en fin de vie est posée comme un impératif. L'idée d'une compétence psychologique et émotionnelle est aussi avancée : pour traduire leurs sentiments, les malades recourent souvent à un « langage symbolique » qu'il convient alors de savoir décrypter. L'intervention auprès de l'individu mourant (souvent présenté comme isolé ou abandonné) suffirait, selon l'auteure, à soulager sa souffrance voire à donner un sens à sa mort : « Aider ou conseiller ces mourants, ce n'est au fond rien d'autre qu'aider les patients à exprimer leurs sentiments » (Kübler-Ross, 1975, p. 18).

Mais c'est surtout la théorie des cinq phases ou étapes du mourir qui a attiré le plus l'attention et a eu incontestablement la plus grande influence en particulier auprès des soignants, médecins et psychologues des soins palliatifs. Cette modélisation des étapes émotionnelles par lesquelles passerait successivement le malade mourant[5] (le déni, la colère, le marchandage, la dépression, l'acceptation) contribue en somme à isoler et construire la « réalité » de la fin de vie. En assimilant la dernière période de l'existence à un processus psychologique, la fin de vie peut alors être identifiée comme une entité, une catégorie spécifique.

La reconnaissance des dimensions psychologiques du mourir dessine un champ d'investigation thérapeutique qui dépasse le domaine strictement médical : la prise en charge de la fin de vie implique la participation des psychologues, qui s'investissent pleinement dans le développement des soins palliatifs. Cependant, cette nouvelle perspective contribue largement, par ses présupposés, à « naturaliser » les besoins du malade en fin de vie. La proximité du décès suffirait à constituer une catégorie homogène de patients dont il serait possible de décrire et retracer les « cheminements intérieurs » récurrents ou les réactions types standardisées face à la mort, sans tenir compte de l'environnement social des acteurs. La traduction de la conduite du mourant en termes psychologiques et émotionnels revient alors à construire une « nature » de la fin de vie, un modèle du mourir, qui conduisent largement à occulter certains facteurs tels que l'âge, l'appartenance ethnique, la position sociale[6] ou le contexte institutionnel dans lequel se déroule la phase terminale. Selon K. Charmaz (1980), ces étapes émanent de catégories psychiatriques pré-conçues qui sont imposées à l'expérience plus qu'elles n'émergent des données : ce qui, à l'origine était la description d'une réalité devient souvent une prescription pour la réalité[7]. Si les professionnels des soins palliatifs sont devenus plus critiques à l'égard de cette théorie, on voit néanmoins s'affirmer de nouvelles normes de la relation aux malades en fin de vie. En définitive, c'est bien l'individu qui se trouve au centre des préoccupations. La reconnaissance et la valorisation de la subjectivité du malade en fin de vie deviennent une des composantes essentielles du « bien mourir » (Castra, 2003). L'observation directe des équipes hospitalières de soins palliatifs montre que cette subjectivité doit être disponible pour être travaillée, « accompagnée » et guidée par les professionnels. Elle constitue l'objet du travail au sens où le patient en fin de vie est invité à produire une narration de soi qui prend des registres multiples : un travail sur les émotions, sur sa biographie, mais aussi sur son rapport à la maladie et à la mort. Cette « psychologisation » des comportements du mourant incarne un

---

5 L'enquête menée auprès des professionnels des équipes de soins palliatifs montre que cette théorie est utilisée différemment sur le terrain. On considère par exemple que le malade peut ne passer que par certaines phases ou bien encore les suivre dans un ordre différent, non linéaire chronologiquement.

6 Pour Kathy Charmaz, si le cadre de travail de Kübler-Ross est probablement particulièrement applicable aux classes moyennes et supérieures cultivées et plus familiarisées à l'approche psychologique, il est certainement beaucoup moins utile pour les personnes d'autres milieux socio-culturels (Charmaz, 1980, p. 154).

7 Pour le sociologue T. Walter, le rôle de cette théorie des stades du mourir est principalement de rassurer les étudiants des professions soignantes qui n'ont pas encore été confrontés à ces expériences (Walter, 1994).

modèle du mourir qui sollicite la participation active du malade[8]. Cet impératif d'expression de soi, cette incitation à parler de ses difficultés est révélateur de la normalisation du mourir qui traverse les soins palliatifs[9]. Au travers de cette recherche d'une bonne relation à l'autre, il s'agit d'aider le malade en fin de vie à « cheminer » vers une prise de conscience progressive de sa mort prochaine, ou à affronter plus sereinement les derniers temps de l'existence. Il faut sans doute y voir, comme le suggère J-H. Déchaux, un « processus d'intimisation », ce qui signifie que la mort concerne de plus en plus la subjectivité de chacun et « qu'elle ne peut trouver à s'exprimer socialement qu'à partir de la reconnaissance de l'expérience subjective ou personnelle » (Déchaux, 2001, p. 171). Avec les soins palliatifs, on se situe dans la perspective d'une médecine de la personne qui repose sur le régime de la confidence, de l'écoute et de la confession laïque (Memmi, 2003). Le mourant se doit d'exprimer son individualité et ce faisant, de s'approprier sa fin de vie. L'individu en situation de vulnérabilité et en risque de souffrance devient le lieu d'une ultime expression de la solidarité sociale : si la « bonne mort » répond à une vision pacifiée des corps, elle est avant tout celle d'un individu en relation, capable d'un récit sur soi afin de parvenir à une relative conscience de la proximité de sa propre mort. Les soins palliatifs sont ainsi porteurs d'une nouvelle forme de socialisation à la mort marquée par le subjectivisme et la vision normative d'une fin de vie apaisée et pacifiée, largement préparée et encadrée par les professionnels.

Promouvoir l'autonomie et la responsabilité de l'individu face à la mort

Les évolutions récentes autour de la mort (directives anticipées, don d'organes, contrat obsèques) tendent à restituer à l'individu son statut d'acteur social. Celui-ci est de plus en plus incité à faire des choix mais aussi à anticiper sa propre fin de vie. Cette figure d'un individu autonome, volontaire et disposant de son libre-arbitre face à la mort traduit la recherche du maintien d'une image positive de soi, anticipant toute perspective de dégradation ou de perte de la maîtrise de son corps, comme le montrent la crémation ou le choix du suicide assisté. C'est ici un contrôle de soi que l'individu se doit d'assumer pour lui-même et pour ses proches jusqu'au terme de son existence.

---

8 Il faut souligner ici que les formations à « l'accompagnement psychologique des personnes en fin de vie » se sont largement multipliées, notamment dans le domaine des soins palliatifs.

9 Si cette psychologisation offre aux soignants un support cognitif et relationnel pour affronter et mettre à distance les affects, ce nouvel idéal d'une mort pacifiée n'est pas sans générer une forme de violence dans la rencontre avec l'autre mourant.

Les revendications en faveur du droit à mourir

Depuis les années 1980, des mouvements associatifs en faveur de l'euthanasie ou du suicide assisté militent pour la dépénalisation de l'euthanasie et la possibilité pour chacun de mettre un terme à son existence lorsque celle-ci est devenue insupportable, notamment lors de maladie grave. Contestataires à l'égard de l'institution hospitalière et du pouvoir médical, ces revendications en faveur de l'euthanasie et de la mort volontaire sont également emblématiques du processus d'individualisation qui traverse la fin de vie. La volonté de promouvoir l'autonomie de la personne mourante s'incarne dans la volonté de maîtriser et de choisir le terme de son existence. La mort est alors envisagée comme une décision qui relève de la seule responsabilité de l'individu qui est invité à planifier sa fin et la mettre en œuvre pour son propre bénéfice mais aussi pour celui de la collectivité. Au travers des conceptions dominantes portées par ces acteurs, se dessinent les critères normatifs d'une mort souhaitable invitant à un nécessaire contrôle de soi qui ne peut être dissocié de l'intériorisation d'un jugement extérieur sur soi. Cette approche s'inscrit dans un mouvement plus large dans la société des années 1960-1970, qui tend à redéfinir le rapport au corps et à dénoncer l'emprise excessive de la médecine sur les personnes. La montée des revendications dans le domaine de l'avortement au cours des mêmes années traduit l'émergence de préoccupations similaires : pour les partisans de l'avortement comme pour ceux de l'euthanasie, la personne a droit de propriété sur son propre corps. Les promoteurs de la mort volontaire se rassemblent à l'ADMD (Association pour le Droit de Mourir dans la Dignité) qui milite depuis 1980 pour la dépénalisation de l'euthanasie et la possibilité pour chacun de mettre un terme à son existence lorsque celle-ci est devenue insupportable, notamment lors de maladie ou de vieillesse. Ainsi, c'est sur le terrain de l'action collective et en particulier dans les domaines politiques et législatifs que l'association a largement porté ses efforts afin de promouvoir ses objectifs[10]. Ainsi, c'est de plus en plus en terme de droits individuels que l'on appréhende la période du mourir.

Ce sont les conséquences de la maladie sur l'état corporel et l'existence des individus qui mobilisent les partisans de cette « mort dans la dignité » : support de l'identité personnelle, le corps est bien souvent appréhendé sinon comme une fin en soi, du moins comme une manière privilégiée d'exister qui s'altère lorsque la maladie devient trop invalidante ou dégradante (Castra 2004). Face aux modifications corporelles engendrées par la maladie et la fin de vie, l'individu cherche non seulement à préserver son apparence mais aussi à exercer un ultime contrôle sur son corps confronté à une dégradation inéluctable. Le corps est ici perçu à l'opposé de l'image que l'individu entend donner de lui-même, traduisant tout à la fois une perte de

---

10 Des propositions de loi sont régulièrement déposées au parlement depuis 1978 (avec le sénateur H. Caillavet, qui deviendra un des dirigeants de l'association ADMD) mais sont systématiquement écartées.

la relation à soi et à l'autre[11]. La logique d'adhésion à l'euthanasie est une logique de contrôle de soi où l'on cherche avant tout à écarter les désordres biologiques d'un corps qui échappe à toute maîtrise, et les émotions associées à une telle expérience. Le recours à l'euthanasie volontaire ou au suicide assisté participe dès lors d'une stratégie de gestion identitaire : il s'agit de préserver une dernière image de soi conforme à ce qu'on estime être. Si l'euthanasie volontaire mais aussi le suicide assisté représentent une modalité contemporaine de quête de la « bonne mort », on y retrouve, comme dans d'autres domaines, « la centralité qu'occupe le corps comme support identitaire dans l'entreprise de reconquête par les individus de leur destin » (Memmi, 2014, p. 263).

Anticiper et préparer sa propre fin

L'observation des évolutions récentes dans les domaines de la fin et de l'après-mort permet de relever des tendances convergentes en matière d'individualisation du mourir. Désormais, il ne s'agit plus seulement de faire face aux différentes situations qui surviennent (confrontation à la maladie grave ou à la perspective de sa fin prochaine) mais de se préparer, de décider et d'organiser ces évènements. On passerait ainsi d'une logique de réaction à une logique d'anticipation.

Non seulement il est possible, mais on est fortement incité à prendre des décisions ayant trait aux derniers temps de son existence. Qu'il s'agisse des décisions médicales de fin de vie, du don de ses organes après sa mort, du devenir de son corps, ou encore de ses propres funérailles, ce qui auparavant était organisé par la communauté devient de plus en plus l'objet de choix et d'élaboration personnelle. L'individu est confronté au défi de prévoir ou d'anticiper sa propre fin en choisissant certaines modalités de prise en charge de sa fin de vie ou de sa mort. Si l'euthanasie volontaire et le suicide assisté sont assez représentatifs de cette logique (qui, bien souvent, correspond à une demande sociale) d'autres pratiques (portées par des institutions ou certains milieux professionnels) se développent et s'inscrivent dans cette même tendance.

Ainsi, la loi Leonetti de 2005 ouvre un nouveau droit pour les malades avec la rédaction des directives anticipées. Il s'agit de permettre à chacun de pouvoir rédiger ses souhaits (précis ou généraux) concernant sa fin de vie, dans le cas où on serait en incapacité de pouvoir s'exprimer. En manifestant, à l'avance, la possibilité de refuser des traitements ou de les limiter mais aussi de signifier ses préférences ou ses craintes, l'individu (malade ou non) peut faire part des orientations thérapeutiques qu'il ne souhaite pas. Avec la loi du 2 février 2016, ces droits sont renforcés : ces directives s'imposent au

11 Cette manière d'envisager et de préparer sa mort n'implique pas seulement le rapport à soi mais relève également d'une démarche altruiste au sens où l'on entend « ne pas être une charge » pour ses proches voire pour la collectivité. Il s'agirait alors, non seulement de ne pas subir pour soi les dégradations liées à sa fin de vie mais aussi de ne pas confronter ses descendants à cette situation. Dès lors, l'injonction à ne pas « déranger » et l'intériorisation de la norme d'autonomie entraînent une incitation croissante de l'individu à vouloir décider de sa propre disparition.

médecin (sauf si celui-ci les juge inappropriées). On peut toutefois s'interroger sur la volonté du corps médical et du législateur de confirmer ce dispositif qui reste largement méconnu du grand public. Seuls 2,5% des français ont utilisé ces directives anticipées (Pennec *et al.*, 2012) qui ne correspondent donc pas à une réelle demande sociale. Les milieux associatifs et professionnels semblent davantage être à l'initiative de ces dispositions qu'ils contribuent à relayer. En témoignent les actions de sensibilisation de certaines associations[12] mais aussi l'obligation faite à certaines personnes de rédiger leurs directives anticipées au moment de leur entrée dans certains EHPAD. Cette logique d'anticipation peut ainsi prendre la forme d'une injonction à l'autonomie, à travers les incitations répétées des équipes médicales ou des campagnes d'information et de sensibilisation. La campagne nationale « La fin de vie, et si on en parlait ? », lancée par les pouvoirs publics en février 2017 autour des directives anticipées (et de la sédation profonde et continue), témoigne bien de cette incitation à parler de la fin de vie et à la préparer[13].

Dans le domaine du don d'organes, on retrouve la même invitation à faire ses choix. Les professionnels spécialisés dans le prélèvement et la greffe mais aussi les associations et les pouvoirs publics encouragent depuis plusieurs années le grand public à se positionner sur le don d'organes après sa mort. Depuis 2012, l'Agence de la biomédecine mène des campagnes de sensibilisation incitant chacun à faire part de sa position sur le don d'organes après la mort et à en parler à ses proches. L'attitude attendue consiste donc à se déterminer et à faire connaître sa décision quant au devenir de ses organes.

Mais c'est certainement dans le domaine de la prévoyance funéraire que l'on observe les tendances les plus fortes. Depuis quelques années, les démarches entreprises pour financer et organiser ses propres obsèques de manière anticipée se sont multipliées sous l'influence des professionnels de l'assurance et du funéraire. Pour Bérangère Véron, la démarche obéit à une logique identitaire qui s'exprime dans les décisions prises concernant le déroulement du rituel funéraire, ces décisions étant plus ou moins affirmées et élaborées selon le niveau de ressources culturelles (Véron, 2010). L'élaboration d'une cérémonie personnalisée, le choix de l'inhumation ou de la crémation, traduisent une réaffirmation de l'identité individuelle mais aussi la reconnaissance de prérogatives plus grandes accordées à l'individu.

Ainsi, dans ces différents domaines, chacun est invité à produire ses propres normes en matière de fin de vie. Tous ces dispositifs permettent de

---

12 On peut citer par exemple la Fédération JALMALV (Jusqu'à la mort accompagner la vie) qui est à l'initiative d'une campagne « Moi j'anticipe les conditions de ma fin de vie » destinée à faire connaître les directives anticipées auprès du grand public et à inciter chacun à rédiger ses propres directives (Rouilly, 2016).

13 Le premier volet (intitulé « La fin de vie : parlons en avant ») de cette campagne nationale d'information, était mené en direction des professionnels pour les inviter à en parler avec leurs patients. Dans le second volet, en direction du grand public, il s'agissait d'encourager à rédiger les directives anticipées et à désigner la personne de confiance (site internet dédié : www.parlons-fin-de-vie.fr).

« choisir » les modalités de sa propre fin, mais aussi du devenir de son corps lorsque la personne n'est plus en capacité de s'exprimer. En d'autres termes, il s'agit d'assurer une forme de contrôle sur soi dans les derniers temps de la vie ou de manière posthume. Si cette évolution n'est pas spécifique à la dernière phase de l'existence, elle constitue bien une démarche de réappropriation de soi et d'appropriation symbolique de sa propre mort.

Conclusion

L'évolution sociale et culturelle à l'œuvre autour de la mort fait que celle-ci, sans se banaliser, peut se discuter, s'anticiper et se préparer. Qu'il s'agisse de la fin de vie et des conditions du mourir, des obsèques, ou du devenir du corps après la mort, le rôle des professionnels est moteur dans ces transformations. Si leur encadrement est actif, volontariste et inventif, il est souvent pensé autour de la figure du « malade », du « client » ou de l'« usager ».

L'individu devient, dans nos sociétés, une autre manière de se représenter la fin de vie et la mort. Il apparaît clairement comme un cadre, un prisme à travers lequel on aborde les difficultés liées à ces questions. Les différentes instances ou institutions (profession médicale, psychologues, acteurs associatifs mais aussi pompes funèbres) invitent à l'adoption ou à l'imposition de nouveaux modèles de mort et se structurent autour de certaines dimensions de l'individu : l'autonomie et l'image de soi mais aussi l'expérience intime et la subjectivité des mourants apparaissent désormais comme des éléments incontournables, au centre des discours et des pratiques caractéristiques de l'approche contemporaine de la mort. En d'autres termes, cette différenciation des situations individuelles autour du mourir se double d'une standardisation ou d'une normalisation des derniers temps de l'existence où, comme l'avait montré Ulrich Beck (2003) dans d'autres domaines de la vie sociale, on assiste à une forte imbrication de la sphère privée et des différentes sphères de la vie publique. Cette individualisation du mourir apparaît donc travaillée par des modèles qui empruntent des chemins différenciés voire contradictoires ; il n'existe pas à cet égard une représentation homogène et univoque de la fin de vie, ce qui témoigne de l'ambivalence de l'individualisme contemporain.

Bibliographie

ARIES (P.), 1977, *L'homme devant la mort*, Paris, Seuil.

BASZANGER (I.), 1995, *Douleur et médecine, la fin d'un oubli*, Paris, Seuil.

BAUDRY (P.), 1999, *La place des morts*, Paris, Colin.

BECK (U.), 2003 [1986], *La société du risque. Sur la voie d'une autre modernité*, Paris, Flammarion.

CASTRA (M.), 2003, *Bien mourir. Sociologie des soins palliatifs*, Paris, PUF.

CASTRA (M.), 2004, « Les figures contemporaines de l'individu en fin de vie », in CARADEC (V.), MARTUCCELLI (D.), (éds.), 2004, *Matériaux pour une sociologie de l'individu*, Villeneuve d'Ascq, Septentrion, p. 185-199.

CHARMAZ (K.), 1980, *The social reality of death – Death in contemporary* America, New-York, Random house.

CLAVANDIER (G.), 2009, *Sociologie de la mort. Vivre et mourir dans la société contemporaine*, Paris, A. Colin.

DECHAUX (J-H.), 2001, « La mort dans les sociétés modernes : la thèse de Norbert Elias à l'épreuve », *L'Année sociologique*, vol. 51, n° 1, p. 161-184.

DECHAUX (J-H.), 2001, « Un nouvel âge du mourir. La "mort en soi" », *Recherches sociologiques*, n° 2, p. 79-100.

DECHAUX (J-H.), 2002, « Mourir à l'aube du XXIe siècle », *Gérontologie et société*, 2002/3, n° 102, p. 253-268.

ELIAS (N.), 1987, *La solitude des mourants*, Paris, Christian Bourgois.

FOURNERET (E.), 2012, *Choisir sa mort. Les débats de l'euthanasie*, Paris, PUF.

GLASER (B.), STRAUSS (A.), 1965, *Awareness of dying*, New-York, Aldine Publishing Company.

GLASER (B.), Strauss (A.), 1968, *Time for dying*, Chicago, Aldine Publishing Company.

HERZLICH (C.), 1976, « Le travail de la mort », *Annales. Economies, Sociétés, Civilisations*, n° 1, janvier-février p. 197-217.

ILLICH (I.), 1975, *Némésis médicale – L'expropriation de la santé*, Paris, Seuil, Coll. « Points civilisation ».

KÜBLER-ROSS (E.), 1975, « Rencontre avec les mourants », *Médecine de l'Homme*, n° 74, avril, p. 3-17.

LAFONTAINE (C.), 2008, *La société post-mortelle*, Paris, Seuil.

PENNEC (S.), Monnier (A.), PONTONE (S.), Aubry (R.), 2012, « Les décisions médicales en fin de vie en France », *Population et Sociétés*, n° 494, novembre.

MEMMI (D.), 2003, *Faire vivre et laisser mourir. Le gouvernement contemporain de la naissance et de la mort*, Paris, La découverte.

MEMMI (D.), 2014, *La revanche de la chair. Essai sur les nouveaux supports de l'identité*, Paris, Seuil.

ROUILLY (P.), 2016, « Campagne « moi, j'anticipe les conditions de ma fin de vie » 2015-2016 », *Jusqu'à la mort accompagner la vie*, n° 124, p. 107-110.

SAUNDERS (C.), BAINES (M.), DUNLOP (R.), 1995, *La vie aidant la mort : thérapeutiques antalgiques et soins palliatifs en phase terminale*, Paris, Arnette Blackwell.

SEALE (C.), 1998, *Constructing death. The sociology of dying and bereavement*, Cambridge, Cambridge University Press.

VERON (B.), 2010, « Planifier ses obsèques. Raisons et enjeux identitaires d'une pratique nouvelle », *Sociologie*, vol. 1, n° 2, p. 199-213.

WALTER (T.), 1994, *The revival of death*, London/New-York, Routledge.

WORMS (F.), 2011, « Fin de vie et relations de soin », in FERRY (J-M.), (éd.), *Fin(s) de vie. Le Débat*, Paris, PUF.

Claire Mestre & Aicha Lkhadir

Mourir à l'hôpital : aspects rituels et transculturels

Résumé : L'article est une approche anthropologique de la mort à l'hôpital. L'analyse s'appuie sur la littérature produite sur ce sujet, sur les enquêtes menées par les deux auteures, en France et ailleurs (Madagascar et Maroc) et sur la consultation de médecine transculturelle qu'elles animent au CHU de Bordeaux. La mort et son sens y sont examinés à travers l'histoire en Occident et par des exemples de médicalisation dans d'autres contextes. Les rituels funéraires s'avèrent indispensables dans certaines cultures pour le devenir du mort et la paix des vivants. En Occident, les rituels se sont amenuisés, et la médicalisation, l'individualisme, la marginalisation des croyances religieuses, font que le sens de la mort s'est modifié. La culture de fin de vie qui est mise en œuvre dans les hôpitaux est pensée pour que la personne puisse donner un sens à sa vie et non pour la préparer à un au-delà. Des exemples sont pris dans différents services du CHU de Bordeaux. Les équipes inventent collectivement des gestes, des accompagnements par les paroles, pour que la fin de vie soit la plus apaisée. En effet, le risque le plus grave à l'hôpital est de mourir seul, condition infâme et violente que redoutent tous, patients, familles et soignants.

Mots-clés : mort, hôpital, rites, médicalisation, sens, culture.

Dying in Hospital: Ritual and Transcultural Aspects

Abstract: This article is an anthropological approach of the death at the hospital. The analysis leans on the literature produced on this subject, on inquiries led by both authors, in France and somewhere else (Madagascar and Morocco) and examples from their consultation of cross-cultural medicine in the CHU of Bordeaux. The death and its sense are examined through the history in West and by examples of medicalization in other contexts there. The funeral rites turn out essential in certain cultures for the future of the dead person and the peace of the alive ones. In West, the rites diminished, and the medicalization, the individualism, the marginalization of religious beliefs, do that the sense of the death has modified. The culture of the end of life which is implemented in hospitals is thought so that the person can give a sense to its life and not to prepare her to one beyond. Examples are taken in various services of the CHU in Bordeaux. The teams invent collectively gestures, supports by the words, so that the end of life is the most peaceful. Indeed, the gravest risk at the hospital is to die alone, infamous and violent condition that dread all, patients, families and nursing.

Keywords: Death, Dying, Hospital, Ritual, Medicalization, Sense, Culture.

La mort pour la plupart des personnes, se passe ou se passera à l'hôpital, et l'on admet à la lecture des études, qu'environ 70% de la population meurt à l'hôpital. La médicalisation de la vie est en cause, bien qu'il existe d'autres facteurs comme le renoncement des familles à prendre en charge la mort de leurs plus anciens.

La médicalisation de l'existence aux deux extrémités de la vie : la naissance et la mort, place la société face à des questions inédites et en particulier comment accompagner ces moments, qui sont des passages qui ne peuvent se passer de sens. En effet la technique médicale avec ses progrès fantastiques n'a pas pour vocation d'apporter du sens à la vie, c'est le revers de sa réussite et de son expansion.

La culture, quels que soient le lieu et les époques, donne du sens à ce passage pour le mourant et pour ceux qui l'entourent. Elle est étroitement liée aux contextes, et également à une vision du monde organisée autour de croyances religieuses (religions monothéistes ou non), païennes et eschatologiques. Les rituels visent aussi à maîtriser le désordre engendré par la mort et à mettre en exergue les transmissions. Or, il ne peut y avoir de culture sans le collectif. À l'hôpital, la présence des familles est discrète, voire même marginalisée dans ce moment crucial qu'est la mort d'un des leurs, même si les dernières décisions étatiques visent à rétablir la présence d'un tiers (pas forcément un membre de la famille) par la personne de confiance. Le collectif à l'hôpital est représenté par les soignants et ce sont les médecins, en effet, qui organisent avec leurs équipes une culture de fin de vie.

L'histoire de la mort dans l'Occident, écrite par Philippe Ariès[1], se fait notamment par l'observation au fil des siècles des personnes au chevet du mourant. Nous sommes passés de la mort familière, apprivoisée par l'entourage, à la mort « interdite », et les personnages évoluant autour du mourant sont essentiellement porteurs d'une blouse blanche, dont la vocation est avant tout la maîtrise du processus et du moment de la mort, et non le recueil des dernières paroles du mourant. D'autres personnages y demeurent : les personnes à vocation spirituelle et religieuse et la famille. Quelle(s) culture(s) les rassemblent ? Nous tenterons d'examiner à partir de la lecture de la revue de la littérature, des consultations transculturelles[2] que

1 Philippe Ariès, *Essais sur l'histoire de la mort en Occident du Moyen Age à nos jours*, Paris, éditions du Seuil, 1975.

2 C'est une consultation pluridisciplinaire dont les références sont la psychanalyse et l'anthropologie, selon l'outil du complémentarisme. Elles se font au sein d'un petit groupe de co-thérapeutes et incluent

nous animons au CHU de St-André à Bordeaux, et de nos enquêtes de terrain, comment la culture peut y trouver sa place. Le terme de culture n'a pas un sens univoque : il s'agira de la culture des sociétés où la mort médicalisée existe, de la culture des patients migrants à travers les questions qu'ils se posent, du besoin de sens et surtout de son défaut ; de la culture des soignants, qui, concernés par la mort, mettent en place des stratégies pour donner également du sens à leurs pratiques. Les cultures s'observent et s'éprouvent à travers les rites de passage, les soins au corps, les célébrations, ou bien à travers de simples échanges qui sont des rites d'interaction. Entre les protagonistes de ce moment, professionnels, malades et familles, se nouent des négociations, se dessinent des délimitations. Ces relations sont loin d'être égalitaires : la culture hospitalière technique, avec la nécessité de l'éthique, le tout protocolisé, laisse une part inconstante aux familles ou bien aux personnages non médicaux. La distinction des sociologues américains de «death» pour la mort et le traitement du corps, et de «dying» pour la façon de mourir, incluant ce qu'il reste du mort, parcourra notre propos.

Le corps médicalisé et son double

La mort dans nos sociétés se fait dans une solitude parfois extrême, qui, pour ceux qui y ont réfléchi, est synonyme d'abandon. Cette solitude est à problématiser essentiellement selon deux axes : la médicalisation et l'évolution de la perception de la personne, notions qui vont ensemble. Le corps médicalisé est un corps délié de son environnement, dont la généalogie est marquée par l'individualisme, le progrès médical, et l'évolution des sentiments devant la mort. David Le Breton[3], anthropologue du corps, a mis à jour les valeurs implicites de notre modernité. Le corps « machine » qu'il révèle est le fruit des découvertes désormais anciennes à partir de Galilée, de la possibilité de l'ouvrir et de découvrir son anatomie depuis les premières dissections de Vésale en Italie, dans les prolongations d'une conception philosophique cartésienne et de la chute en désuétude des notions populaires du corps. Ainsi, le corps n'appartient plus à la famille, ou bien à des lignages ou à des clans, mais à l'État et à lui-même.

Philippe Ariès apporte également son analyse de la « dévaluation » du mourant et donc de son corps : la préoccupation pour le devenir dans l'au-delà et pour la renommée, qui vont ensemble écrit-il, ont disparu[4]. Le culte des morts, dont l'avènement semble commencer à la suite de la Première guerre mondiale, va de pair avec la chute du surnaturel, qui permettait d'offrir un devenir aux défunts ; le culte des morts s'accompagne également de la relégation de la notion de deuil à un plan strictement intime.

---

la langue maternelle du (de la) patient(e), voir le site www.cliniquetransculturelle-mana.org, et Claire Mestre (dir), *Bébés d'ici, mères d'exil,* Toulouse, Erès, 2016.

3 David Le Breton (1990), *Anthropologie du corps et modernité,* Paris, PUF, 1992.

4 Philippe Ariès, *op. cit.* p. 232.

Ainsi, le deuil contemporain que propose notre société n'est plus exactement un passage, c'est un acte : c'est une perte sèche sans aucune compensation. La psychanalyse freudienne a probablement accompagné la tendance à la déconstruction de l'édifice religieux qui nous offrait la possibilité d'une consolation. Ainsi, Jean Allouch, psychanalyste, fait l'hypothèse que, depuis la Première guerre mondiale – Freud a écrit *Deuil et mélancolie* lors de la Première guerre mondiale[5] –, « à mort sèche perte sèche »[6]. En l'absence de rite à son égard, seule la perte sèche « parvient à laisser le mort, la morte, à sa mort, à la mort »[7]. Ceci laisse le clinicien dans une grande perplexité, notamment dans des situations extrêmes transculturelles où la personne perd les siens dans des contextes de violence, sans les rites nécessaires pour accompagner le deuil[8]. Les ingrédients, qui font que la mort à l'hôpital est en cohérence avec notre modernité, sont multiples : corps médicalisé et individualisé, amenuisement des croyances collectives dans un au-delà et intimité du deuil. Nous voudrions toutefois examiner deux éléments qui rendent cette mort douloureuse voire scandaleuse : la domination des médecins, et l'ambiguïté du corps défunt.

Le pouvoir médical et sa domination procèdent d'une évolution sociétale et d'un « dressage des corps » que l'œuvre du philosophe Michel Foucault a explicité. Ce pouvoir médical dicte les relations médecins-patients que les sociologues américains ont décrites et décriées surtout à l'heure de la mort. Philippe Ariès résume bien l'évolution : le mourant est dépossédé de sa mort et désormais avec les progrès techniques, ce domaine appartient aux professions médicales, avec la complicité des familles et de la société. Quand cette relation de pouvoir devient-elle une relation de violence, qui exclut toute subjectivité, celle du mourant et celle de sa famille ? Nous ne ferons qu'évoquer les situations où le malade est laissé sans un mot à sa fin proche. Nous en détournons pudiquement le regard, en souhaitant la disparition de cet archaïsme. Les soignants, devant les enjeux éthiques de la souffrance, du souci du préjudice à autrui, (et par manque de formation également) peuvent chercher leur légitimité derrière des protocoles de fin de vie. Ils peuvent se heurter à une incompréhension des proches, situation qui prend la tournure de la violence si ne sont pas partagés et négociés les buts poursuivis. Qui décide de ce qu'est une fin de vie digne, si ce n'est le mourant lui-même et ses plus proches s'ils sont présents ? En l'absence de médiation, qui nécessite du temps et l'ouverture à un dialogue le plus égalitaire possible, la fin de vie peut prendre le masque terrible d'une mise à mort technique. La décision médicale peut ignorer l'avis de la personne et de la famille qui n'ont pas les moyens ni la force de la contrecarrer ou de la questionner, voire de s'y

---

5 Sigmund Freud, (1915), « Deuil et mélancolie », *Métapsychologie*, Paris, Gallimard, 1968.

6 Jean Allouch, *Érotique du deuil au temps de la mort sèche*, Paris, EPEL, 1995, p. 8.

7 *Ibid.*

8 Claire Mestre, « Deuil et survie. Clinique et littérature contemporaines », *Le bon passage. Etudes réunies par Danielle Bohler, Eidôlon*, Bordeaux, Presses universitaires de Bordeaux, 2016, n° 118, p. 183-194.

opposer. Nous verrons comment pour les populations migrantes et surtout allophones, ce problème peut être crucial.

Le cadavre, malgré le discours médical, demeure ambigu[9]. Le corps, même mort, ne peut se résoudre à une chose, il demeure une chair à penser. Ainsi, la mort à l'hôpital soulève divers questionnements et génère des ressentis très souvent accablants tant du côté des familles que des soignants. J'ai pu constater, à l'occasion d'une récente recherche anthropologique[10], que vouloir à la fois respecter le protocole hospitalier et être à l'écoute de son humanisme et de son éthique bouscule profondément des soignants quant à certains gestes qu'ils doivent réaliser sur la personne décédée. Prenons l'exemple de cette aide-soignante : « Personnellement malgré toutes les années travaillées à la morgue, je suis très gênée de mettre le coton dans les orifices. On a l'impression qu'on est en train d'étouffer la personne, de violer son intimité » (Aide-soignante, 40 ans). Au regard de ce témoignage, le cadavre n'est aucunement chosifié et cela influence l'attitude à son égard. Malgré son inertie, il continue à susciter des ressentis que l'on pourrait avoir à l'égard d'un vivant. Dans le même ordre d'idées, une infirmière nous parle longuement de la façon dont elle procède concernant la toilette funéraire : « …je suis très respectueuse de tous les rites funéraires, je parle au mort et je lui explique tout ce qu'a été prévu pour lui concernant sa toilette, son habillement. Dans mon éthique, il est important de considérer le mort comme étant encore vivant tant qu'il est sous nos soins » (Infirmière, 50 ans). Toutefois, force est de remarquer que le protocole hospitalier de façon générale concernant la toilette et le traitement du cadavre n'est pas toujours approprié pour certaines familles ayant une culture funéraire impliquant des convictions religieuses.

Les musulmans en l'occurrence tiennent fondamentalement à la toilette ritualisée. L'accompagnement rituel du mourant se veut nécessaire avant même qu'il ne rende l'âme. Ils s'opposent de façon catégorique au geste consistant à boucher les orifices du mort. Dans leur tradition, dès que la mort survient, une pré-toilette se veut nécessaire afin de nettoyer les rejets éventuellement survenus pendant le trépas et préparer le défunt à la toilette rituelle. Le corps d'un défunt doit être lavé, c'est un élément important du rite funéraire en Islam, qu'il soit âgé ou jeune, entier ou non. Seule une personne pieuse, ayant une connaissance des règles de l'islam peut procéder au lavage du défunt. La toilette est effectuée par une femme lorsqu'il s'agit d'une défunte femme et d'un homme s'il s'agit d'un défunt homme. Cela s'effectue pieusement selon un cérémonial défini par le coran, on lave d'abord la tête, puis les membres, en procédant de droite à gauche avec de l'eau purifiée, puis le tronc est savonné et rincé à trois reprises, enfin on parfume avec des aromates les parties du corps qui touchent le sol lors de la

---

9 David Le Breton, « Le cadavre ambigu : approche anthropologique », *Études sur la mort,* 2006/1 (n° 129), p. 79-90. DOI 10.3917/eslm.129.0079.

10 Aicha Lkhadir dans une recherche anthropologique dirigée par Laurence Kotobi intitulée *Pudeur et diversité culturelle dans le soin* réalisée au CHU de Bordeaux et soutenue par la Fondation de France, 2015/2017.

prosternation du défunt devant son créateur. Ces rites purificatoires amorcent les rites de séparation qui sont la condition de son cheminement dans le monde des morts, faute de quoi, considère-t-on, l'âme du défunt ne montera pas au ciel, il errera parmi les vivants. La mise en linceul parachève le rituel de purification ; le linceul est un drap blanc neuf acheté et réservé à cet effet bien avant l'heure du trépas pour certains.

La médecine et la culture face à la mort ailleurs et ici

Les savoir et pratique de la médecine et de l'hôpital ont été exportés lors de la colonisation notamment, et de façon plus actuelle par les interventions humanitaires et la globalisation de la pensée. Notre premier exemple concerne une enquête anthropologique dans un hôpital à Madagascar[11] où j'ai analysé comment se déroulent les soins hospitaliers dans un environnement où la pauvreté, le défaut d'organisation des équipes, la carence de la protection étatique, le manque de formation aux sciences humaines influencent grandement les soins médicaux. Cette analyse permet par conséquence de montrer que la pratique médicale, si elle n'est pas accompagnée d'un savoir-faire anthropologique, s'avère violente et injuste. Les malentendus soignants-soignés sont alors amplifiés par la différence sociale, linguistique, culturelle : c'est un constat que nous pouvons faire sous nos cieux occidentaux et qui s'amplifie dans d'autres. À propos de la mort à Madagascar, nous pouvons affirmer que le corps mort n'appartient jamais à l'hôpital, comme dans nombre de pays.

Dans cet hôpital malgache, la mort était bien sûr omniprésente du fait d'un niveau technique et d'une pauvreté générale qui empêchaient la réalisation de soins de qualité. Si la personne mourrait, son corps était aussitôt enlevé par la famille, même si la personne était arrivée seule et apparemment sans famille, même si la famille habitait loin. Si la personne percevait que sa mort était proche ou tout au moins que les soignants étaient impuissants à le soigner, il sortait de l'hôpital contre tout avis. Ceci étonnait les soignants qui se plaignaient que des frais puissent être engagés pour des funérailles plutôt que pour des soins médicaux. Cependant le message était très clair. Mourir à l'hôpital pouvait engendrer l'indignité du fait d'un mauvais traitement du corps. Ensuite, un défunt doit être rituellement traité pour assurer la survie du groupe et faire perdurer le flux vital qui est transmis aux générations suivantes. Ainsi la logique communautaire prévaut sur une logique individualiste médicale.

La catastrophe de l'épidémie d'Ebola au Congo puis en Guinée Conakry est notre deuxième exemple : elle a démontré comment l'urgence et la nécessité absolue de protection ne pouvaient faire disparaître la

11 Claire Mestre, *Maladies et violences ordinaires dans un hôpital à Madagascar*, Paris, L'Harmattan, 2015.

nécessité des rituels funéraires[12]. Dans l'affolement de l'épidémie où tant de professionnels y ont laissé la vie, où l'urgence dictait le traitement utile des cadavres par la mise en sac anonyme, des rumeurs sont nées mettant en doute l'intervention et la légitimité des « blancs » en les accusant de maltraitance à l'égard des morts[13]. Ces rumeurs risquaient de mettre en déroute les efforts visant à stopper la propagation du virus à partir des morts notamment. Sous l'impact de recherches anthropologiques[14], l'OMS (Organisation mondiale de la Santé) donna des instructions pour « encourager l'inclusion de la famille et du clergé local » pour l'enterrement du défunt infecté. Ces instructions visaient à respecter les fonctions apotropaïques des rites. Michèle Cros conclut ainsi que les populations ne sont pas fermées à l'évolution de leurs pratiques funéraires, mais l'ignorance de « la paix des vivants » à la mort d'un des leurs s'avère une bombe à retardement freinant l'acceptation du savoir scientifique.

La question se pose également en France et en Occident. Comment respecter les rites et pratiques d'autrui, surtout quand ils sont indispensables à la survie et à la paix du groupe ?

En fait, la question ne s'énonce pas exactement de cette façon pour les soignants hospitaliers : dans le meilleur des cas, ils souhaitent pouvoir délibérer leurs soins sans heurter la susceptibilité culturelle et religieuse d'autrui ; les situations de conflits où la « culture » viendrait s'opposer à la pratique médicale existent mais sont assez rares. La conférencière Isabelle Levy, connue pour son travail[15] sur la culture à l'hôpital, désigne de façon claire l'interstice dans lequel peuvent exister « les croyances » dans la doxa républicaine hospitalière : la laïcité à la française n'est pas un déni des croyances religieuses, elle permet la liberté de croyance personnelle dans les limites de la loi et du respect de la Charte de la personne hospitalisée (1995), en excluant donc le prosélytisme. Ainsi, une personne hospitalisée peut pratiquer son culte dans les limites de la réglementation et respecter les préceptes religieux « dans la mesure du possible ». Cette pratique cultuelle ne doit pas perturber la dispensation des soins et leur qualité, ni aller à l'encontre des règles d'hygiène, ni troubler la tranquillité des patients hospitalisés et de leurs proches, ni porter atteinte au fonctionnement régulier du service. Nous verrons comment la question culturelle face à la mort s'introduit dans la fin de vie et ne concerne pas que la pratique cultuelle et religieuse.

---

12 L'anthropologue Michèle Cros ayant été témoin des ravages du SIDA en Afrique de l'Ouest conclut que la connaissance médicale du virus et de sa propagation n'exclut pas la nécessité de dispendre des soins au cadavre pour la paix des vivants.

13 Michèle Cros, « Du Sida à Ebola : rites de mort à fonction apotropaïque », *L'autre, cliniques, cultures et sociétés,* 2015, vol. 16, n°3, p. 263-274.

14 https://shsebola.hypotheses.org/articles.

15 Sa bibliographie est riche à propos de la culture à l'hôpital avec notamment son livre de guide de pratiques religieuses, adressé aux soignants et plusieurs fois édité : Isabelle Levy, *Guide des rites, cultures et croyances à l'usage des soignants,* Paris, De boeck / Estem, 2013.

Rites de mort, pour la paix des vivants… ou la quête de la mémoire

Une société ne peut vivre sans rites, toute notre vie en est tissée, écrit Louis Vincent Thomas[16]. Le rite apparaît et s'accompagne d'une assurance pour maîtriser l'épisodique et l'aléatoire, il permet de dépasser l'angoisse de l'incertitude ; l'anthropologue écrit également que tout rituel s'apparente au rituel magique en raison de l'efficacité symbolique qu'on lui prête[17].

L'approche anthropologique nous amène logiquement à une relativité culturelle de la question de la mort et de ses rites, qui semblent effectivement pensés et vécus différemment selon les contextes et les époques et imposent des analyses qui en tiennent compte. Les questions de la mort et de la culture sont intimement liées. La mort est un fait culturel par les représentations qu'on en fait, les attitudes qu'elle génère et les croyances qu'elle suscite. Chaque culture façonne ses morts à sa manière, nous disent les anthropologues. Les rites funéraires – comme le déclare Philippe Ariès dans son ouvrage *L'homme devant la mort* – sont inséparables de la conception que les hommes se font de la mort et les attitudes qui en résultent. Dans cette perspective, on ne peut pas aider une personne mourante ou une personne en situation de deuil, encore moins la comprendre si on ignore le système socioculturel auquel elle appartient ou auquel elle se réfère. Pour exemple, dans les cultures maghrébines, les représentations de la mort et les rites funéraires sont marqués dans leur élaboration par la religion musulmane.

Toute mort dépourvue de rites est considérée comme une mort anonyme. Le témoignage suivant illustre bien ce propos[18] : « Ma fille est tombée malade à l'âge de 35 ans. Elle avait sept enfants. Mon petit-fils qui ne souhaitait pas qu'on la soigne avec *doua dial l'arab* (médecine arabe), a demandé qu'on l'hospitalise. Elle est restée deux mois à l'hôpital Averroès mais sans que son état ne s'améliore. Puis, elle est morte un samedi dans la nuit. On ne me l'a annoncé que le dimanche matin. Je me préparais d'ailleurs à aller la voir ce jour-là. J'ai failli devenir folle. C'est une mort doublement atroce, on n'a pas tout essayé pour elle. En plus, personne des siens n'était là pour l'aider à prononcer la *chahada* (attestation de la foi et témoignage que le mourant doit prononcer avant l'expiration) et lui mettre quelques gouttes d'eau dans la gorge. Rien de tout cela. Elle est morte n'importe comment. Je ne suis pas contre la mort. Je sais que c'est quelque chose qui nous attend tous. On n'est que de passage sur terre. Ce qui me fait souffrir et que je n'oublierai pas tant que je vis, c'est la manière dont elle est morte. Oui c'est cela qui m'attriste. Elle est morte dans l'anonymat, comme si elle n'avait pas de famille, comme si elle n'avait pas de religion. Je n'arrive pas à m'y faire. Je prie Dieu, jour et nuit, pour qu'il m'aide à surmonter cette peine. Je ne

---

16 Louis Vincent Thomas, *Rites de mort. Pour la paix des vivants*, Fayard, Paris, 1985, p. 7.

17 *Ibid.*, p. 8.

18 Ce témoignage est issue du travail de Aicha Lkhadir, *Mal, maladie et thérapeutiques au Maroc, le cas de Casablanca*, thèse de doctorat anthropologie et ethnologie, 1998, sous la direction du Pr Sory Camara, Université Bordeaux 2, Tome 1, p. 8.

comprends pas comment mon petit-fils ait pu avoir une telle idée. Si c'était quelqu'un d'autre, je ne le lui aurais jamais pardonné.... ». À travers ces paroles, notre interlocutrice semblait plus affectée par la mort à l'hôpital que par la mort en elle-même. Le décès de sa fille à l'hôpital engendrait, selon elle, le non respect des rituels de la *chahada*[19] et de « l'eau », qui, dans la culture arabo-musulmane doivent précéder l'expiration. Elle considérait aussi que sa fille était décédée d'une manière anonyme, c'est-à-dire sans assistance religieuse ni familiale. Cela impliquait, selon elle, que l'on doit mourir chez soi, afin que les rituels qui précèdent la mort puissent être respectés. Ses propos sous-entendaient également que les gens qui recourent à l'hôpital risquent de perdre le bénéfice d'une assistance traditionnelle (spirituelle et familiale).

En effet, dans les cultures maghrébines, les proches, la famille voire la communauté sont tenus d'assister aux derniers instants du mourant. Ces moments représentent des temps forts de la vie collective. Ils correspondent à une attention particulière accordée au moribond pour l'échange des pardons et l'écoute de ses dernières volontés qui lui permettent de confier certaines choses, de donner certains conseils, voire de régler certains problèmes avec son entourage propre. Il est question, ici, de ce que l'on appelle d'un point de vue anthropologique « le rituel d'agonie ». Ce faisant, les vivants se trouvent dans des conditions qui favorisent le travail de deuil face au « cataclysme intérieur », expression choisie par Freud[20] pour mettre en évidence les effets provoqués par la mort de l'être aimé.

Nos expériences respectives au sein de la consultation de la médecine transculturelle montrent l'importance qu'accordent les migrants aux rites dans l'accompagnement de leurs proches. Ne pas pouvoir y participer du fait de l'éloignement génère dans la plupart des cas une grande souffrance qui se traduit par des sentiments de culpabilité et très souvent par des deuils dits pathologiques. Nous nous rappelons de cette patiente d'origine marocaine qui n'avait pas pu assister aux funérailles de son père, décédé suite à un grave accident de voiture. Il s'en était suivi une très grave dépression. Pendant son suivi psychothérapeutique au sein de notre consultation qui dura environ deux ans, elle évoqua à maintes reprises ses regrets et ses remords de ne pas avoir assisté son père et entendu ses dernières paroles. Elle le voyait régulièrement en rêves lui demandant de prendre soin de sa propre mère et de ses filles. Elle nous faisait souvent part de ses peurs de mourir de façon « anonyme » comme son père sans assistance familiale et religieuse. Elle décida au bout de quelques mois de suivi d'offrir des linceuls aux personnes ayant perdu un membre de leur famille. Ce geste créé par la

---

19 La *chahada :* le premier des cinq « arkan » (piliers) de l'Islam. Il consiste en une formule qui atteste l'adhésion à la religion musulmane et que tout mourant de cette religion a le devoir de prononcer avant de rendre l'âme. Cette formule est la suivante « je témoigne qu'il n'existe qu'un seul Dieu et que Mohamed est son prophète ».

20 *Op. cit.*

patiente et soutenu par notre équipe lui avait permis de traverser le deuil et de se réconcilier avec elle-même concernant sa grande culpabilité.

Nous aidons ainsi certain(e)s patient(e)s à créer et faire des gestes qui comptent dans cette traversée du deuil. La mort d'un des leurs n'a pas été accompagnée par les rites nécessaires à la paix des hommes et des défunts ; cette absence rituelle est souvent en lien avec des circonstances graves qui ont entravé la vie sociale telle que la guerre. La personne, généralement, a fui le danger, sans avoir pu prodiguer des gestes et sans avoir pu partager des moments de chagrin avec les siens. Elle se retrouve en exil, loin des siens, dans la solitude et l'accablement. Lors des soins psychothérapeutiques, nous élaborons avec eux la possibilité de faire des gestes : sacrifices, prières, messes, bougies allumées, récitations de psaumes ou de versets coraniques... Ces ébauches rituelles vont mobiliser des pensées et une dynamique symbolique réconfortantes ; elles s'accompagnent aussi d'analyses des rêves en lien avec le mort, le rêve étant de façon quasi universelle, l'espace de rencontre et de transaction avec les morts[21].

La mort à l'hôpital

En Occident, en France, ainsi qu'en témoigne un grand nombre d'auteurs tels Louis Vincent Thomas[22], Edgard Morin[23], Philippe Ariès[24] Jean Baudrillard[25], Patrick Baudry[26] et tant d'autres qui publient des ouvrages établissant un identique constat : la mort est un sujet qui embarrasse ou que l'on fuit, un phénomène technique essentiellement médicalisé. Les ouvrages de ces auteurs ont en commun la critique des sociétés dites modernes où on évacue la mort[27]. Cependant, la dimension culturelle et humaniste est une question qui ne laisse pas indifférent, ni les soignants, ni les administratifs qui gèrent l'hôpital. Si les références médicales dominent cette question, sous les obligations de l'hygiène et de l'efficacité thérapeutique, il n'en demeure pas moins qu'elle suscite des créations de nouvelles pratiques et des recherches. C'est cela qui est paradoxal : la médicalisation crée des situations inédites en sauvant des vies, elle nourrit l'individualisme et pourtant elle incite à une réflexion sur elle-même et à l'émergence de nouvelles

---

21 Nous renvoyons le lecteur à notre article sur l'accompagnement d'un jeune sierra léonais endeuillé par la mort de son père lors de la guerre qui a ravagé ce petit pays, voir Claire Mestre et Aicha Lkhadir, « Psychothérapie et religion, histoire d'un adolescent survivant de la guerre civile en Sierra Léone », *Convocation thérapeutique du religieux,* Massé et Benoist (dir), Paris, Karthala, 2002, p. 385-402.

22 Louis Vincent Thomas, *Rites de mort. Pour la paix des vivants*, Fayard, Paris, 1985.

23 Edgar Morin, (1976), *L'homme et la mort*, Paris, Seuil, 1997.

24 *Op. cit.*

25 Jean Baudrillard, *L'échange symbolique et la mort*, Paris, Seuil, 1976.

26 Patrick Baudry, *La Place des morts. Enjeux et rites*, Paris, Armand Collin, 1999.

27 Nous en avons pour preuve que la mort à l'hôpital demeure de nos jours cachée : on doit s'assurer par exemple qu'aucun vivant n'emprunte l'ascenseur au moment où on mène les cadavres à la morgue qui est dans les sous-sols.

pratiques culturelles, même si dans ses objectifs techniques elle n'aurait que faire de la culture. Nombre de médecins s'émeuvent des conditions dramatiques du mourir à l'hôpital et se sont engagés dans leur amélioration[28] depuis plusieurs années. D'autres travaux anthropologiques et sociologiques sont venus éclairer la tragique condition de mourant à l'hôpital : ils ont eu comme conséquence d'alerter les soignants et de les contraindre à réfléchir et innover.

Il existe différentes façons de mourir à l'hôpital : dans les services de réanimation, dans les services médicaux dont certains sont dédiés aux soins palliatifs, dans les maternités pour la mort des fœtus, et dans bien d'autres services... Dans ces différentes situations, l'accompagnement humain culturel et rituel ne sera pas le même.

Le travail précis et passionnant de la sociologue Nancy Kentish-Barnes[29] lève le voile d'un lieu de mort mystérieux et peu connu du grand public : la réanimation. Elle révèle que le moment de la mort est sous haute décision et maîtrise médicales, même si il existe une petite part de négociation avec les familles ; celles-ci dans les faits sont protégées des processus décisionnels. La « culture » se loge dans la culture du service de réanimation, marquée par des pratiques médicales dépendant du patient et de la pathologie et d'un cadre juridique strict, ce qui n'épargne pas les soignants de l'horreur de la mort et de la crainte d'un problème médico-légal. Elle s'incarnerait dans une réflexion philosophique cohérente et des décisions prises dans la collégialité d'un service. Ceci est loin d'être évident et délivré de tout conflit : la personnalité d'un médecin, l'accumulation d'une expérience, l'engagement d'une équipe donnent la tonalité à une fin de vie hautement médicalisée.

Dans le service de réanimation médicale du CHU de St-André, le médecin responsable et riche d'une expérience de 18 ans dans ce domaine, accompagne son travail d'une réflexion au sein de son service, encadré par celles, nationales, des réanimateurs. Ses perspectives visent, dans le respect de loi Léonetti, d'associer l'ensemble de son équipe et les familles dans l'accompagnement des patients et les décisions de fin de vie. Les écrits de Nancy Kentish-Barnes, le compagnonnage avec d'autres médecins préoccupés par la fin de vie à l'hôpital, l'ont amené à une réflexion profonde et sensible à l'importance de cette notion de culture. Celle-ci s'incarne dans la présence, au sein de cet univers très technique, des familles, et des acteurs spirituels tels les aumôniers (de toute religion). Il accepte la présence des personnes, en nombre et en heures, au-delà de ce qui est normalement toléré : il est possible que plus de deux personnes soient présentes au chevet du mourant, 24 heures sur 24. Il cite l'importance des objets dans la salle, comme les

---

28 Nous citerons les réflexions du médecin Édouard Ferrand accusant un retard dans la prise en charge palliative des mourants à l'hôpital en France, voir http://www.sfap.org/actualite/enquete-elipse, pour les principaux résultats.

29 Nancy Kentish-Barne, « Mourir à l'heure du médecin. Décisions de fin de vie en réanimation », *Revue française de sociologie* 2007/3, vol 48, p. 449-475. DOI 10.3917/rfs.483.0449.

décorations, les photos, les cailloux pour les bouddhistes, mais aussi les chants et les prières, les massages, dans le respect de l'hygiène obligatoire. La nourriture pose des problèmes inhérents à la technique de réanimation comme l'intubation. Il a jusqu'à accepté la présence d'un chien pour une jeune fille ! Cette volonté de coopération de ce médecin se fait avec des liens de confiance avec son équipe et une disponibilité à leur égard ainsi qu'aux familles. Un livret *La fin de vie en réanimation* a été édité pour les familles afin d'expliquer leur place dans le service, ainsi que toutes les phases qu'ils auront à affronter : des prises de décision de fin de vie, de l'accompagnement dans la mort sur un plan physique et religieux, aux étapes psychiques du deuil.

La mort scandaleuse des fœtus, enfants en devenir, devenus précieux dans notre monde, a nécessité aussi de réfléchir, outre au devenir du corps fœtal, à de nouveaux accompagnements notamment à l'égard des parents. Ces morts et les pratiques qui leur succèdent sont très intéressantes d'un point de vue anthropologique. Elles démontrent combien la science médicale occidentale étend la notion d'être vivant digne d'être pleuré et respecté, et combien des pratiques codifiées de la mort fœtale répondent aux demandes des familles et aussi au sens demandé et soutenu par les professionnels : ils proposent ainsi aux familles de voir le corps du fœtus, de le prendre dans les bras, de posséder une photographie, de procéder à un enterrement individuel ou à une crémation collective ; ce sont de nouveaux gestes destinés à soutenir le deuil des familles, mais également à faire entrer le fœtus dans notre humanité. L'équipe de la maternité de Pellegrin à Bordeaux a édité un livret *Le deuil périnatal. Paroles des parents et de professionnels,* avec l'aide de parents. Il se nourrit de l'expérience riche de cette équipe et du témoignage des parents. Il propose une traversée, de l'annonce de la nécessité d'une interruption médicale de grossesse, à l'entrée de l'enfant dans un processus d'humanisation : le prendre dans les bras, assister à sa toilette ; l'entrée du disparu dans la mémoire parentale s'appuie sur des gestes : avoir des photos, garder de menus objets comme le bracelet de naissance ; la phase finale est l'enterrement ou la crémation. À cet égard, les femmes migrantes que nous avons accompagnées dans ces moments cruels sont souvent étonnées de la façon dont nous traitons ces êtres et pour autant ne rechignent pas à se les approprier après une période de stupéfaction. En effet, dans nombre de cultures où la mort infantile est très présente, où les limites de la vie ne sont pas encore conditionnées par la technique, « on ne pleure pas un enfant ». Cependant cet exemple démontre que les personnes étrangères sont soumises à une acculturation qu'ils peuvent accepter.

Enfin, il y a la mort banale dans les services de médecine. Comme pour les services de réanimation, l'attention à l'accompagnement humain et culturel dépendra de la cohérence interne de l'équipe, de sa formation, des sensibilités présentes et de son aisance avec les ingrédients qui participent à ce moment comme la religion et la culture. Cet accompagnement vers la mort d'un patient, qui est souvent bien connu du service (à cause de sa pathologie chronique), est fortement encadré spatialement, légalement et médicalement en fonction des règles de l'hygiène. Selon le principe de la laïcité, connu de tous, la chambre est un espace privé, et le souhait de pratique religieuse est respecté. Ainsi, le patient et sa famille mettent les objets qu'ils souhaitent et sont avertis des heures des messes et du passage possible des aumôniers. Après avoir rencontré des professionnels de services de médecine de l'hôpital St-André, certains points m'ont semblé être sujets à conflits et/ou négociations entre les familles et les soignants. L'accueil des familles ne semble pas toujours adéquat du fait de l'espace étroit de l'hôpital ; l'accompagnement nécessitant du temps, ce sont sans surprise les infirmier(e)s et les aide-soignant(e)s qui sont au plus près des besoins familiaux, le(la) psychologue et l'assistant(e) social(e) jouant un rôle important ; le cadavre est au centre d'un partage entre les soignants qui ont l'obligation de faire des gestes où aucun témoin familial n'est accepté, et entre les familles qui peuvent revendiquer une pratique rituelle. Ainsi, les négociations existent, elles se font sur les temps informels (rencontres dans les couloirs) avec une administration qui peut céder sur les obligations d'hygiène, et entre les professionnel(le)s également plus ou moins sensibilisé(e)s aux demandes familiales. La présence d'un imam lors de la toilette du corps, le transport du corps mort d'un des « gens du voyage » sans mise en bière, sont les exemples donnés. Toutefois, des conflits et des tensions peuvent exister s'exprimant par une agressivité venant des familles qui devra être comprise et désamorcée ; ils naissent d'une incompréhension de la place de chacun. La violence possible de la mort à l'hôpital, contenue dans l'expression « mourir comme un chien », c'est-à-dire seul, est intégrée par chacun. Un espace de régulation est offert aux soignants où peuvent être repris les moments de difficultés.

Notre équipe transculturelle a déjà été appelée par des équipes pour des situations générant de l'angoisse pour tout le monde telle que la mort d'un étranger sans famille, ou ne parlant par le français. Les enjeux sont l'accompagnement humain et religieux, la possibilité de transmission vers une famille lointaine, et le respect du souhait du retour du corps vers la terre d'origine. Présence d'interprètes professionnels, appel aux aumôniers, appel à des associations communautaires (non sans risque de rupture de la confidentialité) sont autant de gestes « bricolés » par les équipes avec notre aide.

Culture palliative d'accompagnement des mourants

Dans un service palliatif, il n'y a pas ou peu de mystère sur l'issue du séjour : les soins sont pensés pour la fin de la vie, et les soignants y sont ainsi très investis. Ainsi, comme dans le service des soins palliatifs à St-André, c'est l'ensemble de l'équipe sous la direction très engagée du chef de service, qui engendre une culture de fin de vie hospitalière. Ce qui est envisagé, c'est ce qu'on pourrait appeler « une bonne mort ». Pour l'atteindre, toute une réflexion se déploie dans l'accueil des familles, la participation des bénévoles, et le sens donné à cette activité particulière pour les soignants.

La bonne mort hospitalière est encadrée par la loi Léonetti, bien sûr, et par la volonté de ne pas laisser souffrir le patient, la mauvaise mort étant par opposition, la vision intolérable d'une souffrance psychique et physique qu'on ne peut apaiser, ou bien la mort dans la solitude. Les familles peuvent venir à toute heure, des lieux leur sont dédiés, dont le « salon des familles ». Une grande attention est donnée à leur accueil, (ainsi qu'aux proches qui n'en seraient pas), et à leur accompagnement : toute manifestation de difficultés est saisie par l'équipe. La différence culturelle est appréhendée par ce qui contrarie peu ou prou cette organisation : des familles qui demanderaient que leur mourant ne soit pas « assommé » par les médicaments. Ceci suggère que la conception de la bonne mort, dans certaines cultures, est celle qui se déroule yeux grand ouverts pour notamment dire au revoir aux siens, transmettre les dernières volontés, les héritages, et dénouer les conflits. D'autres familles arrivent en grand nombre, avec leur habitus bruyant pour montrer le chagrin, ou bien avec des groupes religieux dont les membres ne se présentent pas, ce qui bouscule l'atmosphère paisible du service.

La venue de bénévoles démontre la volonté d'ouverture à des personnes non soignantes mais accompagnatrices. Cette présence a été vécue, observée et analysée par Frédérique Drillaud[30]. L'intention de ces associations de bénévoles est l'ouverture des lieux institutionnels à de « simples » citoyens, qui peuvent rechercher auprès des mourants et des lieux de soins une « métamorphose » de leur vie. Le passage de la mort d'autrui serait donc un moment de transformation pour ceux qui sont à leur chevet. L'intention de ces bénévoles rejoint en fait celles des professionnels mais d'une façon complémentaire (sans l'estampillage technique et professionnel) : faire de la fin de vie un moment de réussite. Mais que signifie une fin de vie réussie ? Il se décline de plusieurs façons : pour l'équipe, il s'agit d'accompagner la personne et sa famille vers une sorte de « récapitulation » de sa vie : un génosociogramme est, par exemple, proposé ; l'équipe est également attentive au confort, propice à l'apaisement de la fin. À cet égard, les soignants ont créé une association dont la naissance est contemporaine de celle du service, dont le but est l'amélioration du confort des patients et de leur famille par des achats de matériels. Les bénévoles se dotent d'une mission d'accompagnement spirituel qui se définit dans une série de questions que la proximité de la mort impliquerait : « Qu'est-ce qui va rester de ce passage que j'ai fait ? Qu'est-ce que je vais laisser ? Qu'est-ce que j'ai transmis ? Qu'est-ce que j'ai raté ? », et dont les réponses permettraient de dégager sens et valeur à la vie passée[31].

La spiritualité est la place laissée par le soin médical et rendue possible grâce à la notion de laïcité. Frédérique Drillaud note que le sous-entendu de cette répartition dénote la crainte de parler du religieux, même si la

30 Frédérique Drillaud, *Enquête de sens sur le fil d'Ariane : au cœur de l'accompagnement de la souffrance spirituelle ou existentielle en fin de vie. J'ai mal à ma vie*, mémoire de recherche présenté en vue de l'obtention du Master 2 Recherche, Université de Bordeaux, 2016.

31 *Ibid.*, p. 65.

participation des religieux est possible (ce qui dans les faits est assez rare d'après le témoignage d'un aumônier), la laïcité étant associée de façon erronée à l'anticléricalisme.

Ainsi, l'accompagnement de la personne en fin de vie est très individualisé, « globalisé », car incluant les soins physiques, psychiques et désormais spirituels, termes plus valorisés que religieux. On parle de « besoins spirituels », ce petit (ou grand) plus que la médecine ne peut assouvir, cependant qu'il n'est jamais fait allusion à des « besoins culturels ». Le besoin spirituel s'apparente à la quête du sens, non pas du devenir après la mort, thème par excellence religieux, mais du sens de la vie à l'aube de la mort, d'une « plus-value symbolique »[32]. L'idée dominante suggérée est qu'après la vie sur terre, il n'y a que néant. L'invisible n'est pas. La mort est une perte sèche, et la question spirituelle et par extension culturelle ne concerne que les vivants. Le sens de la fin de vie permet la construction du destin individuel sur terre, soit la possibilité de construire un récit de sa propre vie comme sens ultime de son existence. Ce but demeure au fond le projet de tous les membres, professionnels ou pas, de ce lieu, ce qui est en fait un vœu partagé par l'ensemble de la société. Le devenir dans l'au-delà, s'il existe bien sûr pour certaines personnes, n'est pas du domaine collectif, mais de l'extrême singularité avec, en plus, la coexistence désormais acceptée de religions différentes : chrétienne, musulmane, bouddhiste, etc. La vérité religieuse a disparu de notre société, et chacun bricole sa propre spiritualité. Ceci n'exclut pas le fait que chaque famille, après la mort à l'hôpital, vivra un autre moment ritualisé, celui des pratiques funéraires, qui se sont diversifiées et adaptées à la personnalité du défunt et à ses vœux[33].

Les rites hospitaliers incluant les gestes des soignants, la venue des tiers autre que la famille, sont alors compris comme une aide à la souffrance, et non comme une pratique sociale ou culturelle du devenir des morts. Ils ne sont pas la mise en scène d'une transmission collective de valeurs, de croyances, une forme de réponse au devenir après la mort. La mort est un anéantissement, laissant toutefois la place à des croyances individuelles. Tout ceci est assumé collectivement et n'en demeure pas moins une angoisse écrasante pour le mourant et ceux qui l'accompagnent.

En effet, mon expérience[34] dans l'accompagnement de professionnels des soins palliatifs montre que ces derniers sont régulièrement laminés par la souffrance et la mort vécus par les patients et leur entourage. Leur forte implication dans l'humanisation des derniers moments de vie ne va pas toujours de soi. Travailler dans les soins palliatifs, c'est être confronté à l'autre qui est éprouvé par la maladie et la douleur et à tous les questionnements existentiels que suscitent chez chaque être humain les fins de vie. Donatien Mallet responsable d'une unité de soins palliatifs témoigne dans son article de cette souffrance : « Nous souffrons de voir ces corps morcelés, modifiés,

---

32 *Ibid.*, p. 54.

33 Marie-Frédérique Bacqué (dir), *Mourir aujourd'hui. Les nouveaux rites funéraires,* Paris, Odile Jacob, 1997.

34 Aicha Lkhadir.

remaniés et sans cesse attaqués par une maladie qui refuse toute limite. Nous souffrons d'entendre l'appel, le geignement, le cri ou le silence de celui qui ne peut plus parler. Nous souffrons en accueillant le récit, l'histoire parfois la genèse du mal qui semblent trouver leur origine dans une matrice où se mêlent abandon, violence, confusion, haine et déstructuration. Nous souffrons de voir les proches tour à tour tourmentés, agressifs, manipulateurs et faussement indifférents. Nous souffrons de la mort de l'autre, de l'absence répétée, des deuils inachevés. Comment ne pas ressentir notre solitude, notre fragilité, notre manque ? »[35]. Partant de ces propos, il est à remarquer, à l'écoute des soignants travaillant dans les soins palliatifs, qu'ils ne s'enferment pas dans cette souffrance sans limites. Pour y pallier, ils créent de façon régulière, chacun à sa manière, des gestes et des rites qui leur permettent de dépasser les désarrois du « réel ». Ainsi qu'en témoigne un soignant : « Bien que les gens viennent ici pour mourir, que les familles soient épuisées et soient parfois demandeuses à ce que ça termine, je me dois de traiter le mourant comme sujet à part entière et lui rappeler à ma façon son appartenance au monde des vivants, à prêter une attention particulière à ses désirs et si la mort survient, je fais souvent un geste qui me semble important et pour lui et pour moi ».

Le traitement du cadavre n'y est pas différent des autres services, il est balisé par la distribution des gestes entre les professionnels et la famille, ceux des professionnels du service prenant fin au dépositoire. Après la mort d'un patient, la question de ce qui reste n'est pas absente pour les professionnels. Dans le service de St-André, l'équipe est très concernée par le ressenti des familles endeuillées, qui ont la possibilité de revenir dans des réunions encadrées par deux psychologues. Les membres de l'équipe sont sensibles aux restes laissés par le défunt : ils partagent des paroles, qu'ils peuvent écrire sur un tableau, des mots, des sensations, des menus objets. Ces traces sont gardées parfois très longtemps et l'on tarde à se débarrasser de certaines, garantes du souvenir. Ainsi les placards et les murs du service de soins palliatifs sont des gardiens des souvenirs, comme le seraient des albums photos dont on oublierait progressivement les noms des visages. La chambre du défunt reste vacante 24 heures[36] avant qu'un nouveau ne vienne l'investir. Les restes concernent aussi la présence invisible de la personne décédée comme son odeur et son parfum.

Ainsi, comme le décrit très bien le magnifique article du médecin Isabelle Richard[37], l'irruption de la mort dans un service, que ce soit un lieu spécifique ou pas, nécessite aux soignants de réfléchir à leurs pratiques pour donner du sens pour tous, les soignants comme les familles, à ce moment unique de la vie de chacun. Dans le meilleur des cas, il s'agit bien d'une

---

35 Donatien Mallet, « Soins palliatifs à l'heure où la médecine est confrontée à ses limites », *Bioéthique du début à la fin de vie*, ETVDES- SER, Hors-Série, Paris, 2009, p. 220.

36 Avant, la vacance d'un lit était de 48 heures. L'administration, sous la contrainte financière, l'a diminuée.

37 Isabelle Richard, « Mourir à l'hôpital », M.-F. Bacqué (dir), *Mourir aujourd'hui. Les nouveaux rites funéraires*, Paris, Odile Jacob, 1997, p. 119-147.

inventivité dans l'accord et les liens avec les familles, les gestes dispensés à l'égard des mourants et de l'enveloppe corporelle qu'ils laissent. L'auteur note très justement que chacun puise dans un héritage familial « traditionnel » pour prodiguer des gestes qui prennent soin. La question culturelle et rituelle naît du travail collectif, c'est la seule condition. Elle permet aux soignants de trouver du sens, mais aussi d'accomplir une séparation douloureuse d'avec certains patients très investis. Cependant le devenir des morts en termes religieux ou spirituels appartient à l'intimité et ne se dit pas, et également aux familles qui, une fois sorties de l'hôpital, accompliront les rites religieux ou athées qui leur conviennent.

L'aspect transculturel demeure toutefois une difficulté pour les soignants : comment comprendre des attitudes et un habitus auxquels ils ne sont pas habitués, tels que l'expression du chagrin des familles, la notion de la bonne mort, le traitement du corps, et la nécessité de la veillée du corps ? Du côté des patients migrants, ils se retrouvent lors de la maladie, et encore plus sur le seuil de la mort, dans une évaluation contrainte de ce qu'ils sont devenus au regard de ce qu'ils attendaient et ce qu'ils espéraient de leur migration. Quelles que soient les raisons de la migration, l'espoir de mieux vivre en est toujours le ressort. Le lien à l'institution est alors décisif. En l'absence de réassurance suffisante, certains patients migrants sont débordés par des sentiments de stigmatisation et de déchéance, tels que nous pouvons l'entendre dans nos consultations. La révolte se manifeste alors par un refus de soins. Dans notre consultation, il nous arrive d'accueillir de telles situations qui nécessitent alors une médiation avec le service soignant. La migration suppose un long travail psychique, des réaménagements des enveloppes psychiques pour que la vie prenne sens dans un nouvel environnement où certaines représentations et symboles du monde d'avant sont devenus caducs et inopérants. C'est ce que l'on appelle sur le plan anthropologique l'acculturation. Lors d'un événement tel que la maladie grave, ou bien lors du pressentiment de la fin de la vie, les valeurs et les représentations qui animaient l'avant migration peuvent revenir, et se mêlent à celles qui ont été acquises. Il y a donc un fort réaménagement psychique, qui expose à une souffrance profonde s'il n'est pas accompagné. Car la menace la plus grave dans la migration provient de la solitude. Il s'agit alors de rechercher un tiers pour faire face à la violence de la mort nue en hôpital. La dimension religieuse permet de répondre à la question du devenir pour les croyants, même si les services sont souvent timorés à proposer une présence religieuse.

Ainsi, la culture autour de la mort s'invente dans les services hospitaliers. Elle lutte de façon rude et âpre contre l'infamie et la violence que génère la mort dans la solitude. Le sens de la mort est en effet menacé par la domination de la technicité médicale et l'individualisme porté à son paroxysme dans l'univers blanc institutionnel. Cette culture composée est sanglée par les protocoles hospitaliers et ne peut s'exprimer sans la volonté d'une équipe qui va se former et s'organiser pour que puissent prendre place pleinement la place due aux morts et leurs familles, celle due à la mort et les questions qu'elle suscite. Elle accompagne les protagonistes de la fin d'existence : le mourant, ses proches et les professionnels. Tous sont en quête et ont besoin de pratiques profondément humaines qui donnent sens, réconfortent et permettent à ceux qui restent de continuer à vivre et aux professionnels de poursuivre leur labeur. À l'issue de notre expérience et de nos enquêtes, quelques ingrédients semblent nécessaires à l'émergence d'une culture vivante : outre la formation et l'accompagnement pluridisciplinaire des équipes comprenant l'anthropologie, la collaboration avec les familles, les représentants des cultes et des associations sont essentielles. La culture s'incarne dans des petits gestes, des échanges de mots, de bienveillance, sans craindre, dans le respect de la laïcité, d'aborder la question religieuse. Les lieux de paroles, avec les familles, entre professionnels sont indispensables pour inventer, dénouer les contradictions personnelles, laisser se dissoudre et se transformer la peur et le chagrin en des promesses de vie. L'évolution du sens de la mort est inexorable : le néant nous attend, et la matérialité de notre vie moderne ne laisse aux défunts qu'une place intime et individuelle logée dans les souvenirs. Cependant, la fin de vie apparaît comme une question essentielle : à ce moment-là, se joue la transformation d'une existence en un destin et en un récit qui se partage avec ceux qui sont là, les professionnels prenant ainsi une place de choix. Une attention accrue aux plus vulnérables est nécessaire, tels que les migrants ou les personnes esseulées. L'attention à la langue parlée[38], aux rites religieux, aux dernières pensées et mots sources de transmission, est alors extrêmement précieuse. Mais il reste du travail pour que tout cela soit une évidence pour l'hôpital. L'institution se veut soignante, mais nous ne devons jamais oublier qu'elle est porteuse de violence, qui, si nous n'en amenuisons pas son impact, ôte l'humanité à ceux qu'elle prétend soulager. L'enjeu n'est pas que financier, il est aussi d'être un lieu de vie et de créativité même (et surtout ?) lors des moments entourant la mort.

38 Au CHU de Bordeaux, on peut faire appel à des interprètes professionnels.

Bibliographie

ALLOUCH (Jean), *Érotique du deuil au temps de la mort sèche*, Paris, EPEL, 1995.

ARIES (Philippe), *Essais sur l'histoire de la mort en Occident du Moyen Age à nos jours*, Paris, Éditions du Seuil, 1975.

BACQUÉ (Marie-Frédérique) (dir), *Mourir aujourd'hui. Les nouveaux rites funéraires,* Paris, Odile Jacob, 1997.

BAUDRILLARD (Jean), *L'échange symbolique et la mort*, Paris, Seuil, 1976.

BAUDRY (Patrick), *La Place des morts. Enjeux et rites*, Paris, Armand Collin, 1999.

CROS (Michèle), « Du Sida à Ebola : rites de mort à fonction apotropaïque », *L'autre, cliniques, cultures et sociétés,* 2015, vol 16, n°3, p. 263-274.

CHEBEL (Malek), *Le corps en Islam,* Paris, Quadrige/PUF, 1984.

DRILLAUD (Frédérique), *Enquête de sens sur le fil d'Ariane : au cœur de l'accompagnement de la souffrance spirituelle ou existentielle en fin de vie. J'ai mal à ma vie*, Mémoire de recherche présenté en vue de l'obtention du Master 2 Recherche, Université de Bordeaux, 2016.

FREUD (Sigmund), (1915), « Deuil et mélancolie », *Métapsychologie*, Paris, Gallimard, 1968.

KENTISH-BARNES (Nancy), « Mourir à l'heure du médecin. Décisions de fin de vie en réanimation », *Revue française de sociologie,* 2007/3, vol 48, p. 449-475. DOI 10.3917/rfs.483.0449.

LE BRETON (David), (1990), *Anthropologie du corps et modernité,* Paris, PUF, 1992.

LE BRETON (David), « Le cadavre ambigu : approche anthropologique », *Études sur la mort* 2006/1 (n° 129), p. 79-90. DOI 10.3917/eslm.129.0079.

LKHADIR (Aicha), *Mal, maladie et thérapeutiques au Maroc, le cas de Casablanca*, thèse de doctorat anthropologie et ethnologie, sous la direction du Pr Camara, Université Bordeaux 2, 1998.

LEVY (Isabelle), *Guide des rites, cultures et croyances à l'usage des soignants*, Paris, De boeck/Estem, 2013.

MESTRE (Claire), Lkhadir (Aicha), « Psychothérapie et religion, histoire d'un adolescent survivant de la guerre civile en Sierra Léone », *Convocation thérapeutique du religieux,* Massé et Benoist (dir), Karthala, 2002, Paris, p. 385-402.

MESTRE (Claire), *Maladies et violences ordinaires dans un hôpital à Madagascar*, Paris, L'Harmattan, 2015.

MESTRE (Claire), « Deuil et survie. Clinique et littérature contemporaines ». *Le bon passage. Etudes réunies par Danielle Bohler. Eidôlon*, Bordeaux, Presses universitaires de Bordeaux, 2016, n° 118, p. 183-194.

MESTRE (Claire) (dir), *Bébés d'ici, mères d'exil,* Toulouse, Erès, 2016.

MALLET (Donatien), « Soins palliatifs à l'heure où la médecine est confrontée à ses limites », *Bioéthique du début à la fin de vie*, ETVDES- SER, Hors-Série, Paris, 2009.

MORIN (Edgar), (1976), *L'homme et la mort*, Paris, Seuil, 1997.

RICHARD (Isabelle), « Mourir à l'hôpital », In Bacqué M.-F. (dir), *Mourir aujourd'hui. Les nouveaux rites funéraires,* Paris, Odile Jacob, 1997, p. 119-149.

THOMAS (Louis Vincent), *Rites de mort. Pour la paix des vivants*, Fayard, Paris, 1985.

Bibliographie

Laurence Cimar

La loi Leonetti : du droit à l'éthique

Résumé : Confronté aux situations de fin de vie, le droit se suffit-il à lui-même, parvient-il à lui seul à guider la décision médicale dans le sens du meilleur intérêt du malade ? Ne convient-il pas de prendre en compte les valeurs et considérations éthiques pour interpréter, compléter, parfois même adapter les règles de droit dans ce contexte d'extrême vulnérabilité ? Cette démarche se révèle aujourd'hui essentielle pour l'application effective du droit qui demeure, quoi qu'il en soit, bien délicate dans ces instants d'humanité si singuliers.

Mots-clés : droit, normes, éthique, humanité, fin de vie, patient, famille, médecin.

The Leonetti Law: from Law to Ethics

Abstract: When faced with the end of life subject matter, is the legal frame sufficient to guide medical decisions regarding the patient's best interest?
Are the laws as well as judges compelled to refer to values and ethical considerations to interpret, supplement and sometimes even adapt rules of law in this context of extreme vulnerability?
This approach proves to be paramount to the enforcement of the law which is, in any event, a rather difficult process in such a singular moment of humanity.

Keywords: Law, Legal standards, Ethics, Humanity, End of life, Patient, Family, Doctor.

« L'absence de dispositions émotionnelles réduit la relation éthique à autrui à la sécheresse d'une pure obéissance formelle à la loi »
P. Le Coz, *Petit traité de la décision médicale*, Seuil, Paris, 2007, p. 84.

1. Mouvement cyclique ?

Il est certes plus habituel d'envisager le passage de l'éthique au droit comme en témoignent les réflexions du Conseil d'État, dans son célèbre rapport publié en 1988 et consacré aux *Sciences de la vie - De l'éthique au droit*[1]. Il y était rappelé que « les faits tels qu'ils apparaissent aujourd'hui appellent donc le droit. Ils ont auparavant suscité l'éthique »… Et ils semblent désormais imposer à nouveau l'éthique. Faut-il pour autant y voir un retour de l'éthique ? Cela supposerait que l'on eût perdu de vue ces valeurs sous la masse de normes édictées depuis la fin du XXe siècle. Or cette réflexion procéderait manifestement d'une interprétation abusive du rôle du droit et de son impact concret sur les pratiques professionnelles, lesquelles ne se sont semble-t-il jamais départies de ces principes. En outre, semblable interprétation conduirait aussi à mettre en opposition droit et éthique, alors qu'il convient plutôt de concilier les deux sources.

2. De l'opposition à la complémentarité

Ainsi, n'est-il pas pour le moins excessif de considérer que la référence faite au principe de bienfaisance par le Conseil d'État dans l'affaire Lambert constituerait une « fausse note (…), une perche tendue aux médecins. Le principe de bienfaisance appartient au vocabulaire éthique : le CCNE l'invoque constamment dans ses avis sans, je dois l'avouer, que j'en comprenne très bien la consistance et la portée. Fallait-il pour autant en faire une règle juridique en le reprenant dans l'arrêt ? Je n'en suis pas certain et doute que sa mention en éclaire le sens ou apporte grand-chose au raisonnement juridique »[2]. Or il n'est aucunement question de faire de ce principe de bienfaisance une norme juridique à part entière. Cette valeur innerve en réalité toutes les règles de droit en ce domaine[3] et permet de les interpréter, d'éclairer le juge, et au-delà les professionnels de santé, sur le sens de la norme appliquée à la situation particulière de fin de vie. Car en effet, « l'activité

---

1 V. Étude du Conseil d'État, *Sciences de la vie - De l'éthique au droit*, La Documentation française, Notes et études documentaires, n°4855, 1988, p. 10.

2 D. Truchet, « L'affaire Lambert », *AJDA* 2014.1669, v. *infra* n°8.

3 « Il revient au droit, non de dire l'éthique, mais d'édicter une réglementation qui respecte l'éthique », M. Baudrac, G. Delaisi de Parceval, V. Depadt-Sebag, « Repenser la prohibition de la GPA ? », *D.* 2008.434.

biomédicale relève cumulativement de l'ordre éthique et de l'ordre juridique, non opposé »[4]. « Le droit relatif à la biomédecine, dès lors qu'il puise dans l'éthique, plus précisément dans la bioéthique, la raison d'être des règles qu'il formule ne peut se construire dans l'ignorance de la douleur de ceux dont il va régler la situation »[5]. « Mais ce droit positif est capable, on le sait, du meilleur comme du pire, donc il lui faut des références et le soutien d'une morale qui le guide dans la quête inlassable du juste »[6].

3. Une complémentarité nécessaire…

Le droit peut être une traduction, un moyen d'extériorisation de l'éthique mais ne la remplace pas. Là où la règle de droit générale et abstraite trouve ses limites, l'éthique lui apporte la précision ou la souplesse qui lui font défaut pour trouver à s'appliquer à l'espèce[7]. Et d'ailleurs, « les situations problématiques au plan éthique se situent dans des zones d'incertitude juridique ou bien lorsque des logiques de valeurs contradictoires sont à l'œuvre »[8]. Il semble donc que « la conscience éthique s'éveille lorsque la pensée est en crise. Elle émerge lorsque les normes et les codes de déontologie ne suffisent plus à nous éclairer »[9]. Parce que toute situation singulière mérite un regard pluriel, le droit tire son humanité de l'interprétation éthique que l'on veut bien en faire. Cette référence à l'éthique permet finalement d'évaluer l'équité du droit. « Cela se traduit par le devoir d'obéissance, ou de résistance dans les situations dans lesquelles le droit comme justice formelle ne traduit pas le droit comme équité ou justice naturelle »[10].

4 … Face à une normativité excessive

L'évidence imposerait donc de ne pas consulter un texte, un code, un protocole, une recommandation de bonne pratique sans interroger sa conscience… Cette mise en norme de l'humain, cette recherche effrénée de

---

4 G. Mémeteau, « La place des normes éthiques en droit médical », *RRJ*, 1988 et du même auteur « Recherches irrévérencieuses sur l'autorité juridique des avis du CCNE », *RRJ* 1989.

5 V. Depadt-Sebag, « La procréation *post-mortem* », *D.* 2011.2213.

6 C. Labrusse-Riou, « Postface. Les fruits d'une expérience », in *Écrits de bioéthique,* Paris, PUF, « Quadrige », 2007, p. 417, n°18.

7 V. E. Allain, « L'humain derrière le juridique », *AJ Pénal* 2014.97 : « parce que le droit est un ensemble de règles établies par des hommes pour régler des situations humaines, ce n'est pas une science exacte et il est donc sujet à interprétation » ; J. Léonetti, *RFDA* 2014.696, qui précise que les notions légales ne sont pas figées pour tenir compte de la singularité des situations qui « s'accommode mal de dispositifs trop contraignants ».

8 Recommandations de bonnes pratiques professionnelles, « Le questionnement éthique dans les établissements et services sociaux et médico-sociaux », *ANESM*, 2010, p. 19.

9 J.-F. Mattei, http://www.medethique.com/IMG/pdf/forum13.pdf. V. aussi CCNE, « Questionnement pour les états généraux de la bioéthique », avis n°105, 2008, p. 3.

10 Recommandations de bonnes pratiques professionnelles, préc., p. 16.

la bonne classification, médicale ou juridique[11], peuvent paraître faussement réconfortantes. Elles conduisent inexorablement à une pratique dépersonnalisée, à une objectivation du corps, à une standardisation des soins et à une négation de la subjectivité et de la singularité du malade[12]. Le risque est alors d'aboutir à un acte qui ne soit ni médicalement, ni éthiquement pertinent[13]. En découlera une déshumanisation de la relation médicale, une déresponsabilisation du soignant qui se retranchera derrière des règles abstraites plutôt que d'assumer ses décisions en conscience. La médecine y perdra certainement son âme[14]... Or « la loi n'invite pas le médecin à être bardé de certitudes mais, au contraire, à être toujours en proie à ce doute sans lequel il n'est de démarche éthique (...) »[15].

5. De l'insuffisance du droit...

Il est donc question d'éthique, de valeurs subjectives qui s'entrechoquent avec des normes objectives[16]. Et en effet, « la détermination par le droit des pratiques qui relèvent du geste des soignants est un périlleux exercice. La loi s'exprime avec difficulté, trop consciente que la question de la fin de vie est inhérente à la dignité de la personne »[17]. Et qu'on ne se leurre pas, « toute loi nouvelle, même bien écrite, est toujours éprouvée par des hypothèses inédites »[18], et pour cause : « l'humanité est l'universel incarné dans le singulier, non le général répété dans des cas particuliers interchangeables »[19]. Dans cette relation d'humanité ultime avec le patient en fin de vie, le praticien se doit de rejeter tout automatisme, donc toute référence à la norme générale affirmative qui ne laisserait place au doute, à l'interrogation, à l'appel à la

---

11 V. E. Azria, « Connaissance, incertitude et décision dans la pratique du soin : de la nécessité de décider », in *Traité de Bioéthique*, dir. E. Hirsch, ERES, 2010, p. 709.

12 A. Abensour, « L'éthique en médecine, une nouvelle compassion face à l'indifférence moderne », in *Traité de Bioéthique*, dir. E. Hirsch, ERES, 2010, p. 71-72, qui parle de « banalisation et de réification du patient, menaces permanentes dans le contexte de la médecine moderne ». V. également CCNE, « Fin de vie, arrêt de vie, euthanasie », avis n°63, 2000, p. 2.

13 E. Azria, préc., p. 710.

14 J.-F. Richard, A. Zielinski, « Y-a-t-il un savoir de l'Ethique ? », *SFAP* 2015, p.7s ; C. Joly, J. Matos, « La mise en normes de l'homme menace-t-elle les soins palliatifs ? », *ibid.*, p.58-59. http://congres.sfap.org/sites/default/files/pdf/Nantes2015/actes-2015.pdf.

15 J.-R. Binet, « Affaire Lambert : arrêt de traitement suspendu », *Dr. famille* 2014. Comm.141. V. sur la question de l'incertitude en médecine, R. Aubry, Préface *Du soin à la personne*, Clinique de l'incertitude, dir. F. Barruel et A. Bioy, Dunod, 2013.

16 J. Habermas, *De l'éthique de la discussion*, Champs essais, Flammarion, Paris, 1992, p. 17.

17 E. Terrier, « Première lecture de la loi Leonetti 2 créant de nouveaux droits en faveur des malades et des personnes en fin de vie », *Gaz. Pal.* 201613GPL261x82016-03-29.

18 G. Raoul-Cormeil, « Les personnes protégées et les dispositifs d'anticipation sur la fin de vie médicalisée », *Dr. famille* 2016, dossier 35. Encore faut-il effectivement que les textes soient « bien écrits » : v. A. Denizot, « L'art du copier-coller », *RTDCiv.* 2016.941, à propos des textes d'application de la loi du 2 février 2016.

19 A. Abensour, préc., p. 81.

conscience, « car le droit des malades peut ne pas toujours être son bien dans sa situation »[20].

6. … À l'abus de droit

Ne pas céder à la tentation de « l'alibi juridique »[21] pour ne pas accroître la juridicisation de la décision médicale. Toute décision médicale motivée par une crainte processuelle est nécessairement mauvaise et peut non seulement nuire au patient, mais aussi se retourner *in fine* contre le médecin[22]. Un abus de droit qui peut même conduire au déni, alors que « décider est une nécessité en ce domaine, un devoir du soignant », expression de sa responsabilité[23]. Ne plus oser prendre la décision médicale qui s'impose conduit immanquablement à une « judiciarisation de l'acte médical »[24] en ce qu'il est finalement ordonné par le juge. Outre l'affaire Lambert, face émergée du contentieux, les contestations en justice se rapportant à l'appréciation de l'obstination déraisonnable dans des décisions de limitation ou d'arrêt de traitement, notamment relatives à l'alimentation ou l'hydratation artificielles, se multiplient[25]. Les fondements et arguments avancés se révèlent parfois violents, qui qualifient d'inhumains ou dégradants des traitements qui n'auraient dû rester que médicaux et bienfaisants[26]. Où l'on demande désormais aux juges d'apprécier la validité, et bientôt la pertinence d'une décision médicale[27]. Or « derrière toute décision de justice, il y a des êtres humains qui sont directement impactés »[28] et si l'on n'y prend garde, l'intérêt du patient pourrait bien être le grand oublié de l'affaire... Les derniers textes n'amélioreront pas la situation, l'appréciation du caractère manifestement inapproprié des directives anticipées constituant une probable nouvelle « source de conflits à venir entre les professionnels et les familles, (…) elle rapprochera les juges du chevet du mourant », alors que « l'enjeu du texte est tacitement d'éloigner le juge »[29]…

---

20 R. Schaerer, *A la rencontre de l'éthique*, Préface Guide pratique des textes de référence, O. Paycheng, S. Szerman, éd. HDF, 2006, p. 7.

21 R. Fragkou, « De l'euthanasie aux soins palliatifs : la nécessité d'une réponse au-delà du strict droit positif », *Médecine & Droit* 2012, p. 92.

22 G. Mémeteau, « Le juge ignorant la médecine », *Gaz. Pal.* 2014, n°39, p. 12 et s.

23 E. Azria, préc., p. 710.

24 G. Mémeteau, « Le juge ignorant la médecine », préc., *ibidem.*

25 CAA Marseille, 4 oct. 2007, n°05MA03291, inédit ; TA Paris, 8 fév. 2008, n°0422986, inédit ; CAA Marseille, 12 mars 2015, obs. I. Hogedez, *AJDA* 2015.861.

26 TA Strasbourg, 7 avril 2014, n°1401623, inédit.

27 Sur les difficultés d'appréciation, notamment en réanimation néonatale, CAA Marseille, 27 mai 2015, *RFDA* 2015.574. V. aussi G. Mémeteau, « Le juge ignorant la médecine », préc.

28 E. Allain, préc.

29 E. Terrier, préc. et v. *infra*, n°12.

7. De la nécessité de l'éthique

Ainsi, « se borner à respecter la décision d'un malade sans prendre le temps d'indiquer les traitements alternatifs, d'en expliquer les procédures et effets secondaires, ni se soucier des motivations plus ou moins rationnelles qui conditionnent le refus du traitement, c'est l'abandonner à son sort. Le soignant se retranche derrière une position défensive où l'application du principe d'autonomie encourage la réduction de la médecine à un service faisant appel à des compétences techniques, mais non à des compétences humaines. La dimension éthique inhérente à l'art médical est niée »[30]. Le soignant se doit donc de repenser l'acte médical au regard de la situation concrète de son patient, quand bien même il lui paraîtrait le plus adéquat au regard de sa pathologie[31]. Cela suppose de prendre le temps de l'échange, le premier soin étant finalement d'établir la relation à l'autre[32]. Mais le temps est problématique dans la pratique médicale, d'ailleurs « certains professionnels sont tellement dans l'action qu'ils n'ont plus le temps de penser »[33]… Dès lors si l'éthique conduit le professionnel à s'interroger sur le sens de la démarche de soin[34], politiques et juristes doivent aussi se questionner sur le sens de la règle de droit qui ne saurait aller à l'encontre de « l'intérêt supérieur du patient »[35]. Et c'est cette démarche qui doit être entreprise dans l'application des règles de droit se rapportant à la fin de vie, même si à la différence d'autres textes[36], les dispositions du Code de la santé publique issues des lois de 2005[37] et de 2016[38] n'opèrent pas de renvoi exprès à l'éthique.

---

30 C. Pelluchon, *L'autonomie brisée. Bioéthique et philosophie*, Paris, PUF, 2009, p. 32. V. également R. Schaerer, préc., p. 9 : « L'éthique dans la pratique des soins est en effet la plus haute définition de notre responsabilité. Quand on est malade, on s'attend à une compétence professionnelle sans faille faite de savoir, d'expérience, d'habileté et de prudence. Mais on s'attend aussi à autre chose : être reconnu dans sa qualité d'être humain, de semblable et de semblable fragile, exposé, menacé ».

31 C. Peyrard, « De quoi la sédation est-elle le nom ? », *RISP* 2014 ; 29 (1), p. 24.

32 C. Jestin *et alii*, « Sédater ou ne pas sédater ? », *Méd. Pallia.* 2016 ; 15, 347-353.

33 P. Basset, « Les équipes de soins palliatifs sont souvent sollicitées pour une participation à la réflexion éthique », Edito, *RISP* 2014 ; 29 (1), p. 1.

34 V. C. Pelluchon, préc. et P. Ricoeur, « La prise de décision judiciaire et médicale, le juste et l'éthique médicale », *Médecine & Droit* 1999, n°35, p. 1.

35 *Guide sur le processus décisionnel relatif aux traitements médicaux dans les situations de fin de vie*, Comité de Bioéthique, Conseil de l'Europe, nov. 2013, p. 15. (http://www.coe.int/t/dg3/healthbioethic/conferences_and_symposia/Guide%20FDV%20F.pdf).

36 V. not. art. L. 3211-4, CSP : « Un protocole thérapeutique pratiqué en psychiatrie ne peut être mis en œuvre que dans le strict respect des règles déontologiques et éthiques en vigueur » ; art. L. 2141-1, CSP : « (…) Les critères d'inscription des procédés biologiques utilisés en assistance médicale à la procréation portent notamment sur le respect des principes fondamentaux de la bioéthique prévus en particulier aux articles 16 à 16-8 du code civil (…) » ; art. L. 2151-5, CSP : « Un protocole de recherche conduit sur un embryon humain ou sur des cellules souches embryonnaires issues d'un embryon humain ne peut être autorisé que si : (…) Le projet et les conditions de mise en œuvre du protocole respectent les principes éthiques relatifs à la recherche sur l'embryon et les cellules souches embryonnaires ».

37 Loi n° 2005-370 du 22 avril 2005 *relative aux droits des malades et à la fin de vie*, *JO* 23 avril 2005.

8. La référence à l'éthique – L'obstination déraisonnable

La manifestation la plus éclatante de la nécessaire, mais implicite, référence à l'éthique concerne la notion d'obstination déraisonnable. Car en effet, se demander si le traitement est vain, s'interroger sur la justification et le bien-fondé de sa poursuite montre « qu'en pratique, la notion d'obstination déraisonnable est à la fois médicale, éthique et juridique »[39]. Le Conseil d'État dans l'affaire Lambert[40] a en ce sens sollicité l'avis du Comité consultatif national d'Éthique[41] et d'autres instances médicales qui confirmèrent l'existence « d'un choix clinique et d'un choix éthique, inséparables certes lorsqu'il s'agit de penser la vie et la mort d'autrui… »[42]. Il faut effectivement se demander « à partir de quand cette obstination de bien faire, soutenue par le principe éthique de bienfaisance pourrait-elle devenir déraisonnable évoquant même au plan éthique, une maltraitance par un acharnement thérapeutique ? »[43]. Cela « relève donc du principe général de la recherche du 'juste soin' »[44]. Et cette quête peut s'avérer très délicate, face notamment à un traitement particulièrement agressif et à risques infectieux multiples, telle une trachéotomie, qui semble écarter toute idée de bienfaisance, mais qui, s'il n'était pas réalisé, engendrerait un sentiment de maltraitance à l'égard du patient… Faut-il alors s'émouvoir, s'offusquer de voir le Conseil d'État affirmer que « le médecin doit, dans l'examen de la situation propre de son patient, être avant tout guidé par le souci de la plus grande bienfaisance à son égard » ? Bien loin d'une « fausse note »[45], le Conseil d'État s'est prononcé « au-delà du droit (…), ne cherchant pas à se forger une opinion purement technique (…), mais davantage à dégager une approche éthique de l'obstination déraisonnable (…). La préservation de la dignité du malade, sur fond scrupuleux d'éthique, guide donc le juge administratif dans l'appréciation délicate de la légalité de la décision médicale »[46]. « Le prétoire a ouvert ses portes au discours éthique. (…) [car] la science ne pouvait s'interpréter sans conscience, (…) la parole juridique ne pouvait être sourde à la parole de l'éthique »[47]. La Cour européenne des droits de l'Homme, « pleinement consciente de l'importance des problèmes soulevés par la présente affaire, qui touche à des questions

---

38 Loi n° 2016-87 du 2 février 2016 *créant de nouveaux droits en faveur des malades et des personnes en fin de vie*, JO 3 fév. 2016.

39 G. Mémeteau, « Décider de la mort d'autrui », *LPA* 4 avril 2014, n°68, p. 7 ; S. Beloucif, « Questions éthiques et fin de vie », *Médecine & Droit* 2011, p. 86.

40 CE, ass., 24 juin 2014, n° 375081. V. not. *JCP G* 2014, 825; *AJDA* 2014, p. 1669; *D.* 2014, p. 1856.

41 V. *RFDA* 2014. 657 à 702.

42 G. Mémeteau, « L'affaire Lambert », *Médecine & Droit* 2014.

43 *RFDA* 2014.692.

44 J. Léonetti, obs. ss. Aff. Lambert, *RFDA* 2014.696.

45 *Supra*, n°2.

46 H. Pauliat *et alii*, « Affaire V. Lambert : au-delà de la légalité, la volonté du patient », *JCP A* 2014.2284.

47 F. Vialla *et alii*, « Affaire V. Lambert : les maux de la fin », *Médecine & Droit* 2014.

médicales, juridiques et éthiques de la plus grande complexité »[48] a validé ce raisonnement. Les fondements de sa motivation se trouvent d'ailleurs dans les principes éthiques énoncés par le Guide européen *sur le processus décisionnel relatif aux traitements médicaux dans les situations de fin de vie*[49]. Où l'on regrettera que ces relents d'humanité exprimés par les juges suprêmes n'aient pas encore saisi ceux qui s'obstinent à prendre la justice à témoin pour contester la décision d'arrêt de traitement…

9. La référence à l'éthique – Les décisions de non mise en œuvre, limitation et arrêt de traitement

Il paraît ainsi essentiel que les décisions médicales dites de LATA fondées sur l'existence d'une obstination déraisonnable[50] prennent en compte l'incidence des connotations sociales, sociétales, culturelles voire religieuses pour le patient et son entourage[51]. C'est alors une possibilité qui s'ouvre pour le soignant, et non une obligation, car le législateur souhaite lui conserver une marge d'appréciation afin de déterminer s'il s'agit bien là de la meilleure démarche médicale[52], sous peine de n'être qu'un simple exécutant passif. Mais cela suppose toutefois de mettre le professionnel en capacité de déterminer la solution la plus adéquate pour le patient, celle qui du moins s'avère la moins mauvaise pour lui. Il lui faut donc avoir instauré une relation de confiance suffisamment poussée avec la personne en fin de vie et sa famille. Savoir si la décision respecte l'autonomie du patient, si elle se révèle bienfaisante pour lui ou en tous les cas non malfaisante au regard de sa situation, n'est pas chose aisée. Décider de maintenir une dialyse alors qu'elle n'apporte plus aucun bénéfice, qu'elle se révèle même inconfortable, parce que la famille a pu indiquer à l'équipe de soins que leur proche souhaitait pouvoir retourner au pays pour y mourir et qu'il faut permettre ce dernier voyage grâce au traitement de suppléance, illustre bien le dilemme auquel sont confrontés les soignants : médicalement injustifié mais humainement essentiel… La prise en charge de la souffrance existante ou induite par cette décision est alors une nécessité et la recherche de la technique la plus adaptée passera aussi par le dialogue, l'échange des points de vue et des ressentis livrés pendant ce cheminement commun.

---

48 CEDH 5 juin 2015, n° 46043/14, Lambert et a. c/ France, §181. V. not. *JCP G* 2015, 805 et A. Claeys, « L'affaire Lambert à l'épreuve du choc des convictions et des exigences de l'éthique et du droit », *RGDM* 2015, n° 57, p. 79 et s.

49 « Guide sur le processus décisionnel relatif aux traitements médicaux dans les situations de fin de vie », préc., p. 7 et 9.

50 Art. L. 1110-5-1 et L. 1111-4, CSP.

51 S. Beloucif, préc., p. 88.

52 C. Bergoignan Esper, « La loi du 2 février 2016 : quels nouveaux droits pour les personnes malades en fin de vie ? », *RDSS* 2016.296.

10. La référence à l'éthique – La sédation

Initialement, le CCNE justifiait le recours à la sédation par des considérations éthiques : « le strict respect de la loi ne doit pas conduire à des situations plus douloureuses et plus violentes que son non-respect ; (...) Cette manière de procéder est avant tout de nature à permettre, dans l'intérêt du patient, une décision plus juste ; elle peut aussi cantonner ou supprimer le risque que des professionnels qui auraient agi avec compétence, diligence et humanité fassent l'objet de poursuites. (...) En conclusion, le CCNE estime qu'un patient doit pouvoir, s'il le demande, obtenir une sédation continue jusqu'à son décès lorsqu'il est entré dans la phase terminale de sa maladie »[53]. Si pour certains la reconnaissance d'un droit encadré à la sédation profonde et continue[54] procède effectivement d'un « souci humaniste de bienfaisance »[55], d'autres s'interrogent en revanche sur l'instauration dissimulée d'une « euthanasie douce », faisant remarquer que si en 2005, le législateur avait apporté une réponse médicale à un problème médical, il a en 2016 fourni une réponse plus politique s'inscrivant dans un compromis sociétal[56]. Il faudra par conséquent veiller à ce que la pratique de la sédation ne soit pas déviée, volontairement ou non, de sa finalité et réalisée par confort ou facilité, voire manque de créativité[57], le tout sous couvert du respect de la volonté du patient en fin de vie...

11. La référence à l'éthique – La volonté de la personne

La loi de 2016 participe au renforcement du principe d'autonomie par la prise en compte accrue de la volonté du patient, en fin de vie ou non d'ailleurs, quel que soit son état, quels qu'en soient les moyens (directives anticipées, témoignages de la personne de confiance, de la famille ou des proches). La modification de la formulation de l'article L. 1111-4 du Code de la santé publique illustre parfaitement cette évolution en posant pour le soignant « l'obligation de respecter » la volonté du patient, même si cette nuance terminologique ne semble rien changer juridiquement par rapport au texte initial[58]. La rédaction nouvelle laisse toutefois entendre que la précédente ne permettait pas d'assurer le respect de ce droit fondamental et se veut donc plus marquante pour le corps médical pourtant peu enclin à se laisser dicter sa conduite. Il reste toutefois que d'autres dispositions légales

---

53 CCNE, « Fin de vie, autonomie de la personne, volonté de mourir », avis n°121, juin 2013, p. 39 et 47.

54 Art. L. 1110-5-2, CSP.

55 *Ibid*, n°20.

56 « La loi du 2 février 2016 créant de nouveaux droits en faveur des malades et des personnes en fin de vie », Y.-M. Doublet, *Les petites affiches* 201656PA201605603.

57 C. Jestin *et alii*, préc.

58 Formulation antérieure : « doit respecter »... V. not. sur ce point J.-R. Binet, « Présentation de la loi créant de nouveaux droits en faveur des malades et des personnes en fin de vie », *Dr. famille* 2016, dossier 34, n°11, à propos des refus de transfusions sanguines émis par des témoins de Jéhovah.

ou réglementaires posent en ce domaine des obligations pour les professionnels, corollaires des droits nouveaux reconnus aux patients[59]. Aussi faut-il espérer que ce vocabulaire ne conduise pas à opposer les deux partenaires, car le patient, lorsqu'il se trouve en pleine capacité de décider, est le meilleur juge de sa qualité de vie. Le seuil de l'acceptable ou de l'inacceptable est subjectif, malgré les critères objectifs posés par la médecine, la loi et la jurisprudence. La valeur d'une vie ne se décrète pas…

12. La référence à l'éthique – Les directives anticipées

Celles-ci, malgré leur caractère désormais contraignant, pourront exceptionnellement faire l'objet d'une appréciation dans un contexte particulier, lorsqu'elles « apparaissent manifestement inappropriées ou non conformes à la situation médicale »[60]. La procédure collégiale permettra de s'interroger sur le sens de ces directives, en adéquation avec les circonstances, même si la formulation législative peut paraître bien peu éclairante[61]. Ainsi se demandera-t-on si l'on se trouve bien dans la situation qu'avait envisagée le patient lors de leur rédaction, si l'on respecte vraiment son autonomie en les appliquant alors. Se posera la question de savoir si cet acte invasif initialement écarté par le malade pour éviter toute prolongation de la vie à ces stades ne se révèlerait pas bienfaisant pour lui par le confort qu'il est susceptible de lui apporter ou s'il n'est question que de lui permettre de passer un cap, qui n'est pas encore le dernier, mais qui peut lui donner la possibilité de maintenir une certaine vie relationnelle avec ses proches… Ce souci de bienfaisance et de respect de l'autonomie du patient se rencontre dans le formulaire type établi par l'arrêté du 5 août 2016[62] qui propose au rédacteur de rédiger des informations ou souhaits ne relevant pas de l'objet des directives, mais qui sont susceptibles d'éclairer les soignants sur la volonté exprimée. Donner des informations sur sa situation personnelle, familiale, sur ses convictions religieuses peut effectivement guider dans l'interprétation des directives, si ces précisions n'ont pu être précédemment recueillies[63]. Les informations diffusées par les pouvoirs publics après publication des textes d'application de la loi du 2 février 2016 rappellent ainsi que les directives anticipées « gagnent à être nourries d'un dialogue avec le médecin, et si la personne le souhaite ou l'accepte, avec la famille ou les proches », gage de l'expression d'une autonomie éclairée, et d'un souci de bienfaisance

---

59 V. art. L. 1110-5, L. 1110-5-2, L. 1110-5-3, L. 1111-12 et R. 4127-37 et s., CSP.

60 Art. L. 1111-11, CSP.

61 P. Mistretta, « De l'art de légiférer avec tact et mesure - À propos de la loi n° 2016-87 du 2 février 2016 », *JCP G* 2016. Doctr. 40, n°13.

62 *JO* 5 août 2016, NOR : AFSP1618427A.

63 Souhaiter une sédation en fin de vie parce que l'on a vu un membre de sa famille souffrir et décéder de la même pathologie constitue une illustration.

tant pour le patient que son entourage, ce à quoi contribuent les qualités *« d'écoute et d'empathie »* attendues des soignants[64].

13. La référence à l'éthique – La personne de confiance, la famille et les proches

Les déchirements familiaux, dans un moment où l'on s'attend plutôt à des rapprochements ultimes, témoignent de la difficulté d'identifier les personnes qui méritent véritablement de se voir reconnaître la qualité de protecteurs naturels[65]. Ainsi, « d'une certaine manière, un parent éloigné physiquement ou affectivement n'est pas un proche, alors qu'un étranger intime l'est indiscutablement. Il en ressort une approche renouvelée de la famille, la famille "selon la loi" fait place à une famille "selon le cœur" »[66]. Ces notions devraient donc renvoyer à la personne censée être la plus bienfaisante à l'égard du patient et la plus respectueuse de son autonomie, les deux attitudes n'étant pas incompatibles. La famille, alliée ou adversaire ? « Les membres de la famille investis d'une autorité légale ne sont pas forcément les plus légitimes au chevet de la personne en fin de vie (...). La seule hiérarchie légitime au regard du mourant est celle de son affectivité, et celle-ci peut être en opposition avec le droit »[67]. En témoigne le maintien de la tutelle confiée à l'épouse de Vincent Lambert malgré l'existence d'un conflit familial, les motifs de la décision de justice n'étant pas sans rappeler certaines valeurs éthiques[68]. D'ailleurs, faut-il y voir un lien avec le rôle désormais prioritaire dévolu à la personne de confiance qui conduit à déposséder la famille et les proches sans doute pour limiter les risques de

64 HAS, « Les directives anticipées concernant les situations de fin de vie - Guide pour le grand public », 2016 ; « Mieux accompagner la fin de vie en France – Repères à l'usage des professionnels de santé », Ministère des affaires sociales et de la santé, 2016. V. http://social-sante.gouv.fr/grands-dossiers/findevie.

65 V. not. L. Cimar, « Le lien familial en droit médical » in *Le lien familial en dehors du droit civil de la famille*, Lextenso-Fondation Varenne, « Colloques & Essais », 2014, p. 79 et A. Cappellari, *L'influence du droit de la santé sur le droit extra-patrimonial de la famille : repenser le droit français à la lumière du droit suisse*, thèse Aix-Marseille, 2014.

66 F. Kernaleguen, « Proches et fin de vie médicalisée en droit français : la famille redessinée par la perspective de la mort », in *Proches et fin de vie, étude internationale*, Bruylant, dir. B. Feuillet-Liger, 2013, p. 75-76 et 82.

67 D. Le Breton, « L'individualisation du rapport à la mort », in *Proches et fin de vie, étude internationale*, Bruylant, dir. B. Feuillet-Liger, p. 30 et 33.

68 Cass. civ. 1re, 8 décembre 2016 : la Cour met en avant le rôle bienfaisant de la femme de V. Lambert qui « a rempli ses devoirs d'épouse, s'est battue aux côtés de son mari et n'a pas failli dans sa mission de représentation », celle-ci ne s'étant éloignée postérieurement que pour fuir la pression médiatique importante dont elle a souhaité protéger son enfant. Les juges relèvent d'ailleurs qu'elle a été pendant toute la procédure fidèle à la volonté de son époux qui avait exprimé le souhait de ne pas continuer à vivre dans un état de grande dépendance, manifestation de son autonomie dont le respect est l'enjeu du débat... V. M. Saulier, « Retour sur un autre aspect de l'affaire Vincent L. : tutelle, mariage et crise familiale », *D.* 2017 p. 332.

conflit et de culpabilité[69] ? Mais encore faudra-t-il que le patient parvienne à choisir une personne extérieure au cercle le plus proche afin de garantir l'expression de sa confiance en toute neutralité[70].

14. La référence à l'éthique – L'accès aux soins de fin de vie

L'affirmation renouvelée et amplifiée d'un droit aux soins palliatifs « en institution ou à domicile »[71] pour lutter contre les inégalités dans l'accès aux soins renvoie à l'évidence au principe de justice. Même motivation pour la pratique de la sédation qui « peut être mise en œuvre à son domicile, dans un établissement de santé ou un établissement »[72] ou service accueillant des personnes âgées, avec toutefois la crainte que le manque de moyens et de formation n'aboutisse à rendre les pratiques bien peu respectueuses de l'autonomie et de la bienfaisance recherchées[73]. Où les valeurs éthiques risquent fort de s'entrechoquer à leur tour…

15. Le juriste, sans glaive…

Face à cette situation, le juriste se trouve quelque peu désarmé, notamment en comité d'éthique dont la majeure partie de l'activité reste focalisée sur des problématiques de fin de vie qui interrogent les équipes de soins. Dans ces instances de réflexion éthique internes aux établissements de santé, s'impose au juriste un mode de raisonnement qui semble parfois relever du non-droit. « On leur demande de siéger en juristes et de parler en gentilshommes »[74], de savoir le droit mais de ne pas étouffer le discours éthique de l'assemblée, bref, d'être bon public… Il est vrai que le juriste traîne dans le milieu médical une réputation « d'animal à sang froid »[75] qui ramène sans cœur des drames humains à des querelles normatives[76] ! Il peut donc avoir la tentation de tout rattacher au droit, de faire une leçon de droit et de s'en tenir à une appréciation stricte et objective des textes. Il contribuerait alors à ce mouvement de juridicisation des comités qui consiste

---

69 V. art. L. 1111-4, L. 1111-11, L. 1111-12 et R. 4127-37-1 et s., CSP. *Contra* V. P. Veron, F. Vialla, « Arrêt des traitements : deux premières applications de la loi du 2 février 2016 », *AJDA* 2017 p. 301.

70 V. L. Cimar, « Considérations juridiques sur l'expression de la volonté en fin de vie », *Médecine & Droit* 2012, p. 99-105.

71 Art. L. 1110-10, CSP.

72 Art. L. 1110-5-2, CSP.

73 V. not. D. Mallet, F. Chaumier, « Sédation profonde et continue : où en est-on ? », *La revue du praticien Médecine générale*, Tome 30, n°957, mars 2016, p. 211 ; Y.-M. Doublet, « Les dispositions réglementaires d'application de la loi du 2 février 2016 créant de nouveaux droits en faveur des malades et des personnes en fin de vie », *RDSS* 2016.1092.

74 V. en ce sens M. Lemoine, « Contre la bioéthique », *Tout prévoir*, nov. 2014, n°456, p. 16.

75 F. Vialla, *JCP G.* 2011.441.

76 J. Hauser, *RTDCiv.* 2015.581, qui poursuit toutefois en rappelant que « quand le désordre organisé règne sur le fond, la sécheresse est protectrice de la raison »…

à les confondre avec les directions juridiques des établissements. Or c'est oublier que le juriste, comme le comité d'ailleurs, doit se garder de dire qui a tort ou raison, de trancher, comme l'homme de droit aime si bien le faire, parce que l'incertitude lui est inconfortable et le déni de justice insupportable… À défaut, cela renforcerait le sentiment d'instrumentalisation ressenti lorsque le comité n'est saisi que pour se donner bonne conscience ou pour obtenir le « sceau éthique »[77]. La préoccupation et le questionnement éthiques ne sont en ce cas qu'apparences, alors qu'ils devraient être le souci quotidien au chevet du patient. Il incombe donc, plus que jamais dans les situations de fin de vie, que ces comités veillent à revaloriser le raisonnement éthique dans le processus décisionnel, tout en tempérant la seule logique médicale, juridique ou gestionnaire[78]. Le juriste doit, pour participer à cette œuvre, faire preuve d'humilité pour tenter d'être plus juste et pacifiant[79], vertus que l'on souhaiterait aussi rencontrer chez ceux qui sont également impliqués dans ces évolutions.

16. À la recherche d'une éthique médiatique

L'Ordre national des médecins rappelle avec constance que « la médiatisation de la médecine a malheureusement entraîné de nombreuses dérives dans ce domaine et favorisé une certaine 'médecine spectacle' »[80]. L'affaire *Lambert* illustre encore aujourd'hui ce manque de décence qui conduit à une « médiatisation regrettable » à propos de situations dans lesquelles l'intervention de la presse ne fait qu'exacerber les conflits, mésententes et rancœurs au sein des familles, et avec les soignants[81]. Et l'histoire se répète, le traitement médiatique de ces affaires obéissant « souvent à un scénario immuable : présentations tronquées de leur contexte, sélection et manipulation de leurs acteurs et mise à l'écart de tout protagoniste qui douterait de la sincérité de la présentation du dossier (…). La caricature et l'excès sont alors fréquemment préférés à l'analyse et à la nuance, l'imposture devient posture, le débat est sacrifié à une vision schématique et unilatérale, les exigences déontologiques élémentaires du journalisme d'investigation sont récusées. Quand le vacarme médiatique finit par retomber, ceux qui par dignité se sont tus jusque-là, rétablissent la vérité mais il est alors trop tard. L'actualité

---

77 G. Mathieu, C. Rommelaere, « Juriste au sein d'un comité d'éthique hospitalier, une formation à la bioéthique ? », *JIB* 2013, vol. 24, n°2-3, p. 149 et s. V. également, G. Mémeteau, « Le juge ignorant la médecine », préc.

78 *Ibid.*, p. 151 et G. Mémeteau, « Le juge ignorant la médecine », préc.

79 Ph. Malaurie, « L'humilité et le droit », *LPA* 2006, n°109, p. 6.

80 https://www.conseil-national.medecin.fr/article/article-73-conservation-et-protection-des-dossiers-medicaux-297.

81 http://www.academie-medecine.fr/wp-content/uploads/2014/05/Re%C2%B4ponse-saisine-Conseil-Etat-22-04-14.pdf, p.4s.

a changé et l'opinion publique a entre-temps été abusée »[82]... Un temps médiatique effectivement bien éloigné de toutes préoccupations éthiques dans ses publications sélectives ou partisanes qui font oublier que de nombreux litiges sont jugés sans bruit, à l'abri des flashs et micros[83]. Et malheureusement, la « médiatisation de cas symboliques mais rares nourrit le sentiment d'une impuissance générale et entretient l'ignorance, la mauvaise compréhension des dispositions légales »[84]. Il ne faut donc pas négliger le rôle des journalistes dans l'élaboration de la nouvelle loi « dans la mesure où ils ont largement attisé le soi-disant mécontentement des Français en vulgarisant un problème qui n'est que trop complexe »[85].

17. Le politique, l'humanité et le temps

Le temps politique est tout aussi inadapté à ces questions qui ne se prêtent pas au mouvement trépidant imposé par la volonté de laisser son empreinte[86], de satisfaire les électeurs et de répondre à cette pression médiatique. Le temps de son mandat, le politique n'a qu'une arme, et lorsqu'il la juge lui-même trop lente à atteindre sa cible, il dégaine un nouveau texte, qui mettra alors le même temps pour trouver application... Or « dix ans, pour une loi, ce n'est pas encore l'âge de raison et l'on sait qu'il faut du temps pour qu'un texte législatif soit assimilé par le corps social et devienne la morale du peuple. Plus qu'une vertu, la stabilité législative est en effet une condition de l'ordre social car, comme l'affirmait Ripert, 'la longue durée des lois en assure l'observation machinale parce que l'habitude crée la soumission volontaire. La règle de droit devient avec le temps règle de vie' »[87]. Les sociologues rappellent d'ailleurs avec justesse qu'il faut effectivement compter entre 25 à 30 ans pour que les modifications se fassent dans les pratiques professionnelles[88]. Et les prémisses d'une évolution se font sentir sur le terrain où l'on peut constater un positionnement générationnel marqué dans l'appréhension des textes juridiques et des valeurs éthiques sur les questions de fin de vie. Les jeunes générations de

---

82 J. Léonetti, Rapport d'information fait au nom de la Mission d'évaluation de la loi du 22 avril 2005, AN n°1287, 2008, T. 2, p. 173.

83 V. Not. TA Lyon, 9 nov. 2016, *D.* 2016.2345, obs. F. Vialla, P. Véron ; TA Clermont-Ferrand, 30 nov. 2016, n°1602054, inédit ; Versailles, 4 fév. 2016, *JCP G* 2016.551, obs. J.-C. Bonneau. V. P. Veron, F. Vialla, « Arrêt des traitements : deux premières applications de la loi du 2 février 2016 », préc.

84 V. « Penser solidairement la fin de vie », Rapport de la Commission de réflexion sur la fin de vie en France, préc, p.21 et ONFV, communiqué de presse 12 août 2011, qui dans l'affaire *Bonnemaison* rappelle qu'il faut faire preuve de la plus grande rigueur dans l'usage des mots...

85 L. Leboeuf, G. Marie, « Fin de vie : s'éteindre à la lumière du droit », *Les petites affiches* 2015207PA201520707.

86 V. J. Hauser, *RTDCiv.* 2015.581 qui évoque « l'activisme brouillon, paravent de l'incapacité du législateur à considérer les vrais problèmes »...

87 J.-R. Binet, préc. et G. Ripert, « Les forces créatrices du droit » : *LGDJ*, 1955, p. 2.

88 A. Bioy, « Intégrer l'incertitude en pratique clinique : nécessité et enjeux », *SFAP* 2015, p. 7, http://congres.sfap.org/sites/default/files/pdf/Nantes2015/actes-2015.pdf

professionnels de santé sont de plus en plus sensibilisées et demandeuses de repères en ce domaine. Mais malheureusement, ou heureusement, l'humanité prend du temps, contrariant le souci de rentabilité désormais inhérent, et imposé, à l'activité médicale[89]. Les soins relationnels sont de plus en plus négligés au profit des soins techniques. Moins on garde le patient hospitalisé dans un même service, mieux se portent les finances de l'établissement. Et c'est ainsi que fleurissent les « unités de sortologie[90] » qui procèdent d'une transposition de méthodes industrielles au secteur de la santé, notamment destinées à améliorer la gestion des délais des flux entrants et sortants de patients. Bien difficile d'y voir-là quelconques traces d'humanité et d'imaginer l'application de ces méthodes aux situations de fin de vie...

18. Le politique, responsable et coupable

Le remède à cette prétendue mauvaise application de la loi n'aurait-il pas plutôt consisté à donner les moyens matériels, humains, donc financiers, pour l'intégrer plus aisément dans les pratiques, et les mentalités[91] ? Souhait utopique face à ce souci de rentabilité et aux difficultés financières plus globales du système de santé ? À moins que ce ne soit le recours à la loi lui-même qui se révèle utopique en ce domaine[92] ? Mais « notre droit contemporain n'est pas un droit d'humilité ; il est souvent rempli d'ambitions orgueilleuses et d'outrances gonflées d'arrogances, lui rendant difficile de connaître et de maîtriser le réel »[93]. Et en effet, le politique devrait savoir que la loi ne règlera pas toutes les situations concrètes, encore moins la grande complexité des situations de fin de vie[94]. Elle « n'est ni omnisciente, ni omnipotente. [Et il faut savoir laisser] l'homme décider »[95]. Faire confiance à l'intime conviction du soignant qui se doit d'être respectueux de l'intime conviction de son patient ! L'avenir devrait donc être aux lois éthiques plutôt que politiques[96] car « l'inquiétude du médecin est que les lois adoptées sur ces douloureuses questions soient le résultat d'enjeux politiques alors que la fin de vie devrait être l'objectif prioritaire »[97]. La sédation n'est-elle d'ailleurs pas vue par

---

89 V. D. Sicard, *L'éthique médicale et la bioéthique*, PUF, « Que sais-je ? », 2015, p. 89 et s.

90 V. V. Fortineau *et alii*, « Analyse des potentialités et des limites du LEAN à l'Hôpital : vers une démarche d'excellence hospitalière ». *QUALITA'* 2015, Mar 2015, Nancy, France et http://fr.slideshare.net/InstitutLean France/lean-services-b-garel-chu-grenoble-ilf.

91 L. Leboeuf, G. Marie, préc..

92 V. « Penser solidairement la fin de vie », Rapport de la Commission de réflexion sur la fin de vie en France, préc., p. 96.

93 Ph. Malaurie, préc., p. 6.

94 R. Aubry, « Les nouvelles figures de la fin de vie et de la mort au XXIe siècle, générées par les avancées de la médecine : constats et débats », *RGDM* 2013.84. V. aussi C. Labrusse-Riou, « Quelques regards civilistes sur la fin de vie », in *Écrits de bioéthique*, Paris, PUF, « Quadrige », 2007, p. 235, n°9.

95 A. Cheynet de Beaupré, « Fin de vie : le mythe d'Asclépios », *D.* 2016.472.

96 D. Thouvenin, « Ethique et droit en matière biomédicale », *D.* 1985. Chron.26.

97 J. M. La Piana, « Regard d'un médecin sur la complexité de la fin de vie et le rôle des proches », in *Proches et fin de vie, étude internationale,* Bruylant, dir. B. Feuillet-Liger, p. 65. V. aussi, note 6 J.-R. Binet,

certains comme une « véritable arme politique dans la mesure où elle constitue une alternative viable à l'euthanasie »[98] ?

19. De l'abus de droit à l'abus d'éthique ?

Certes, il faudra prendre garde que trop d'éthique ne tue pas l'éthique… L'omniprésence de la « posture ou culture éthique dans les pratiques sociales »[99] qui envahit désormais tous les domaines de la vie quotidienne, témoigne de ce que l'on cherche plus aujourd'hui la bonne conscience que le bien d'autrui, cette posture éthique étant alors « réduite à un trompe-l'œil politique et sociétal »[100] ! C'est de cette éthique là qu'il convient de se méfier et de ne point abuser. Car pour le reste, comment demander au juge de ne pas se laisser emporter par passion[101], alors même qu'il est saisi de questions qui « renvoient aux interrogations fondamentales de l'humanité, au sens de la vie, à la souffrance, à la mort et à l'au-delà »[102] ? Comment attendre du législateur qu'il ne fasse pas de lois trop compassionnelles, afin de « maintenir cette distance essentielle entre l'émotion et l'instrument juridique »[103], alors qu'il convient précisément de prévoir de laisser à l'appréciation des intéressés ces choses intimes qui relèvent d'un domaine « où le non-droit est probablement plus protecteur que le droit, même si ce silence de la loi est juridiquement inconfortable »[104] ? Et peut-on enfin demander au professionnel de santé de choisir sans se soucier des jugements de valeurs des uns et des autres, des implications et convictions de chacun dans le soi-disant respect de tous, au motif qu'il ne devrait pas abuser de la liberté que lui laisse le raisonnement éthique en ne l'exposant finalement qu'à sa seule responsabilité morale[105] ? De cette éthique-là, il ne faut point craindre d'abuser…

« Fin de vie : complexité sur complexité ne vaut ! », *Dr. famille* 2015, repère 10. *Contra*, P. Mistretta, préc., n°2 et s.

98 B. Rochas, « Fin de vie, avec émotions et raison », *Jusqu'à la mort accompagner la vie* 2014/1, n° 116, p. 5-10, cité par L. Leboeuf, G. Marie, préc.

99 E.-G. Sledziewski, « Une éthique pour l'homme et le citoyen », in *Traité de Bioéthique*, dir. E. Hirsch, ERES, 2010, p. 48.

100 E.-G. Sledziewski, préc., p. 52 et 57.

101 J.-M. Coulon, « La conscience du juge aujourd'hui », in *La conscience du juge dans la tradition européenne*, PUF, 1999, p. 331 et s.

102 Concl. R. Keller, CE 24 juin 2014, *RFDA* 2014.657.

103 *Ibid.*

104 P. Maistre du Chambon, « Propos introductifs », in *Fin de vie et droit pénal – Le risque pénal dans les situations médicales de fin de fin de vie*, dir. C. Ribeyre, Coll. « Travaux de l'Institut de Sciences Criminelles de Grenoble », Cujas, 2014, p. 9.

105 *Ibid.* et CCNE, « Refus de traitement et autonomie de la personne », avis n°87, 2005, p. 5.

20. Du sens du soin en fin de vie au sens de la médecine

Ces évolutions conduisent tout naturellement à se demander si la loi du 2 février 2016 mérite d'être qualifiée de « texte d'humanité »[106] ? Sans doute pas littéralement et immédiatement, mais elle le méritera peut-être si l'on en fait une application éthique et si le politique nous en laisse le temps… Quoi qu'il en soit, ce nouveau texte « va obliger les professionnels de santé à s'interroger sur des enjeux éthiques ne se résumant pas uniquement à la situation individuelle de chaque malade, mais engageant le sens du soin, de la médecine, et la société toute entière »[107]. Car de l'application et de l'interprétation qu'ils voudront bien en faire, de l'appréhension et de l'appropriation que les patients en auront, dépendra le sort de la médecine de demain. Une médecine qui conformément à ses engagements fondamentaux continuera de répondre à des problèmes médicaux avec humanité, ou une industrie de la santé qui mettra sans scrupule sur le marché des prestations de services destinées à répondre à des demandes sociétales[108] ? Il en va donc de la responsabilité de tous, sachant que toute société a la médecine qu'elle mérite…

> « L'humilité doit nous remettre en cause. Elle commande de n'être asservi ni par soi, ni par ses idées, ni par la contemplation de son œuvre et de sa vie, de ne pas s'installer dans ses certitudes, de se remettre fréquemment en question, d'observer et sans cesse écouter les autres et, finalement, de ne croire ni en son omnipotence ni en celle des hommes, ni en *celle de la loi*. À cet égard, elle relève simplement de l'intelligence »
>
> Ph. Malaurie, « L'humilité et le droit », *LPA* 2006, n°109, p. 6.

---

106 P. Mistretta, préc., n°21.

107 C. Joly, « Repères pour une éthique en fin de vie », *Rev. Méd. interne* 36 (2015) 370.

108 V. not. L. Leboeuf, G. Marie, préc. : « il ne faudrait pas qu'une pression sociétale apparaisse au fil des ans, forçant toute personne quelque peu âgée, quelque peu handicapée, à se faire mourir sous prétexte qu'elle ne correspond pas ou plus à l'image que la société se faisait d'elle ».

Valérie Depadt

La fin de vie anticipée

Résumé : Depuis le début des années 2000, l'une des priorités du législateur réside dans le respect de la volonté du patient, cela même si ce dernier n'est plus en mesure de l'exprimer. Or, comment tenir compte de la volonté d'une personne qui n'est plus en capacité de la faire connaître ? Les mesures anticipatives ont pour raison d'être d'apporter une réponse à cette question. Ainsi, diverses institutions coexistent dans notre paysage juridique, afin de permettre aux personnes d'organiser leur vie future pour le cas où elles viendraient à ne plus pouvoir gouverner par elles-mêmes leur existence et pourvoir seules à leurs intérêts : le mandat de protection future, la désignation d'une personne de confiance et les directives anticipées.

Mots-clés : fin de vie, directives anticipées, mandat de protection future, personne de confiance.

Anticipated End of Life

Abstract: Since the early 2000s, one of the legislator's priorities has been to respect the patient's will, even if the patient is no longer able to express it. How can we take into account the will of a person who is no longer able to express it? The purpose of anticipatory measures is to provide an answer to this question. Thus, various instruments coexist in our legal landscape in order to allow people to arrange their future in the case that they are no longer able to govern their own lives and to look after their interests alone: the mandate for future protection, the designation of a person of trust and advance directives.

Keywords: End of Life, Advance directives, Mandate for future protection, Person of trust.

Lorsque l'amenuisement des facultés mentales ou physiques d'une personne l'empêchent de se gouverner seule tant d'un point de vue patrimonial que personnel, il est de la responsabilité de l'État de lui apporter aide et assistance. Or, depuis quelques années, le droit tend à protéger ces personnes dans le respect de leur volonté et dans la volonté du respect de l'autonomie qu'elles ont en partie ou totalement perdue. Pour ce faire, diverses lois ont mis en place un corpus de dispositions destinées à penser en amont de sa survenance le moment de l'extrême vulnérabilité. Ainsi, les mesures anticipatives sont les moyens de tenir compte de la volonté d'une personne qui n'est plus en capacité de la faire connaître. Pour autant, dans la recherche de la volonté de celui ou de celle qui ne peut plus l'exprimer, elles ne représentent pas la panacée. Elles sont nécessairement imparfaites et sujettes à caution car l'espace de temps écoulé entre les décisions qu'elles impliquent de leur auteur et leur exécution par des tiers laisse nécessairement douter que celui qui les a prises les maintiendrait au moment de les rendre effectives s'il en avait la possibilité. C'est pourquoi leur déclenchement n'est jamais radical ou aveugle au contexte dans lequel il a lieu.

En droit civil, la loi du 5 mars 2007 portant réforme de la protection juridique des majeurs a institué au travers du mandat de protection future la possibilité pour une personne de prévoir le moment où elle viendrait à ne plus être en mesure de pourvoir à ses intérêts. Dans le domaine du droit médical, les lois du 4 mars 2002 et du 22 avril 2005 ont créé, l'une la possibilité de désigner une personne de confiance, l'autre celle de rédiger des directives anticipées et ces deux types de mesures ont été reprises par la loi du 2 féveir 2016 « créant de nouveaux droits en faveur des malades et des personnes en fin de vie ».

Le mandat de protection future

Le mandat de protection future est une institution relativement récente, dont l'originalité apparaît à l'examen tant de ses conditions de formation que de ses modalités d'exécution.

La formation particulière d'un contrat spécifiquement réglementé par le législateur

Le mandat de protection future, lors de son insertion dans notre droit par la loi du 5 mars 2007[1], a été présenté comme une innovation majeure en ce qu'il marquait l'admission du contrat dans le domaine des incapacités. Mais au plan international, la France a rejoint nombre de pays qui, sous des formes différentes, avaient déjà légalisé cette démarche au travers d'institutions comparables. À titre d'exemples, on trouve la Grande-Bretagne où ce mandat, réglementé en 1985, a fait l'objet de plusieurs évolutions, le Québec qui en 1990 a conçu le mandat pour inaptitude, l'Espagne qui depuis 2003 connaît l'organisation de la tutelle par et pour soi-même et encore l'Italie où, depuis 2004, existe l'institution de l'administration de soutien[2].

Le mandat de protection future est un contrat, c'est-à-dire, selon l'article 1101 du Code civil, « un accord de volontés entre deux ou plusieurs personnes destiné à créer, modifier, transmettre ou éteindre des obligations ». Alors que la protection des personnes vulnérables ressortit en principe du juge, le mandat de protection future, en tant que contrat, relève de l'accord des parties. Partant, aux termes de l'article 477 du Code civil, toute personne majeure ou mineure émancipée ne faisant pas l'objet d'une mesure de tutelle ou d'une habilitation familiale peut charger une ou plusieurs personnes, par un même mandat, de la représenter dans un avenir où, pour l'une des causes prévues à l'article 425, elle ne pourrait plus pourvoir seule à ses intérêts[3].

Bien que nous portions notre intérêt sur le mandat dit « pour soi-même », il faut mentionner que ce type de convention peut être passé pour autrui, venant alors répondre aux inquiétudes des parents d'un enfant mineur ou majeur handicapé en leur offrant la possibilité d'organiser l'avenir de ce dernier au cas où eux-mêmes viendraient à ne plus être en capacité d'y pourvoir[4]. Ainsi, « les parents ou le dernier vivant des père et mère, ne faisant pas l'objet d'une mesure de curatelle ou de tutelle ou d'une habilitation familiale, qui exercent l'autorité parentale sur leur enfant mineur ou assument la charge matérielle et affective de leur enfant majeur peuvent, pour le cas où cet enfant ne pourrait plus pourvoir seul à ses intérêts pour l'une des causes prévues à l'article 425, désigner un ou plusieurs mandataires chargés de le représenter ».

Le mandat, nécessairement sous forme authentique lorsqu'il est passé pour autrui, peut être conclu sous forme authentique ou sous seing privé lorsqu'il organise la protection de son auteur.

---

1 Loi n° 2007-308 du 5 mars 2007 portant réforme de la protection juridique des majeurs.

2 Pour un panorama approfondi des droits étrangers, V° M. Revillard, *Le mandat de protection future en droit international privé*, Defrénois 2008, n° 14, p. 1533 et s.

3 Aux termes de l'article 425, ces causes sont l'« altération, médicalement constatée, soit de ses facultés mentales, soit de ses facultés corporelles de nature à empêcher l'expression de sa volonté ».

4 C. civ., art. 477, al. 3.

Cependant, quel que soit le type de mandat en question, il doit, en tant que contrat, répondre aux conditions générales posées à l'article 1128 nouveau du Code civil, aux termes duquel sont nécessaires à la validité des contrats le consentement des parties, leur capacité de contracter ainsi qu'un contenu licite et certain. Or, les conditions de consentement et de capacité, étroitement liées dans la mesure où que le consentement n'est valable qu'à condition d'être éclairé, peuvent poser problème en cas de mandat sous seing privé.

De fait, alors qu'un acte passé par une personne protégée, par définition atteinte d'une altération de ses facultés, est nécessairement sujet à caution, le majeur en curatelle – de même que celui sous sauvegarde de justice – peut conclure un mandat de protection future avec l'aide de son curateur[5]. Relevons que le placement sous curatelle est une des causes susceptibles de mettre fin au mandat !

Dans l'hypothèse de l'acte authentique, l'intervention du notaire, dont il entre dans les attributions de vérifier la capacité concrète du mandant à s'engager valablement, constitue un rempart contre un engagement émanant d'un mandant qui n'aurait pas la pleine conscience de son acte. Le mandat sous seing privé, en revanche, ne présente pas cette garantie et pour cette raison entre autres, il se trouve souvent critiqué comme dangereux, et insuffisamment protecteur des intérêts du mandant. De cette façon, nombre de mandats se trouvent dénoncés en raison de l'inaptitude du mandant, la capacité juridique de conclure un tel acte ne correspondant pas nécessairement à la sanité d'esprit[6].

Le législateur, conscient de ce risque, a soumis le mandat sous seing privé à de strictes conditions de forme. Il doit être soit établi selon un modèle défini en Conseil d'État, soit contresigné par un avocat dont le contreseing permet aux parties de s'affranchir dudit modèle[7].

Une autre particularité de ce contrat spécifique se rapporte à la variabilité de son contenu, qui peut être limité à certains actes déterminés ou s'étendre à l'ensemble des mesures nécessaires à l'organisation de la vie du mandant. Le mandat de protection future peut, au gré de la volonté du mandant et de l'acceptation du mandataire, porter exclusivement sur la gestion du patrimoine ou s'étendre à la personne, sachant que ces attributions peuvent être réparties entre différents mandataires et étant précisé que le mandant peut, « par un même mandat », charger une ou plusieurs personnes de la représenter[8]. Toutefois, alors que le mandat passé en la forme authentique « même conçu en termes généraux, inclut tous les actes patrimoniaux que le tuteur a le pouvoir d'accomplir seul ou avec une autorisation »[9], le mandat donné sous seing privé se trouve nécessairement limité aux actes qu'un tuteur

---

5 C. civ., art. 477, al. 2.

6 Civ.1re, 29 mai 2013, n°12-19.851, *JCP* 2013, n° 36, note 908.

7 C. civ., art. 492.

8 C. civ., art. 477.

9 C. civ., art. 490.

peut accomplir sans autorisation, c'est-à-dire les actes d'administration courante et de conservation, à l'exclusion de ceux de disposition[10].

Le Code civil soumet le moment de mise en œuvre de l'acte à une seule condition, commune à l'ouverture de toute mesure de protection, à savoir l'inaptitude du mandant à pourvoir seul à ses intérêts. L'article 481 prévoit que « le mandat prend effet lorsqu'il est établi que le mandant ne peut plus pourvoir seul à ses intérêts ». On retrouve ici le principe de nécessité qui, avec celui de subsidiarité et de proportionnalité, constituent les principes directeurs de la protection des majeurs dans la loi du 5 mars 2007[11].

Il revient au mandataire d'assurer le déclenchement du mandat selon les modalités prescrites par la loi. Il lui faut, en premier lieu, faire établir un certificat médical par un médecin choisi sur une liste établie par le procureur de la République. Le certificat doit, en deuxième lieu, être présenté au greffe d'instance. Le greffier, en troisième lieu, vise le mandat, puis le rend au mandataire qui n'est en droit d'exercer sa mission qu'une fois le certificat déposé au greffe. Le mandat ayant ainsi reçu exécution devient irrévocable. Le mandant, bien qu'à l'initiative du mandat et de son contenu, perd tout pouvoir sur l'acte. Il n'est plus en droit de le modifier ou de l'annuler. À l'identique, l'accord du mandataire – jusque-là révocable – devient définitif[12].

Au regard du droit des contrats en général, le moment de prise d'effet du mandat a ceci de particulier qu'il échappe au mandant, ce dernier en étant simplement averti par notification.

L'exécution complexe d'un contrat modifiable par le juge

Le mandat de protection future, conçu comme un régime de représentation, n'est pas une mesure incapacitante[13]. Par ce contrat, le mandant donne au mandataire pouvoir de le représenter, sans lui céder sa capacité. Karine Lefeuvre, dans la thèse qu'elle a consacrée à ce sujet, envisage le mandat de protection future comme un régime de « pré-incapacité »[14].

Ce maintien de la capacité, s'il correspond à la conception du mandat de protection future par le législateur de 2007, peut s'avérer problématique en pratique[15]. Dès lors que le mandant dispose d'un pouvoir concurrent de celui du mandataire, un conflit risque de s'ouvrir puisque « les deux contractants

---

10 C. civ., art. 493.

11 Ce principe exprimé par le droit commun au travers de l'article 425 du Code, qui subordonne l'ouverture de toute mesure de protection à l'impossibilité pour toute personne de pourvoir seule à ses intérêts en raison d'une altération, médicalement constatée, de ses facultés mentales ou corporelles de nature à empêcher l'expression de sa volonté.

12 C. civ., art. 492.

13 C. civ., art. 488.

14 K. Lefeuvre, *la pré-incapacité des majeurs vulnérables*, Faculté de droit et de sciences politiques, Rennes, 2001, Prix Fondation Médéric Alzheimer 2002.

15 D. Fenouillet, « Le mandat de protection future ou la double illusion », *Defrénois* 30 janvier 2009, p. 142, n° 38882, n° 31.

peuvent agir de la même manière, au même moment, sans que le pouvoir de l'un ou de l'autre puisse être contesté, exception faite des excès commis par le mandant ou de l'altération de ses facultés »[16]. La seule protection à l'égard des engagements pris par le mandant durant l'exécution du mandat se rapporte aux dispositions relatives à la sauvegarde de justice : les actes seront susceptibles d'être rescindés pour lésion ou réduits en cas d'excès, de même qu'ils pourront être annulés si un trouble mental de leur auteur au moment de leur conclusion est établi[17]. Il faut ici préciser qu'au-delà des relations potentiellement concurrentielles entre mandant et mandataire, les actes passés par le mandant peuvent s'avérer dangereux pour les tiers, qui peuvent voir les actes en question rescindés ou réduits en cas d'excès.

Ce risque est particulièrement important dans la mesure où le législateur, lorsqu'il a institué le mandat de protection future, n'a prévu aucune mesure de publicité. Les seules possibilités de faire connaître l'existence de l'acte relevaient de la diligence des parties, le mandant pouvant à l'intérieur du mandat désigner des tiers de confiance à qui l'information devra être communiquée ou, dans le cadre du mandat notarié, imposer au mandataire d'avertir le notaire de la mise en œuvre du mandat afin qu'il dépose au rang des minutes la copie du mandat visée par le greffier[18].

Cet aspect confidentiel du mandat, s'il se comprend au regard de l'esprit de la loi et du maintien de la capacité du mandant une fois le mandat mis en œuvre[19], s'est trouvé critiqué par de nombreux auteurs en raison de ses dangers pratiques[20]. Philippe Malaurie, dans son commentaire du projet de loi de 2007, estimait la publicité « absolument nécessaire pour que les pouvoirs du mandataire et les limites de ceux du mandant soient opposables aux tiers »[21]. Il faut comprendre qu'en matière de protection judicaire, la publicité des mesures participe de la sécurité juridique en permettant l'information des tiers et que l'absence de publicité rend la mesure à eux inopposable, excepté s'ils en ont personnellement connaissance[22].

Sensible aux critiques, de même qu'aux difficultés pratiques dénoncées, le législateur a prévu de remédier à cette situation au travers de l'article 35 de la loi du 28 décembre 2015 relative à l'adaptation de la société au vieillissement[23]. Celui-ci apporte une nouveauté d'importance au mandat de protection future,

---

16 L. Taudin, « Mandat de protection future – Itinéraire sinueux d'une représentation », *JCP* N n° 52, 1357.

17 C. civ., art. 488.

18 E. Delouis, « Le mandat de protection future : le point sur la mise en œuvre d'un contrat très attendu », *LPA* 4 nov. 2010, n° 220.

19 Rapport du Séant n° 212, Art. 481.

20 Ph. Malaurie, N. Couzigou-Suhas et Y. Levier, « Le mandat de protection future », *Defrénois* 2006, 38371 ; L. Taudin, *Mandat de protection future – Itinéraire sinueux d'une représentation*, préc.

21 Ph. Malaurie, « Examen critique du projet de loi portant réforme de la protection juridique des majeurs », *Defrénois* 15 janv. 2007, n° 1.

22 Code civ. art. 444, al. 2.

23 Loi n° 2015-1776 du 28 décembre 2015 relative à l'adaptation de la société au vieillissement.

en créant un article 477-1 du Code civil aux termes duquel « Le mandat de protection future est publié par une inscription sur un registre spécial dont les modalités et l'accès sont réglés par décret en Conseil d'État ».

Le mandat de protection future, régulièrement conclu et mis en œuvre, n'est pas « intouchable ». Loin de la relativité du contrat en général qui interdit aux tiers de s'immiscer dans une convention à laquelle ils ne sont pas parties, la loi de 2007 ouvre à tout intéressé le droit de saisir le juge des tutelles aux fins de contester la mise en œuvre du mandat ou de voir statuer sur les conditions et les modalités de son application.

Les pouvoirs du juge, dans le domaine du mandat de protection future, prennent un relief particulier car le magistrat intervient sur une situation déjà organisée par contrat, en quelque sorte à titre éventuel et subsidiaire. De plus, là comme ailleurs, le mandat de protection future, du fait de son interaction avec les règles relatives à la protection des majeurs vulnérables, ne peut être doté de la même force obligatoire qu'un contrat ordinaire, voire même qu'un contrat de mandat ordinaire. Pour ces raisons, le juge dispose de larges pouvoirs qui, comparés au droit des contrats, apparaissent particulièrement importants, voire « exorbitants »[24].

Le juge peut révoquer le mandat de protection future lorsque la condition de l'altération des facultés du mandant l'empêchant de pourvoir seul à ses intérêts fait défaut, lorsque les règles du droit commun de la représentation ou celles relatives aux droits et devoirs respectifs des époux et aux régimes matrimoniaux apparaissent suffisantes pour qu'il soit pourvu aux intérêts de la personne ou encore lorsque l'exécution du mandat apparaît de nature à porter atteinte aux intérêts du mandant[25].

À l'inverse, le juge peut, dès lors que le contenu du mandat lui paraît insuffisant à protéger les intérêts de la personne, autoriser le mandataire à accomplir un ou plusieurs actes déterminés qui viendront s'ajouter à ceux couverts par le mandat. Ces actes peuvent également être confiés à une autre personne que le mandataire, c'est-à-dire à un mandataire *ad hoc*[26]. Mais le magistrat, face à l'insuffisance du mandat, peut également décider de mesures plus énergiques en ouvrant une mesure de protection juridique complémentaire qu'il confie au mandataire désigné par le mandant ou à un tiers.

Alors que la sauvegarde de justice s'avère compatible avec le mandat, l'ouverture d'une curatelle ou d'une tutelle met fin au mandat, sauf décision du juge[27]. Dans l'hypothèse où ce dernier décide de confier à une autre personne que celle du mandataire l'exécution des mesures complémentaires, tout en maintenant le mandat, les deux mandataires exercent leurs missions indépendamment et s'ils ne sont pas responsables l'un envers l'autre, ils sont tenus de s'informer mutuellement des décisions qu'ils prennent[28].

---

24 A. Batteur, « Contrat et mesures de protection », *JCP* n° 36, sept. 2008, 1275.

25 C. civ., art. 483, 4°.

26 C. civ., art. 485 al. 2.

27 C. civ., art. 483, 3°).

28 C.civ., art. 485, al. 3.

Les mesures d'essence médicale

Celles-ci, au nombre de deux, consistent dans la désignation d'une personne de confiance et la rédaction de directives anticipées.

La personne de confiance

La manifestation anticipée de volonté est une notion connue depuis la loi du 4 mars 2002 relative aux droits des malades et à la qualité du système de santé, laquelle a permis – sans jamais l'imposer – à toute personne majeure de désigner une personne de confiance qui sera consultée au cas où elle serait hors d'état d'exprimer sa volonté et de recevoir l'information nécessaire à cette fin.

Toute personne, même celle sous tutelle depuis la loi du 2 février 2016[29], est en droit de désigner librement une personne de confiance. Cette dernière, généralement choisie dans l'entourage, peut être un membre de la famille, un proche ou le médecin traitant.

Cette désignation peut être faite à tout moment de l'existence, dans un temps de bonne santé ou de maladie, de même qu'elle est révisable ou révocable à tout moment. Ainsi, dans le cadre d'un mandat de protection future, le mandant peut prévoir que le mandataire – voire l'un des mandataires en cas de pluralité de signataires – exercera le rôle de personne de confiance[30].

Cette mesure anticipative, outre son ouverture aux personnes sous tutelle, est ressortie de la loi de 2016 renforcée à plusieurs titres relatifs à diverses mesures incitatives, à la nécessité de l'accord de la personne désignée et à son rôle.

Tout d'abord, la loi incite à cette désignation, notamment en disposant que « Dans le cadre du suivi de son patient, le médecin traitant s'assure que celui-ci est informé de la possibilité de désigner une personne de confiance et, le cas échéant, l'invite à procéder à une telle désignation ». De même, suite à l'entrée en vigueur de la loi, le site de la Haute Autorité de santé propose depuis quelques mois un document détaillé sur la personne de confiance[31]. S'y trouvent décrites sa mission, les conditions de validité et les modalités de sa désignation. Ce document est accompagné d'un formulaire de désignation, ainsi que d'un modèle réservé au cas particulier où la personne est dans l'impossibilité physique d'écrire seule.

Ensuite, la loi de 2016 a en quelque sorte contractualisé le rôle de la personne de confiance. Dans le texte antérieur, la désignation était un acte unilatéral qui ne nécessitait pas l'accord de la personne désignée. L'absence de consentement de cette dernière laissait donc craindre soit qu'elle ne soit pas informée de la volonté du désignant, soit qu'elle ne soit pas d'accord pour accepter de remplir ce rôle. Le législateur a remédié à cette faille en

---

29 Loi n° 2016-87 du 2 février 2016 créant de nouveaux droits en faveur des malades et des personnes en fin de vie, *JORF* n°0028 du 3 février 2016, texte n° 1.

30 C. civ., art. 479, al. 2.

31 http://www.has-sante.fr/portail/upload/docs/application/pdf/2016-03/da_personne_confiance_v9.pdf.

précisant que « cette désignation est faite par écrit et cosignée par la personne désignée ». Cette disposition est particulièrement bienvenue dans la mesure où la charge pesant sur une personne de confiance peut se révéler particulièrement lourde. Effectivement, il peut s'avérer délicat de s'entretenir avec un patient d'événements tels sa perte de conscience ou son décès. De plus, il peut être difficile pour la personne de confiance de s'affirmer face aux autres membres de la famille ou en cas de divergence d'opinions entre les membres de la famille du patient, dont elle ne fait pas nécessairement partie[32].

Enfin, la loi a précisé le rôle de la personne de confiance dans le sens d'un élargissement. D'une façon générale, ce rôle consiste à accompagner le patient dans ses démarches, à l'assister lors des entretiens médicaux et à l'aider dans ses prises de décision. Au-delà de cette assistance, il prend sa plus forte portée lorsque le patient se trouve hors d'état d'exprimer sa volonté et de recevoir l'information nécessaire à cette fin[33]. Le cas échéant, la personne de confiance « rend compte de la volonté de la personne » et « son témoignage prévaut sur tout autre témoignage »[34].

Ainsi, la personne de confiance se trouve placée au premier rang des personnes consultées. L'article L. 1111-4, alinéa 5 du Code de la santé publique prévoit qu'« aucune intervention ou investigation ne peut être réalisée, sauf urgence ou impossibilité, sans que la personne de confiance prévue à l'article L. 1111-6, ou la famille, ou à défaut, un de ses proches ait été consulté ». L'article L. 1111-13 du même Code, relatif à la fin de vie, dispose que « lorsqu'une personne, en phase avancée ou terminale d'une affection grave et incurable, quelle qu'en soit la cause, est hors d'état d'exprimer sa volonté, le médecin peut décider de limiter ou d'arrêter un traitement inutile, disproportionné ou n'ayant d'autre objet que la seule prolongation artificielle de la vie de cette personne, après avoir respecté la procédure collégiale définie par le code de déontologie médicale et consulté la personne de confiance visée à l'article L. 1111-6, la famille ou, à défaut, un de ses proches et, le cas échéant, les directives anticipées de la personne. Sa décision, motivée, est inscrite dans le dossier médical ».

La désignation d'une personne de confiance est suggérée lors de toute hospitalisation dans un établissement de santé et la désignation est alors valable pour la durée de l'hospitalisation, à moins que le patient n'en décide autrement.

Elle est également proposée à toute personne majeure accueillie dans un établissement ou un service social ou médico-social qui n'aurait pas encore procédé à cette mesure. Effectivement, la loi du 28 décembre 2015 relative à l'adaptation de la société au vieillissement étend ce dispositif au

32 « Respecter la vie, accepter la mort », Assemblée Nationale, Rapport n° 1708, juillet 2004.

33 L. 1111-6 CSP.

34 Art. L. 1111-6, al. 1er CSP.

secteur social et médico-social[35]. À plusieurs endroits, elle fait référence à la personne de confiance dont elle précise le rôle dans le cadre d'un contrat de séjour, qui n'est pas exactement le même que celui prévu par la loi relative aux droits des malades. Un décret du 20 octobre 2016, pris pour l'application de l'article 27 de la loi du 28 décembre 2015, fixe les conditions dans lesquelles est donnée aux personnes majeures accueillies dans un établissement ou service social ou médico-social l'information sur le droit à désigner une personne de confiance[36].

Partant, selon l'article L. 311-5-1 du Code de l'action sociale et des familles, « lors de toute prise en charge dans un établissement ou un service social ou médico-social, il est proposé à la personne majeure accueillie de désigner, si elle ne l'a pas déjà fait, une personne de confiance ». La personne de confiance ainsi désignée peut aussi, si la personne accueillie l'a expressément indiqué, exercer en cas d'hospitalisation la mission impartie par l'article L. 1111-6 du Code de la santé publique[37].

Les conditions de sa désignation sont identiques à celles envisagées dans le domaine sanitaire et cette désignation est valable sans limitation de durée, à moins que la personne n'en dispose autrement.

La personne de confiance désignée intervient dès la conclusion du contrat de séjour, la loi prévoyant que lors de l'entrée dans l'établissement d'une personne, un contrat de séjour doit être passé entre elle et l'établissement. Lors de la conclusion dudit contrat, le directeur de l'établissement, au cours d'un entretien avec la personne accueillie, recherche le consentement de cette dernière. Cet entretien doit se dérouler hors la présence de toute autre personne, excepté la personne de confiance. La personne accueillie est informée de cette possibilité préalablement à la tenue de l'entretien[38].

Même en présence d'une personne de confiance, le corps médical continuera d'informer le patient et de rechercher son consentement à toute décision. La personne de confiance, aussi importante que soit sa tâche, ne doit en aucun cas substituer sa volonté à celle de la personne qui l'a désignée. Dans le cadre de sa mission, elle ne doit pas s'exprimer en son nom propre, elle n'incarne jamais une volonté « de remplacement ». Tout au contraire, elle se doit de porter à la connaissance du corps médical la volonté du patient qui n'est plus en mesure de l'exprimer. C'est en ce sens qu'il faut entendre le renforcement de son rôle dans la loi de 2016.

Les directives anticipées

La loi du 22 avril 2005 « relative aux droits des malades et à la fin de vie » a ajouté aux mesures existantes – à savoir le mandat de protection

---

35 Loi n° 2015-1776 du 28 décembre 2015 relative à l'adaptation de la société au vieillissement.

36 Décret n° 2016-1395 du 18 octobre 2016 fixant les conditions dans lesquelles est donnée l'information sur le droit de désigner la personne de confiance mentionnée à l'article L. 311-5-1 du Code de l'action sociale et des familles, *JORF* n°0245 du 20 octobre 2016, texte n° 25.

37 Article L.311-5-1 CSP.

38 Article L.311-4 du Code de l'action sociale et des familles.

future et la désignation d'une personne de confiance – une nouvelle forme de manifestation de volonté anticipée, en insérant dans le Code de la santé publique la notion de « directives anticipées ». Celles-ci ont vocation à permettre à toute personne de participer aux décisions médicales afférant à sa fin de vie au cas où, le moment venu, elle ne serait plus en mesure de s'exprimer.

Initié en 2005, le régime des directives anticipées s'est rapidement avéré perfectible, en témoignent certaines affaires tristement médiatisées et son peu de succès auprès du public. Selon l'étude de l'Ined publiée en 2012, seuls 2,5% des Français avaient rédigé leurs directives anticipées.

Deux raisons ont été avancées pour expliquer le peu de succès des directives anticipées, à savoir le manque d'information du public et le caractère non contraignant de ces directives. De fait, elles constituaient pour le médecin une des données de sa décision, il était tenu de les prendre en compte, mais dans une mesure dont il demeurait juge. Dans son rapport sur la fin de vie, le professeur Sicard qualifiait l'état des directives anticipées de « chantier non ouvert »[39]. C'est donc à l'ouverture de ce chantier que s'est attaqué le législateur de 2016, notamment en renouvelant leur définition et leur portée.

Les directives anticipées, abordées à l'article L. 1111-11 du Code de la santé publique, issu de la loi du 22 avril 2005[40], relèvent de la volonté de reconnaissance du patient en tant que sujet. Le texte précité, réécrit à l'occasion de la loi du 2 février 2016, prévoit expressément qu'une personne sous tutelle « peut rédiger des directives anticipées avec l'autorisation du juge ou du conseil de famille s'il a été constitué ». En précisant que « le tuteur ne peut ni l'assister ni la représenter à cette occasion », il semble que le législateur ait considéré la rédaction de directives anticipées comme un des actes strictement personnels de l'article 458 du Code civil. Ceux-ci, en ce qu'ils se situent aux confins de l'intimité de la personne, impliquent par leur nature un consentement strictement personnel et ne peuvent, en aucun cas, donner lieu à assistance ou représentation de la personne protégée[41]. Toutefois, la rédaction de directives par une personne sous tutelle pose la question de son aptitude à comprendre les données et les enjeux de son acte, c'est-à-dire à émettre une volonté éclairée

L'article procède en son alinéa 1er à une définition nouvelle de la notion de directives anticipées, en disposant qu'elles énoncent « les volontés de la personne relatives à sa fin de vie », au lieu des « souhaits » qui figuraient dans le texte antérieur. De plus, le domaine d'expression de la volonté du patient se trouve étendu. Tandis que les directives dans la loi du 22 avril

---

39 *Penser solidairement la fin de vie, Rapport au Président de la République*, La documentation française 2013, p. 53.

40 Loi n° 2005-370 du 22 avril 2005 relative aux droits des malades et à la fin de vie.

41 A. Caron-Déglise, « L'expression de la volonté de la personne protégée dans les actes relatifs à sa personne : fiction, idéal, ou recherche exigeante à construire par les acteurs sous le regard du juge ? », *RTENM* avr. 2013.

2005 ne portaient que sur « les conditions de la limitation ou l'arrêt de traitement », elles portent désormais « sur les conditions de la poursuite, de la limitation, de l'arrêt ou du refus de traitement ou d'actes médicaux ». Alors qu'elles étaient autrefois périmées au terme d'une période de trois ans, elles sont aujourd'hui à durée indéterminée, révisables et révocables à tout moment et par tout moyen.

Le législateur de 2016, dans sa volonté de développement des directives anticipées, a organisé leur promotion au travers d'une part l'information des personnes et l'aide à la rédaction, d'autre part la diffusion des directives formulées.

En ce qui concerne l'information, il appartient dorénavant au médecin traitant d'informer ses patients « de la possibilité et des conditions de rédaction de directives anticipées ». Un décret du 3 août 2016 précise les modalités relatives aux directives anticipées, apportant diverses précisions quant à leur contenu et aux modalités de leur conservation[42]. L'annexe de l'arrêté du 3 août propose deux modèles de directives anticipées selon que la personne se sait atteinte d'une maladie grave ou/et croit être proche de la fin de sa vie ou pense être en bonne santé et n'est pas atteinte d'une maladie grave[43]. Le site de la Haute autorité de santé fournit divers document relatifs aux directives anticipées parmi lesquels un guide à l'attention des professionnels de santé et du secteur médico-social, social, ainsi qu'un autre à l'attention du grand public[44].

Afin que le médecin puisse accéder aux directives anticipées, leur conservation sur un registre national faisant l'objet d'un traitement automatisé dans le respect de la loi relative à l'informatique, aux fichiers et aux libertés est prévue[45].

L'apport majeur de la loi du 2 février 2016 quant aux directives anticipées réside certainement dans le renforcement de leur portée. Désormais, même rédigées par une personne protégée, elles présentent un caractère contraignant, puisqu'elles « s'imposent au médecin pour toute décision d'investigation, d'intervention ou de traitement ».

Néanmoins, ce principe supporte deux exceptions, inscrites à l'alinéa 3 de l'article L. 1111-11 énonçant que les directives s'imposent « sauf en cas d'urgence vitale pendant le temps nécessaire à une évaluation complète de la situation et lorsque les directives anticipées apparaissent manifestement inappropriées ou non conformes à la situation médicale ».

---

42 Décret n° 2016-1067 du 3 août 2016 relatif aux directives anticipées prévues par la loi n° 2016-87 du 2 février 2016 créant de nouveaux droits en faveur des malades et des personnes en fin de vie, *JORF* n°0181 du 5 août 2016, texte n° 41.

43 Arrêté du 3 août 2016 relatif au modèle de directives anticipées prévu à l'article L. 1111-11 du Code de la santé publique, *JO* 5 août 2016, texte n° 49.

44 http://www.has-sante.fr/portail/jcms/c_2619437/fr/les-directives-anticipees-concernant-les-situations-de-fin-de-vie.

45 Loi n° 78-17 du 6 janvier 1978.

Si la première de ces exceptions relève de la nécessité pratique, la seconde, plus complexe en ce qu'elle nécessite de déterminer les critères de directives « manifestement inappropriées ou non conformes à la situation médicale », permet une souplesse indispensable en ce domaine. Le rapport écrit par le professeur Sicard relève que « souvent, quelques malades souhaitent, à juste titre, au moment même de l'accident ou au cours d'une maladie grave, que leurs directives anticipées soient oubliées ou méconnues. En effet, des sursauts de volonté de vivre peuvent toujours se substituer à un renoncement anticipé »[46]. De fait, il revient au médecin de confronter une volonté prospective à une situation réelle et d'évaluer, tant que faire se peut, si le patient maintiendrait les directives à l'instant de la décision, dans le contexte présent. On voit ici que l'opposabilité des directives ne doit, d'aucune façon, être comprise comme une déresponsabilisation forcée du corps médical.

46 *Penser solidairement la fin de vie, Rapport au Président de la République*, préc., p. 54.

Alex Mauron

L'assistance au suicide en Suisse : ses particularités éthiques et historiques

Résumé : Dans plusieurs pays, des législations visant à autoriser certaines formes d'euthanasie active ou d'aide au suicide ont été adoptées. Or l'assistance altruiste au suicide est légale en Suisse depuis fort longtemps. Cette attitude libérale a des racines historiques intéressantes, en partie antérieures à la discussion « moderne » centrée sur l'autonomie de la personne face à la mort. Pourtant, l'analyse précise du paysage normatif qui encadre l'assistance au suicide en Suisse est malaisée car en plus du droit positif, des normes informelles y jouent un grand rôle. Nous présentons une analyse de cette situation normative en utilisant les concepts de privilèges et prétentions développés par W. N. Hohfeld et L. Wenar. Cette analyse relève l'importance d'une réflexion philosophique qui va au-delà du débat bioéthique pour saisir la nature des libertés fondamentales engagées dans l'accès à la mort assistée.

Mots-clés : assistance au suicide, euthanasie, W. N. Hohfeld, Suisse.

Assisted Suicide in Switzerland: its Ethical and Historical Specificities

Abstract: Several countries have adopted legislation that authorises some form of euthanasia or assisted suicide. The provision of assisted suicide for altruistic motives has been legal in Switzerland for a long time. The historical roots of this liberal stance are interesting because they partly hark back to earlier times, before the «modern» debates centred on personal autonomy as regards death. An accurate analysis of the Swiss normative situation is not easy since informal norms play a major role alongside positive statutes. We analyse this normative situation by making use of the concepts of privileges and claims as developed by W.N. Hohfeld and L. Wenar. We emphasize the importance of a philosophical reflection that goes beyond the bioethical controversy, with a view to clarifying the basic liberties involved in enabling assisted death.

Keywords: Assisted suicide, Euthanasia, W.N. Hohfeld, Switzerland.

Préambule

Depuis un demi-siècle, les progrès de la médecine intensive ainsi que l'augmentation de la longévité en situation de grande dépendance ont suscité des débats sur le rôle de la médecine en fin de vie. Dans de nombreux pays, ce débat se concentre sur les actions, permissibles ou non, visant à abréger les souffrances de malades gravement atteints. Dans ce contexte, certaines attitudes font l'objet d'un large consensus. C'est le cas du renoncement à l'acharnement thérapeutique ainsi que de l'interruption de traitements vitaux devenus futiles – la mal nommée « euthanasie passive » – du moins en principe. Ce qui reste fondamentalement controversé, c'est l'aide active à mourir, terme sous lequel nous rassemblons l'euthanasie active sur demande d'une personne atteinte dans sa santé[1] ainsi que l'assistance au suicide fournie à une telle personne. On sait qu'un nombre croissant de juridictions admettent – ou sont en passe d'admettre – de telles pratiques, qu'il s'agisse de la seule assistance au suicide (Suisse, Québec, certains États des États-Unis) ou également de l'euthanasie active (Pays-Bas, Belgique, Luxembourg). Dans son arrière-fond normatif et culturel, cette évolution est à la fois moderne et ancienne. Elle est de notre temps en ce qu'elle reflète la reconnaissance de plus en plus large du droit à l'autodétermination de chacun face à la mort. En effet, l'histoire de l'éthique médicale moderne est celle d'une nette victoire du principe d'autonomie décisionnelle du patient contre le paternalisme médical : la reconnaissance de l'autorité finale du patient face à des enjeux qui comptent vraiment, autorité qui inclut logiquement les décisions ultimes engageant la vie et la mort. De plus, derrière la critique du paternalisme médical se profile une remise en cause d'une forme plus globale de paternalisme politico-social, voire religieux, et de sa prétention à imposer le maintien de la vie à qui n'en veut plus. Or cette évolution est ancienne aussi. Elle mobilise des arguments philosophiques pluriséculaires, ainsi que leur traduction dans l'ordre juridique. En effet, de tous temps la mort volontaire est un enjeu normatif qui engage la relation de l'homme au corps social, ainsi qu'à la souveraineté politique et divine. D'un côté, il y a la pensée traditionnelle de l'Europe d'Ancien Régime et l'opprobre à la fois politique et religieux qu'elle réservait au suicidé ; de l'autre une tradition stoïcienne, ou sceptique, ou encore libérale qui met l'accent sur la liberté de choisir sa mort comme on choisit sa vie. On a

---

1 Nous ne précisons pas la nature et la gravité des atteintes ouvrant la porte à l'aide active à mourir car c'est un autre débat.

affaire à deux visions antagonistes qui plongent toutes deux leurs racines loin dans le passé et qui persistent comme toile de fond de nombreuses controverses qui nous semblent à première vue typiquement contemporaines.

On le sait, la Suisse fait partie des juridictions libérales où l'aide active à mourir est légale dans certains cas. Ce libéralisme concerne exclusivement l'assistance au suicide. Il n'est donc pas question ici d'euthanasie active directe, laquelle reste interdite sur la base d'une disposition spécifique du Code pénal suisse[2] sanctionnant le *meurtre sur demande de la victime* (art. 114 CPS). Or de manière peut-être plus marquée que dans d'autres juridictions libérales, la compréhension de la licéité de l'assistance au suicide en Suisse nécessite de revisiter ce paysage intellectuel plus ancien, ce qui explique peut-être son intérêt au-delà des frontières helvétiques.

De quelques idées reçues

Certaines présentations de l'aide active à mourir dans les pays qui l'acceptent sont peu sensibles aux détails juridiques et historiques pertinents. Ainsi le suicide assisté « à la suisse » est souvent traité de façon indifférenciée comme un exemple parmi d'autres de libéralisme exacerbé, typique d'une société hyper-individualiste, censée adhérer à une morale sociale utilitariste. Ce point de vue – à vrai dire surtout répandu chez ceux qui considèrent les termes « libéralisme », « individualisme » et « utilitarisme » comme péjoratifs – passe à côté de trajectoires historiques fort différentes. Ainsi, la situation légale suisse résulte pour l'essentiel de discussions bien antérieures aux débats actuels centrés sur l'autonomie du patient face à la maladie grave et à la mort. En effet, elle remonte aux travaux préparatoires du Code pénal suisse au début du 20e siècle.

Une autre source de confusion est le peu de cas fait de la distinction entre suicide assisté et l'euthanasie active, que le langage journalistique traite souvent comme synonymes. Pourtant la distinction entre les deux est très importante quant à la matérialité des faits et à la preuve par l'acte fournie par la personne qui meurt. De plus, elle est cruciale pour comprendre la structure du droit suisse en la matière, comme nous le verrons plus loin.

Enfin il existe un malentendu spécifique à la discussion en Suisse. Les adversaires de l'assistance au suicide avancent parfois l'idée que l'acceptation de celle-ci relèverait en réalité d'un libéralisme par inadvertance, qui ne correspondrait pas vraiment à l'intention du législateur fédéral helvétique. Dans le même ordre d'idées, on prétend parfois qu'il s'agirait d'une simple dépénalisation, d'une tolérance et non d'une légalisation proprement dite. Ce malentendu résulte de l'absence, dans le droit fédéral, d'une norme positive établissant expressément un droit de pratiquer l'assistance au suicide. On verra que sa légalité résulte en fait de l'absence d'incrimination en droit

---

2 Abrégé ci-après CPS

pénal de l'assistance au suicide altruiste et ceci dans un ordre juridique helvétique qui prend réellement au sérieux le principe *nulla poena sine lege*.

Du suicide à l'assistance au suicide

La seule norme du droit fédéral traitant de l'assistance au suicide est l'article 115 CPS, qui a la teneur suivante :

> Celui qui, poussé par un mobile égoïste, aura incité une personne au suicide, ou lui aura prêté assistance en vue du suicide, sera, si le suicide a été consommé ou tenté, puni d'une peine privative de liberté de cinq ans au plus ou d'une peine pécuniaire.

Cet article figure dans le Code pénal dès sa première rédaction datant de 1937 mais qui résulte en fait de travaux remontant aux dernières années du 19e siècle. La Première guerre mondiale et la vivacité des débats politiques des années 1920 ont beaucoup retardé l'adoption du Code pénal fédéral, qui avait vocation à supplanter les codes pénaux cantonaux auparavant en vigueur.

Pour un exposé plus détaillé de la genèse de l'article 115 CPS, nous renvoyons le lecteur à notre chapitre dans l'ouvrage dirigé par Petr Muzny, *La liberté de la personne sur son corps*[3]. En résumé, il s'agissait pour les concepteurs du futur droit pénal fédéral de remplir deux objectifs en tension l'un avec l'autre. Le premier était de tirer toutes les conséquences de la dépénalisation du suicide et de la tentative de suicide. Le crime de suicide était indissociable d'une vision d'Ancien Régime faisant de la mort volontaire à la fois une transgression de la souveraineté divine sur la vie humaine et une offense au monarque « intéressé à la préservation de tous ses sujets »[4]. Incompatible avec les idéaux des Lumières, l'incrimination du suicide disparaissait progressivement des législations pénales en Europe continentale. Elle représentait un acquis indiscutable dans la Suisse radicale de la fin du 19e siècle et les rédacteurs du Code pénal étaient particulièrement soucieux de cohérence à cet égard. En effet, la complicité de suicide ne pouvait exister dès lors que le suicide n'était plus un acte délictueux et le droit pénal devait prendre acte de ce fait. Le second objectif était de maintenir la punissabilité de ceux parmi les actes d'incitation et d'assistance au suicide auxquels s'attache à bon droit une condamnation morale et sociale. En d'autres termes, il s'agissait de punir l'incitation et l'assistance au suicide lorsqu'elle relève de la malveillance et d'une motivation intéressée, sans pour autant criminaliser la simple collaboration altruiste à un suicide par ailleurs légal. C'est ainsi qu'est né le délit incriminé à l'article 115 CPS, délit dont le

---

3 Alex Mauron, « La légalité de l'assistance au suicide : l'expérience de la Suisse », In : Petr Muzny (dir.), *La liberté de la personne sur son corps*, Paris, Dalloz, 2010, p. 141-154.

4 William Blackstone, *Commentaries on the Laws of England*. Livre 4, chapitre 14, Londres, 1769. Consultable à l'URL: https://ebooks.adelaide.edu.au/b/blackstone/william/comment/index.html. La référence anglaise est délibérée, car les juridictions relevant du *Common Law* ont maintenu le crime de suicide beaucoup plus longtemps que les pays de tradition continentale.

« motif égoïste » est une composante intrinsèque. En effet – et selon une jurisprudence constante – si lors d'une assistance au suicide le motif égoïste n'est pas avéré, le délit visé à l'art. 115 n'est pas réputé avoir été commis. On le voit, la légalité de l'assistance altruiste au suicide est implicite, mais elle n'en n'est pas moins réelle. La doctrine insiste sur la liberté de choix de l'individu souhaitant mourir pour autant qu'il soit capable de discernement : « La liberté personnelle couvre aussi le choix de l'individu quant à la façon de procéder pour mettre fin à ses jours, y compris le choix de se suicider avec l'assistance de tiers et notamment d'une organisation créée à cet effet »[5]. Il y a donc bel et bien un droit-liberté, ou pour utiliser la terminologie hohfeldienne sur laquelle nous nous expliquerons plus loin, un *privilège*, à choisir la mort avec l'aide d'autrui. Des limitations éventuelles à ce droit doivent obéir au principe de proportionnalité. Ainsi par exemple, il ne serait pas admissible de vider ce droit de sa substance en assimilant toute assistance au suicide à une non-assistance à personne en danger, délit que le droit pénal suisse connaît sous l'appellation d'*omission de prêter secours* (art. 128 CPS). À l'inverse, le droit fédéral n'implique pas l'existence d'un « droit à » l'assistance au suicide. Il n'existe pas d'obligation pour un individu confronté à une requête d'assistance au suicide d'y donner suite. Est-ce à dire qu'une telle requête n'engendre aucune obligation d'aucune sorte ? Nous verrons que la situation est moins simple.

On notera la filiation directe qui existe en Suisse entre la dépénalisation du suicide et l'acceptation de l'assistance au suicide. Aucune généalogie de cette sorte ne vaut pour l'euthanasie active, qui n'est pas légale en Suisse. Cela ne signifie pas que les enjeux philosophiques de la mort volontaire ne soient pas pertinents pour l'une et l'autre forme de l'aide à mourir. Néanmoins, cela souligne la nécessité de maintenir la distinction entre les deux pour une vision correcte du développement historique qui a conduit à des attitudes plus libérales dans tel ou tel pays.

Des questions ouvertes

Le caractère implicite, en négatif, de la licéité de l'assistance altruiste au suicide ne permet pas de relativiser ce droit ou de le réduire à une vague tolérance, dont on se demande d'ailleurs sur quoi elle reposerait. Mais cet implicite laisse une grande marge d'appréciation, voire d'incertitude, tant au citoyen ordinaire qu'aux professionnels concernés. C'est une des raisons qui fait que le débat reparaît périodiquement sur la scène politique suisse, alimenté tant par le secteur de l'opinion qui souhaite limiter ou abroger la pratique du suicide assisté que par ceux qui souhaitent la consolider par des normes juridiques positives, voire l'étendre à l'euthanasie active. Malgré ces controverses récurrentes, le *statu quo* persiste à ce jour. L'autre raison de

5 Rapport explicatif concernant la modification du Code pénal et du Code pénal militaire relative à l'assistance au suicide. Berne, octobre 2009. URL: https://www.bj.admin.ch/dam/data/bj/gesellschaft/gesetzgebung/archiv/sterbehilfe/vn-ber-f.pdf).

cette discussion persistante est que depuis les années 1980, l'émergence d'associations d'assistance au suicide a changé la sociologie de cette pratique. Naguère résultant d'un accord privé entre un malade et son médecin, démarche discrète et suscitant rarement des discussions publiques, l'assistance au suicide est devenue un véritable fait social. Les principales associations comptent des dizaines de milliers de membres et se donnent des règles de conduite qui fonctionnent dans les faits comme du *soft law,* encadrant la pratique en l'absence de normes légales spécifiques. On a donc affaire à une réalité sociale de plus en plus visible, mesurable sur le plan statistique, mais affectée d'un flou normatif qui continue de susciter passablement d'interrogations[6].

Ces questions sans réponse définie concernent en premier le rôle des professionnels de la santé dans l'assistance au suicide et au premier chef les médecins et les pharmaciens. En effet, la doctrine de l'article 115 CPS ne dit rien de l'implication de professionnels de la santé dans l'assistance au suicide. Il ne s'y trouve rien qui impose l'intervention d'un professionnel de la santé ou au contraire interdise à ceux-ci d'y participer[7]. On est loin de la situation qui prévaut par exemple dans ceux des États américains qui autorisent dans certaines conditions le *physician assisted suicide*, c'est-à-dire le suicide assisté par un médecin. Cependant, la réalité du suicide assisté en Suisse implique pratiquement toujours une ordonnance de barbiturique signée par un médecin, même si c'est un bénévole d'une association qui apporte la potion au candidat au suicide, assiste au décès et avertit l'autorité judiciaire[8]. La question des droits et devoirs professionnels des médecins et pharmaciens se pose nécessairement, même si l'assistance au suicide ne viole aucune législation propre à la pratique médicale comme par exemple celle qui concerne la prescription de médicaments sur ordonnance. Le caractère licite de telles prescriptions a été confirmé par le Tribunal fédéral[9]. Ce sont donc les règles déontologiques de la profession médicale qui sont censées s'appliquer, en l'occurrence les directives d'éthique médicale promulguées par *l'Académie suisse des sciences médicales* ainsi que la *Fédération des médecins suisses.* Celles-ci ne s'opposent pas par principe à l'assistance au suicide mais dans leur rédaction actuelle, elles la limitent aux situations de maladie terminale,

---

6 En 2014 on a compté en Suisse 742 suicides assistés contre 1029 autres suicides. Cf. Office fédéral de la statistique : *Statistique des causes de décès 2014 : Suicide assisté et suicide.* Berne, octobre 2016. URL: https://www.bfs.admin.ch/bfs/fr/home/statistiques/sante.assetdetail.1023132.html. Voir aussi les résultats du Programme national de recherche PNR 67, URL: http://www.nfp67.ch/fr).

7 Samia A. Hurst, Alex Mauron, «Assisted suicide and euthanasia: allowing a role for non-physicians», *British Medical Journal*, vol. 326, 2003, p. 271-273.

8 La jurisprudence *Haas* de la Cour européenne des droits de l'homme mentionnée plus loin a confirmé la position des autorités fédérales selon laquelle le droit de choisir le moyen de sa mort n'engendre pas d'obligation de la part d'institutions publiques de fournir une substance létale sans ordonnance médicale.

9 ATF 133 I 58. Un arrêt plus récent contient un résumé détaillé de la jurisprudence sur l'assistance au suicide tant au Tribunal fédéral suisse qu'à la Cour européenne des droits de l'homme (ATF 13.09.2016 2C 66/2015).

restriction qui ne correspond pas à la pratique actuelle et n'est pas exigée par la jurisprudence. À deux reprises, la *Commission nationale d'éthique en médecine* a exprimé le souhait que l'activité des organisations d'aide au suicide soit encadrée par des règles claires assurant que l'autodétermination de la personne soit vérifiée, par exemple en excluant que son désir de mourir relève essentiellement d'une pathologie psychiatrique[10]. Cette Commission est un organe consultatif auprès des autorités fédérales, qui en l'occurrence n'ont pas suivi ses avis. Il est vrai que la situation de blocage politique entre adversaires de l'assistance au suicide et partisans de son extension n'est pas près d'être levée.

Une analyse hohfeldienne

L'environnement normatif de l'assistance au suicide en Suisse est malaisé à décrire avec précision. En effet, sa substance strictement juridique est réduite puisqu'elle réside essentiellement dans l'article 115 CPS et sa jurisprudence, ainsi que quelques législations cantonales que nous évoquerons plus loin. Mais ce qui régule effectivement la pratique est aussi un ensemble de normes largement informelles, perçues comme plus ou moins impératives par les personnes concernées, médecins, pharmaciens, bénévoles d'associations, policiers, ministères publics, et bien entendu les candidats au suicide et les citoyens en général. Cette situation est insatisfaisante et appelle au minimum une clarification conceptuelle.

Le juriste américain W. N. Hohfeld a développé au début du 20e siècle une grille d'analyse originale des situations normatives relevant du droit positif ainsi que d'autres systèmes de normes. L'analyse hohfeldienne, dans la version récente développée par le philosophe Leif Wenar, fournit un outil particulièrement adapté au mélange de droit positif, de coutume et de considérations éthiques collectivement partagées qui est typique du traitement de l'assistance au suicide en Suisse[11]. En d'autres termes, ce que nous proposons ici dans un esprit hohfeldien est une analyse de droits et obligations au sens large, non strictement juridiques : une analyse de normes légales, coutumières ou morales qui engendrent avec une certaine efficacité des attentes légitimes de la part de personnes et d'institutions concernées par l'assistance au suicide en Suisse. Le détail de ce travail a été publié dans un article auquel nous renvoyons le lecteur[12]. Nous nous contenterons d'en donner ici les conclusions.

Dans l'analyse de Hohfeld/Lenar, les situations juridiques concrètes sont des réalités composites, des agrégats « moléculaires » de droits

---

10 Commission nationale d'éthique en médecine, prises de positions no. 10/2005 : *L'assistance au suicide*, et 13/2006 : *Les critères de diligence concernant l'assistance au suicide*. URL : http://www.nek-cne.ch/fr/publications/prises-de-position/).

11 Leif Wenar, «The nature of rights» *Philosophy and Public Affairs*, vol. 33/3, 2005, p. 223-252.

12 Samia A. Hurst, Alex Mauron, «Assisted Suicide in Switzerland: Clarifying Liberties and Claims» *Bioethics*, vol. 31/3, 2017, p. 199-208.

« atomiques » qui sont au nombre de quatre : privilèges, prétentions[13], pouvoirs et immunités[14]. Seuls les deux premiers seront invoqués dans ce qui suit.

Privilège

Affirmer que A jouit d'un privilège quant à une action f signifie que A n'a pas d'obligation d'accomplir f. Le privilège implique une relation binaire entre un sujet A et une action f. Wenar ajoute que certains droits concrets s'analysent comme des *paires de privilèges*. C'est le cas lorsqu'un sujet a un droit discrétionnaire d'accomplir une action ou de ne pas l'accomplir (nous utiliserons l'expression « droit discrétionnaire » comme synonyme de l'expression *paired privilege*).

Prétention

Affirmer que A jouit d'une prétention contre B quant à une action f signifie que B est dans l'obligation d'accomplir f vis-à-vis de A. La prétention implique une relation ternaire entre deux sujets et une action : A, le titulaire de la prétention ; B, le sujet sur qui pèse l'obligation ; f, l'action dont A peut légitimement prétendre qu'elle soit accomplie par B.

Commençons à appliquer cette grille d'analyse au suicide lui-même. Dès lors que le suicide sort du droit pénal, le citoyen jouit d'un privilège, celui de n'être pas obligé de persister dans l'existence. Comme de plus il n'est évidemment pas obligé de mourir, on a affaire à un droit discrétionnaire de continuer à vivre ou non. Pourtant, il faut se souvenir qu'il s'agit là d'un pur privilège, qui n'engendre pas par lui-même d'obligation définie pour autrui. Ainsi on peut imaginer que le droit institue une conception « forte » de la non-assistance à personne en danger (ce n'est pas le cas du droit suisse), qui incriminerait quiconque ne s'oppose pas à un projet suicidaire, y compris si l'incriminé est fondé à penser que le suicide est mûrement réfléchi par une personne capable de discernement. Un privilège ne devient ce qu'on appelle communément un droit-liberté que s'il est étayé par des prétentions, souvent de nature négative, interdisant à autrui d'entraver le titulaire d'un privilège l'exercice de celui-ci.

On voit que l'analyse hohfeldienne est particulièrement utile pour mettre en évidence la fragilité des privilèges « nus », dépourvus de prétentions permettant l'exercice concret d'une liberté. Ce point apparaît clairement si nous passons du suicide à l'assistance au suicide. L'impossibilité d'être complice

---

13 Nous traduisons ainsi *claim*, sur la base d'une remarque de M. Bennet, « Le droit et l'analyse philosophique des droits selon W.N.Hohfeld », *Klesis- Revue philosophique*, vol. 21, 2011, p. 133-156.

14 Cette métaphore chimique peut paraître controuvée, mais elle est assez profonde : un atome est certes une entité constitutive des entités plus complexes que sont les molécules mais c'est aussi un ensemble de relations potentielles exprimées par la notion de valence. La nature fondamentalement relationnelle des concepts hohfeldiens est bien expliquée par Bennet, *ibid.*

du non-crime de suicide est reconnue dans de nombreuses juridictions[15]. En bonne logique, l'assistance au suicide n'est pas nécessairement criminalisée comme telle dans ces pays, alors même qu'elle n'y est pourtant pas pratiquée ouvertement. L'assistance au suicide peut donc s'analyser en un ensemble de privilèges, à commencer par le droit discrétionnaire du candidat au suicide de ne pas se cacher de son projet mais d'en faire part à un assistant potentiel. Il s'agit aussi du droit discrétionnaire de la personne confrontée à une demande d'assistance au suicide d'y donner suite ou non. Mais dans les pays qui ne sont pas libéraux en matière d'assistance au suicide, les privilèges mentionnés plus haut existent en théorie mais sont massivement restreints par des normes qui interdisent *de facto* de pratiquer une assistance au suicide à la plupart des personnes qui seraient susceptibles de la fournir. C'est le cas dès lors que des normes professionnelles l'interdisent aux professions soignantes, ou que la jurisprudence rend vraisemblable son assimilation à une non-assistance à personne en danger dans de nombreuses situations. Ce qui distingue la situation suisse, c'est que l'exercice concret de l'assistance au suicide est protégé par un réseau de prétentions relativement efficaces et pourtant rarement explicitées comme telles.

Privilèges et prétentions

Revenons au privilège de fournir une assistance au suicide tel qu'il existe en Suisse : fondé sur l'article 115 CPS, il appartient à tout citoyen et n'est pas limité aux professions soignantes. Mais il appartient *aussi* à ces dernières puisqu'aucune norme professionnelle ne le leur interdit. Qu'en est-il des prétentions qui encadrent cette pratique ? Certaines sont assez explicites. Les directives d'éthique de l'Académie suisse des sciences médicales ainsi que la jurisprudence du Tribunal fédéral imposent aux médecins et aux bénévoles des organisations d'assistance au suicide des cautèles incluant entre autres la vérification de la capacité de discernement de la personne et du caractère persistant de sa demande. Ces obligations peuvent s'interpréter comme des prétentions du candidat au suicide à être protégé « contre lui-même » par des vérifications dont l'obligation incombe aux praticiens de l'assistance. Mais l'expression de protection « contre lui-même » montre bien le risque de dérive paternaliste inhérent à ces cautèles. C'est pourquoi il faut aussi envisager des prétentions inverses, qui protègent le projet suicidaire bien considéré d'une personne ainsi que la possibilité concrète de recevoir une assistance. L'existence de telles prétentions est manifeste dans la pratique. Personnels de santé, magistrats et forces de l'ordre ne se sentent pas fondés à empêcher un suicide assisté qui ne violerait pas la loi. Les candidats au suicide et les assistants jouissent donc d'une prétention

---

15 Pour l'exemple français, voir le rapport présenté au Président de la République par la Commission de réflexion sur la fin de vie en France, « Penser solidairement la fin de vie ». Paris, 18 décembre 2012, URL : http://social-sante.gouv.fr/IMG/pdf/Rapport-de-la-commission-de-reflexion-sur-la-fin-de-vie-en-France.pdf.

informelle à ne pas voir leur action contrariée, sauf s'il y a violation de la loi ou négligence des cautèles que nous venons d'évoquer. De plus, de telles prétentions sont suggérées par la jurisprudence. Ainsi dans l'affaire *Gross c. Suisse*[16], la Cour européenne des droits de l'homme avait critiqué le manque de clarté du droit suisse en la matière. En substance, elle considérait que la demanderesse d'une assistance au suicide avait droit à une réponse argumentée plutôt que d'être confrontée à une suite de refus qui évoquaient une forme de loterie. Certes, l'arrêt a été par la suite cassé pour une raison de forme mais l'enjeu reste : la pratique ouverte de l'assistance au suicide présuppose que les requêtes d'assistance soient traitées d'une manière dépourvue d'arbitraire[17]. L'arrêt *Haas*[18] (également de la Cour européenne des droits de l'homme) confirme la doctrine du Tribunal fédéral et reconnaît le droit discrétionnaire de chacun à choisir de mettre fin à ses jours, d'en choisir les moyens et de faire appel à une assistance. Ceci implique à notre avis un droit (une prétention en langage hohfeldien) à ne pas en être empêché de manière déraisonnable. Par contre, la jurisprudence *Haas* s'oppose à un autre type de prétention, celle qui instituerait un droit à l'assistance au suicide au sens où une personne ou institution serait obligée de la fournir. La doctrine Haas implique que le demandeur d'une assistance au suicide n'est pas globalement créditeur (au sens du mot anglais *entitled*) d'une telle assistance, ni vis-à-vis d'un individu, ni d'une institution, ni de la société en général. Cependant, il nous paraît bel et bien créditeur de quelque chose : que sa demande soit sérieusement entendue et professionnellement évaluée, dans un contexte qui n'exclue pas *a priori* que cette demande puisse être suivie d'effet.

Quelques expérimentations locales

C'est précisément ce type de prétention qui commence à être reconnue par le droit de certains cantons suisses, à vrai dire dans des contextes étroitement définis. Ainsi, une loi entrée en vigueur en 2013 dans le Canton de Vaud précise dans quelles conditions une assistance au suicide peut être pratiquée dans les établissements médico-sociaux et les hôpitaux reconnus d'intérêt public[19]. La demande d'assistance au suicide doit faire l'objet des vérifications suivantes, qu'il vaut la peine de citer *in-extenso* :

---

16 Cour européenne des droits de l'homme, affaire *Gross c. Suisse*, no. 67810/10, arrêt du 30 septembre 2014.

17 Voir aussi : Alex Mauron, « L'arrêt de la Cour européenne des droits de l'homme concernant l'assistance au suicide : implications éthiques », *Bulletin des médecins suisses*, vol. 94, 2013, p. 31-32.

18 Cour européenne des droits de l'homme, affaire *Haas c. Suisse*, no. 31322/07, arrêt du 20 janvier 2011. Le demandeur estimait que l'exercice de son droit à décider de mourir impliquait de pouvoir obtenir un barbiturique létal sans ordonnance médicale.

19 Canton de Vaud, Loi sur la santé publique art. 27d. La loi et ses directives d'applications sont consultables à l'URL : http://www.vd.ch/themes/sante/professionnels/assistance-au-suicide/.

(...)
– La personne doit avoir sa capacité de discernement.
– Elle doit persister dans sa volonté de se suicider.
– Elle doit souffrir d'une maladie ou de séquelles graves et incurables.

Si des troubles psychiques ou des pressions externes sont suspectés, l'avis d'un expert psychiatre doit être sollicité.

Il incombe au médecin responsable de se déterminer par écrit envers le patient dans un délai maximum de quatre semaines selon la complexité du cas. Si le patient ou le résident a un représentant dans le domaine des soins, celui-ci doit également être informé de la détermination médicale.
Le médecin responsable doit motiver sa détermination et notamment préciser :

– si les conditions sont remplies ;
– si un retour à domicile est possible lorsqu'il s'agit d'un patient en établissement hospitalier ;
– la possibilité pour le patient ou le résident de saisir le bureau de la médiation ou la Commission d'examen des plaintes en cas de désaccord.

La portée concrète de cette loi est limitée puisqu'elle ne concerne que les patients en institution. Cependant, elle est intéressante au regard de notre analyse car elle reconnaît d'un côté des obligations « paternalistes[20] » protégeant la personne contre un choix irréfléchi ou pathologique, ou encore un choix qui n'aurait pas pris en compte toutes les alternatives réalistes, et de l'autre côté des obligations qu'on pourrait appeler « permissives » en ce sens qu'elles rendent possible le droit de l'individu de choisir sa mort avec une assistance et qu'elles protègent ce choix contre une interférence non justifiée. Parmi ces secondes prétentions, il y a les règles procédurales qui imposent de la part du médecin responsable une réponse argumentée, dans un délai spécifié, et contre laquelle des voies de recours existent. Il est vrai que la portée exacte de ces obligations demande à être précisée. C'est en particulier la question de l'opposition de principe à la mort assistée que feraient valoir un médecin individuel ou l'institution de soins concernée. Si l'objection de conscience personnelle est clairement reconnue, la question est plus difficile pour les institutions. Au nom de son identité confessionnelle, un établissement de santé ou une résidence pour personnes âgées peuvent-ils affirmer : « pas de ça chez nous » ? C'est la jurisprudence qui en décidera. À ce stade, on notera que le Canton de Neuchâtel a adopté une législation similaire mais qui va plus loin en précisant que les droits des patients et résidents ne peuvent être limités par les convictions affichées des institutions, du moins de celles qui reçoivent des subventions publiques. Cette loi a été attaquée devant la Tribunal fédéral par l'Armée du Salut (en tant que gestionnaire

20 La littérature bioéthique fait la distinction entre *paternalisme fort*, où une autorité s'estime fondée à passer outre à la volonté claire d'une personne capable d'exercer son autonomie et *paternalisme faible*, dans le cas où une autorité protège un individu incapable de discernement contre un choix qui n'est pas réellement autonome et décide donc à sa place. C'est de paternalisme faible, non controversé, dont il s'agit ici.

d'une résidence pour personnes âgées) mais le Tribunal a donné raison au Canton de Neuchâtel[21]. Les institutions subventionnées ne peuvent donc interdire l'accès à leurs locaux aux organisations d'aide au suicide, sans être pour autant tenues d'y participer activement.

Épilogue

Nous avons vu que la pratique suisse de l'assistance au suicide va au-delà d'un simple privilège, qui pourrait rester théorique. Elle est encadrée par des prétentions qui sont à la fois des cautèles contre des suicides non réellement volontaires et des protections contre l'empêchement *de facto* d'une pratique par ailleurs reconnue comme légale. La spécification de ces privilèges et prétentions est actuellement insuffisante mais leur assise éthique nous paraît justifiée et digne d'être défendue.

Dans ce contexte, le principe de l'autodétermination de la personne est le fondement éthique qui vient à l'esprit en premier : principe qui fait l'unanimité dans le débat public tant qu'on ne cherche pas à l'appliquer aux questions bioéthiques réellement controversées, comme celle qui nous occupe ici. Or prendre ce principe au sérieux implique ce que Ruwen Ogien appelle la *liberté politique de mourir*[22]. Il s'agit en somme du droit-liberté de mettre fin à ses jours en recourant à une assistance car comme le relève Ogien, sans cette possibilité, certaines personnes lourdement handicapées sur la plan moteur sont *de facto* interdites de suicide. L'exemple des personnes handicapées montre précisément pourquoi cette liberté, si elle se réduit à un simple privilège, risque d'être vidée de son sens. Elle doit donc s'analyser comme une situation juridique composite, qui n'implique pas que des privilèges mais aussi des prétentions, c'est-à-dire des obligations. Spécifier ces prétentions en partant de l'exemple suisse est la finalité de l'analyse qui précède.

Nous avons vu que ces obligations peuvent être « paternalistes » au sens utilisé ci-dessus, ou « permissives » car elles permettent la mise en œuvre concrète d'un projet de mort volontaire, pour autant que celui-ci reçoive une forme d'approbation ou du moins de non opposition. Dans la situation suisse, cette approbation est en grande partie informelle, car elle implique l'assentiment d'un médecin, d'un « assistant » c'est-à-dire le plus souvent d'une association, ainsi que des diverses instances qui seraient en mesure d'empêcher l'assistance au suicide d'avoir lieu. Or l'idée qu'un projet suicidaire puisse recevoir une forme d'assentiment d'une autorité ou d'une instance représentant peu ou prou la collectivité paraît choquante au premier abord. C'est pourtant une conséquence nécessaire du respect d'une liberté de mourir qui n'est pas illusoire. Si cette conclusion rebute, n'est-ce pas parce qu'elle touche au dernier tabou concernant la mort volontaire :

21 ATF 2C_66/2015.

22 Ruwen Ogien, *La vie, la mort, l'État*, Paris, Grasset, 2009.

qu'elle puisse être non seulement un choix délibéré et rationnel, mais que sa rationalité puisse être collectivement partagée et reconnue par une autorité ?

Dans le second livre des *Essais*, Montaigne rapporte une anecdote remontant à l'Antiquité et qui illustre bien notre propos :

> Il y a des polices qui se sont meslées de régler la justice et opportunité des morts volontaires. En nostre Marseille il se gardoit au temps passé du venin preparé à tout de la ciguë, aux despens publics, pour ceux qui voudroient haster leurs jours ; ayants premièrement approuvé aux six cens, qui estoit leur Senat, les raisons de leur entreprise : et n'estoit loisible autrement que par congé du magistrat, et par occasions légitimes, de mettre la main sur soy[23].

Il est vrai que cette anecdote paraît historiquement datée car elle relève d'une conception ancienne d'un État qui a droit de vie et de mort sur les citoyens. Or c'est justement cette conception qui a été battue en brèche par la décriminalisation du suicide dans le sillage de l'esprit des Lumières. L'idée qu'il faille demander la permission à l'État pour mourir est évidemment à l'opposé d'une vision libérale des rapports entre l'individu et la puissance publique. Pourtant, comme souvent chez Montaigne, ces lignes peuvent être lues dans une autre perspective, plus pertinente pour nous aujourd'hui. Elles nous suggèrent que la mort volontaire puisse être un choix validé, non par une autorisation de l'État mais par des mesures « permissives » au sens où nous avons utilisé ce terme plus haut, c'est-à-dire des mesures qui rendent possible l'exercice de la liberté politique de mourir sans discriminations ni entraves arbitraires.

C'est une autre conception du rôle de la puissance publique qui est suggérée ici, rarement discutée dans le débat bioéthique. En effet, dans la majorité des pays occidentaux qui sont prohibitionnistes en matière de mort assistée, la seule intervention de l'État envisagée est paternaliste, avec ou sans guillemets : elle consiste à protéger les individus contre leur volonté de mettre fin à leurs jours, que ce projet soit autonome ou pathologique. À l'inverse, il est une forme de libéralisme naïf pour qui la liberté serait simplement proportionnelle à l'abstention de l'État dans un domaine de la vie privée. L'analyse hohfeldienne nous montre que le paysage normatif des libertés individuelles est bien plus complexe. Preuve en est que les libertés « libérales » ne sont pas des privilèges purement négatifs car elles ont besoin d'être consolidées par un réseau d'obligations qui engagent la collectivité. Nous avons vu que l'analyse de la situation suisse de l'assistance au suicide en fournit quelques exemples. Une réflexion plus théorique, détachée des contingences de tel ou tel pays, permettrait d'articuler de manière plus systématique la liberté de choisir la mort volontaire assistée avec des prétentions d'acteurs sociaux de toute nature, pas forcément étatiques. Il y a là une piste de réflexion à cheval entre bioéthique et philosophie politique qui nous semble mériter d'être poursuivie.

---

23 Montaigne, *Essais*, II/3

Étienne Montero

La genèse, la mise en œuvre et les développements de la loi belge relative à l'euthanasie

Résumé : La présente étude expose le contexte d'origine de la loi relative à l'euthanasie et les circonstances dans lesquelles elle a été pensée et adoptée. Elle rend compte des principaux débats qui ont émaillé l'élaboration du texte de loi et des grands choix opérés. Ensuite, elle fait état des difficultés et controverses apparues sur le terrain de l'interprétation et du contrôle des conditions de la loi. Enfin, elle donne un aperçu des débats en cours et propositions de loi visant à étendre le champ d'application de la loi.

Mots-clés : autonomie, euthanasie, souffrance, soins palliatifs, suicide médicalement assisté.

Genesis, Implementation and Developments of the Belgian Act on Euthanasia

Abstract: The present study sets out the background and circumstances under which the Act on euthanasia was conceived and adopted. It reports the main debates that have shaped the drafting of the law and the major choices made. It then refers to the difficulties and controversies about interpretation and control of the conditions of the law. Finally, it provides an overview of current debates and legislative proposals to extend the scope of the Act.

Keywords: Autonomy, Euthanasia, Suffering, Palliative Care, Physician-assisted suicide.

Les situations de fin de vie suscitent des questions complexes et délicates, parfois extrêmement douloureuses, qui ne s'accommodent pas de réponses simplistes. Dans l'espace imparti, il n'est naturellement pas possible d'envisager tous les aspects d'un sujet aussi grave et difficile. Mon propos se limite à livrer, en juriste, une appréciation critique de l'option prise en 2002 par le législateur belge de dépénaliser l'euthanasie. Cette approche essentiellement juridique peut paraître sèche et sans âme au regard des multiples défis qui accompagnent la vie finissante. Bien que parcellaire, on en convient, l'analyse juridique n'en est pas moins nécessaire et légitime dès l'instant où, à un moment donné, il est apparu à une majorité parlementaire qu'au moins une partie de la réponse résidait dans une modification du cadre juridique de la fin de vie. Il semble dès lors logique et censé de se demander si les objectifs poursuivis par le législateur ont été atteints et si les voies et moyens qu'il a choisis se sont révélés judicieux et efficaces. Après quinze ans d'application de la loi relative à l'euthanasie en Belgique, c'est donc à un bilan critique que je convie le lecteur. La présente étude s'appuie largement sur mes travaux antérieurs[1], tout en adoptant un plan et certains développements originaux.

L'exposé s'articule en deux parties. La première décrit le contexte et les principaux jalons du processus qui a conduit à l'adoption de la loi belge relative à l'euthanasie. La seconde partie livre une analyse critique des difficultés et controverses apparues sur le terrain de l'interprétation et du contrôle des conditions de la loi.

Contexte et genèse de la loi relative à l'euthanasie

Sont présentés, tour à tour, les circonstances et le processus d'adoption de la loi relative à l'euthanasie, les motivations et objectifs de ses auteurs et les éléments essentiels du dispositif juridique mis en place.

---

1 Afin de ne pas alourdir inutilement l'exposé en multipliant les références, je me permets de renvoyer globalement le lecteur aux études suivantes (de la plus récente et actualisée à la plus ancienne) : Etienne Montero, «The Belgian experience of euthanasia since its legal implementation in 2002», in Chris Gastmans, David Jones, Calum McKellar (dir.), *Euthanasia and Assisted Suicide: Lessons from Belgium*, Cambridge University Press (sous presse) ; *Idem*, « L'euthanasie dans l'expérience belge », in Bénédicte Bévière-Boyer et Nadia Belrhomari (dir.), *Les enjeux de la fin de vie dans le domaine de la santé. Regards partagés entre politique, médecine, droit et éthique*, Actes du colloque international qui s'est tenu le 11 juin 2014 au Palais du Luxembourg, Bordeaux, LEH Édition, 2015, p. 65-78 ; *Idem*, *Rendez-vous avec la mort. Dix ans d'euthanasie légale en Belgique*, Limal, éd. Anthemis, 2013 ; *Idem*, « Le droit à l'autonomie dans le débat sur la légalisation de l'euthanasie volontaire : un argument en trompe-l'œil ? », *Revue Générale de droit médical* (France), 2000, n° 3, p. 69-88.

Le processus d'adoption de la loi

Le temps des questions

C'est au cours des années 1970, dans le contexte d'une mort de plus en plus médicalisée, que se fait sentir de façon plus pressante le besoin de se réapproprier la mort et que surgit la revendication de l'euthanasie volontaire. Ces questions commencent à faire l'objet d'un débat international, nourri d'études et articles ressortissant à une diversité de disciplines qui s'intéressent aux problèmes suscités par des « décisions médicales de fin de vie ». Professionnels de la santé, philosophes, juristes et politiques s'interrogent sur les droits des patients, la qualité de la fin de vie et les bonnes pratiques médicales.

À cette époque, on commence à dénoncer « l'acharnement thérapeutique », qui apparaît comme le revers des progrès extraordinaires de la médecine, notamment dans le champ de la réanimation. Point n'est besoin de s'étendre sur la question, si ce n'est pour remarquer qu'à l'origine, celle-ci apparaît au cœur des préoccupations des associations pour le droit de mourir dans la dignité qui sont créées dans divers pays.

L'évocation de l'euthanasie est volontiers associée à l'image du malade terminal en proie à d'atroces souffrances, entretenues de surcroît contre son gré, en raison de l'obstination thérapeutique de l'équipe soignante. Deux ans après son homologue française, l'ADMD (Belgique) voit le jour en 1982, avec pour devise « Choisir sa mort : une liberté ! un droit ! ». Dans une brochure de présentation, le Dr Yvon Kenis, qui fut longtemps président de l'association belge, affirme que « c'est principalement pour s'opposer à l'acharnement thérapeutique que se sont créées des associations comme la nôtre »[2], tout en reconnaissant, quelques pages plus loin, que « le refus de l'acharnement thérapeutique est généralement admis et n'est interdit ni par la loi ni par le code de déontologie médicale ». « C'est pourquoi », ajoute l'auteur, « l'association met l'accent sur la légalisation de l'euthanasie volontaire, plutôt que sur le refus de l'acharnement thérapeutique »[3].

Ce propos, apparemment peu soucieux de cohérence, illustre bien l'ambigüité qui, dès le départ, caractérise le mouvement pro-euthanasie. La revendication de ce dernier se fonde-t-elle, au premier chef, sur *la compassion*, face à certaines souffrances qui ne peuvent être adéquatement soulagées, ou sur la *philosophie de l'autonomie*, suivant laquelle doit être respectée la volonté de ceux qui entendent « maîtriser leur mort » ? Or, le dispositif légal à mettre en place (cas de figure visés, balises) diffère sensiblement suivant que l'inspiration profonde soit de rencontrer des situations médicales de grande souffrance ou, au nom du droit à l'autodétermination, de s'incliner devant toute demande d'euthanasie exprimée. Force est de constater que, dans les débats sur l'euthanasie, en Belgique comme ailleurs, les intervenants passent

---

2 Yvon Kenis, *Choisir sa mort, une liberté, un droit*, ADMD (Belgique), 1990, p. 7.

3 *Ibid.*, p. 12. À propos de cette incohérence, voir Xavier Dijon, *Droit naturel*, t. 1 (Les questions du droit), Thémis, Paris, P.U.F., 1998, p. 160.

subrepticement, de façon consciente ou non, d'un motif à l'autre, ce qui ne contribue guère à clarifier les enjeux, et l'opinion publique n'en finit pas de naviguer entre vrais problèmes, fausses raisons, malentendus et approximations.

Depuis 1984, plusieurs parlementaires ont tenté, par voie de résolutions ou de propositions de lois, de faire examiner par le Parlement la possibilité de faire droit au désir de maîtriser la propre mort. Il n'en a toutefois pas été débattu.

Le temps de la réflexion

Au début de la décennie 1990, plusieurs nouvelles propositions de loi visant à dépénaliser l'euthanasie sont déposées à la Chambre des Représentants et au Sénat, mais elles ne sont toujours pas prises en considération.

Il faudra attendre la fin des années 1990 pour passer à la vitesse supérieure. La loi belge sur l'euthanasie doit beaucoup au sénateur socialiste Roger Lallemand[4]. C'est lui qui a donné l'impulsion décisive pour que la question de l'euthanasie soit inscrite à l'agenda politique. En avril 1996, il récolte suffisamment de signatures de sénateurs libéraux, écolos et socialistes pour le dépôt d'une proposition de résolution en vue de rassembler des informations et d'organiser un débat sur les problèmes de fin de la vie. Il est également question de saisir le Comité consultatif de bioéthique.

Les présidents des Chambres législatives interrogent effectivement le Comité consultatif de Bioéthique qui, le 12 mai 1997, rend un Avis « concernant l'opportunité d'un règlement légal de l'euthanasie »[5]. Ses membres s'entendent pour définir l'euthanasie comme « l'acte pratiqué par un tiers qui met intentionnellement fin à la vie d'une personne à la demande de celle-ci ». Par contre, ils se montrent divisés sur le plan éthique. Pour les uns, l'euthanasie est acceptable en tant qu'elle libère un patient qui fait état d'une situation médicale sans issue et d'une souffrance intense, compte tenu, par ailleurs, du droit fondamental à l'autonomie. Pour d'autres, l'euthanasie est éthiquement inacceptable étant donné le caractère sacré de la vie et la spécificité de la médecine. Pour d'autres encore, l'euthanasie peut se justifier dans des cas tout à fait exceptionnels et extrêmes, pour autant que la question fasse l'objet d'un débat éthique. En ce qui concerne la voie légale à emprunter, le comité émet quatre propositions : une modification législative dépénalisant l'euthanasie, une « régulation procédurale *a posteriori* » de l'euthanasie décidée en colloque singulier (entre le médecin et le patient), une « régulation procédurale *a priori* » après consultation collégiale et enfin le maintien pur et simple de l'interdit légal.

---

4 Cf. Jacqueline Herremans, « Hommage à Roger Lallemand », *Bulletin trimestriel de l'ADMD*, n° 141, 2016, p. 5-6 (http://www.admd.be/Bulletins/Bulletin%20141.pdf).

5 Comité Consultatif de Bioéthique, Avis n° 1 du 12 mai 1997 concernant l'opportunité d'un règlement légal de l'euthanasie, www.health.belgium.be ; *Bioethica Belgica*, n° 2, 1998, p. 2-6 ; *Rev. Dr. Santé*, 1997-1998, p. 22-26.

Dans le prolongement de cet avis n° 1 du comité, des journées de réflexion sur l'euthanasie se tiennent au Sénat les 9 et 10 décembre 1997[6]. Des experts sont auditionnés et interagissent avec les sénateurs. Par ailleurs, de nombreux débats publics sont organisés en divers autres lieux ainsi que dans les médias.

Le 2 février 1999, les sénateurs Fred Erdman et Roger Lallemand déposent une proposition de loi relative aux problèmes de fin de vie et aux patients incurables. S'y trouvent inscrits les principes majeurs figurant dans ce qui deviendra la loi du 28 mai 2002 relative à l'euthanasie.

Précisons encore qu'en février 1999, à la demande des Présidents de la Chambre des Représentants et du Sénat, le Comité consultatif de Bioéthique publie un avis relatif à l'arrêt actif de la vie des personnes incapables[7].

De toute évidence, le tournant est marqué par l'avènement d'une nouvelle majorité politique issue des élections du 13 juin 1999. Les partis chrétiens-démocrates flamand (CVP) et francophone (PSC) sont relégués dans l'opposition, pour la première fois depuis 1958. La déclaration gouvernementale du 14 juillet 1999 innove, en confiant au Parlement le soin d'examiner les questions éthiques : « Dans la recherche de réponses aux questions et défis éthiques, le gouvernement opte pour une approche en rupture avec le passé. Au lieu d'enfermer le débat dans le carcan de la solidarité gouvernementale et de le faire dépendre ainsi d'un consensus parmi les partis de la majorité, le parlement assumera pleinement ses responsabilités, et ce sur base de la conscience individuelle et de l'intime conviction de chacun ».

Le temps des décisions : les trois lois de 2002

Vers la fin de l'année 1999, il a été décidé de coupler l'examen, dans les commissions parlementaires de la justice et des affaires sociales du Sénat, d'une proposition de loi relative à l'euthanasie et d'une proposition relative aux soins palliatifs. Ce choix s'explique vraisemblablement pour des raisons de stratégie politique : la discussion de la future loi sur les soins palliatifs apparaît comme une concession faite aux opposants à la dépénalisation de l'euthanasie. Au demeurant, plusieurs influents militants de l'euthanasie ne font pas mystère de s'être évertués à promouvoir les soins palliatifs précisément en vue de faciliter l'acceptation de l'euthanasie[8]. Mais il y a plus : à l'époque, l'idée que l'euthanasie fait partie intégrante des soins palliatifs affleurait déjà, au moins dans l'esprit de quelques personnalités

---

6 Cf., par exemple, le Compte rendu analytique des séances du Sénat, 9 et 10 décembre 1997, p. 2176-2213.

7 Comité consultatif de Bioéthique, Avis n° 9 du 22 février 1999 concernant l'arrêt actif de la vie des personnes incapables d'exprimer leur volonté, www.health.belgium.be.

8 Cf. Jan L. Bernheim *et alii*, « Het Belgisch model van integrale levenseindezorg : palliatieve zorg en wettelijke euthanasie als aanvullende, niet-tegenstrijdige ontwikkelingen, II. Nationale en internationale controverses », *Tijdschrift voor Geneeskunde*, 2012, 68 (11), p. 550 ; Jan L. Bernheim *et alii*, «Development of palliative care and legalisation of euthanasia : antagonism or synergy?», *BMJ*, 2008, 336 : 864-867.

politiques[9]. Depuis, cette conception ne cesse du gagner du terrain, tant dans le discours officiel[10] que dans la réalité[11].

En parallèle, était également en gestation la future loi sur les droits des patients.

C'est ainsi que trois lois adoptées en 2002, à dates rapprochées, ont modifié substantiellement le cadre juridique du paysage médical : la loi du 28 mai 2002 relative à l'euthanasie[12], la loi du 14 juin 2002 relative aux soins palliatifs[13] et la loi du 22 août 2002 relative aux droits du patient[14]. Il est généralement considéré que ces trois textes partagent une commune volonté d'humaniser la condition du patient (particulièrement en fin de vie, dans un contexte de médicalisation croissante de la mort) et de lui reconnaître une plus grande autonomie, en le plaçant au centre du dispositif de soins.

La loi du 22 août 2002 entend signer la fin d'un « modèle paternaliste », dans lequel le patient est déchargé de la responsabilité des décisions le concernant[15], au profit d'un nouveau paradigme axé sur l'autonomie et les droits du patient. À bien des égards, cette loi entérine des évolutions antérieures, tout en étant novatrice sur certains points. Notons qu'elle règle notamment les modalités de refus de traitement et de représentation du patient incapable de s'exprimer.

La loi du 14 juin 2002 frappe par son caractère particulièrement sommaire : dix courts articles et d'importantes délégations au Roi, chargé de prendre les mesures d'exécution. Elle consacre un droit aux soins palliatifs[16], donne une définition de tels soins (art. 2) et jette les bases pour l'encadrement de leur organisation administrative[17] et de leur évaluation régulière[18].

La lecture des travaux parlementaires révèle combien les élus de la Nation étaient principalement intéressés par la question de l'euthanasie. On peut s'en étonner. Les lois sur les droits du patient et sur les soins palliatifs répondent à des préoccupations légitimes : reconnaître une plus grande

---

9 Cf. les Développements de la Proposition de loi relative à l'euthanasie, déposée le 20 décembre 1999 par Ph. Mahoux et consorts, *Doc. parl.*, Sénat, sess. ord. 1999-2000, n° 2–244/1, p. 4.

10 Cf. Cellule fédérale d'évaluation des soins palliatifs (Service Public Fédéral Santé publique), Rapport d'évaluation – Soins palliatifs, mai 2008, p. 102 et *passim.*

11 Pour d'autres commentaires, voy. notre livre *Rendez-vous avec la mort. Dix ans d'euthanasie légale en Belgique,* précité, chap. V, p. 101 et s.

12 *Moniteur Belge* (M.B.), 22 juin 2002.

13 *M.B.*, 26 octobre 2002.

14 *M.B.*, 26 septembre 2002.

15 Le médecin décide pour le patient et celui-ci est invité à lui faire confiance… comme l'enfant à ses parents.

16 Le chapitre II s'intitule « Du droit aux soins palliatifs ».

17 Délégation au Roi pour fixer les normes d'agrément, de programmation et de financement ainsi que des mesures en vue de coordonner le développement de l'offre de services de soins palliatifs…

18 Institution d'une cellule d'évaluation chargée de présenter tous les deux ans un rapport aux chambres législatives.

autonomie au patient face à certains excès de paternalisme médical, qui, en certains cas, a pu mener à des formes d'acharnement thérapeutique et à des situations de vie ou de mort dans des conditions malheureuses et indignes. Par contre, il est curieux que la légalisation de l'euthanasie ait été réclamée précisément à l'aube du XXIe siècle. Dans les années 1980, cette revendication peut se comprendre : la réflexion sur la vie finissante et la médecine palliative est balbutiante, l'acharnement thérapeutique n'est pas rare, le corps médical est insuffisamment sensibilisé et formé au contrôle de la douleur... Mais, en 2002, la donne a déjà complètement changé : l'accompagnement de la vie finissante fait désormais l'objet d'une grande attention, il existe un consensus pour refuser l'obstination thérapeutique, les soins palliatifs se développent, des progrès considérables ont été faits dans le traitement de la douleur et des autres symptômes[19], etc.[20]

En réalité, l'explication gît dans le fait que la loi a été fondamentalement voulue et conçue pour des raisons philosophiques ou idéologiques : dès les journées de réflexion organisées au Sénat, et tout au long des travaux préparatoires de la future loi sur l'euthanasie, le droit à l'autonomie ou à l'autodétermination a constamment été invoqué comme fondement du droit de « choisir sa mort »[21]. Les militants de l'euthanasie le reconnaissent volontiers : « Nous demandons simplement que soit respectée notre conception qui veut laisser les êtres assumer leur choix de rester maîtres de leur corps, de leur vie, de leur mort »[22].

Mais avant d'étayer et illustrer ces propos, il convient de présenter brièvement les motifs et objectifs affichés par les auteurs de la loi relative à l'euthanasie, ainsi que le contenu de celle-ci.

Motifs, objectifs et contenu de la loi

Les motivations qui ont amené divers parlementaires à envisager la dépénalisation de l'euthanasie sont largement convergentes et clairement exposées dans les développements de leurs propositions de loi respectives. Un constat partagé est à la base de leurs initiatives : des euthanasies seraient pratiquées quotidiennement dans notre pays[23]. Or, l'acte intentionnel par lequel un médecin met fin à la vie d'un patient, fût-ce à sa demande, est punissable pénalement. Il s'analyse en un homicide volontaire avec

---

19 En recourant à la sédation palliative dans les situations extrêmes (symptômes réfractaires).

20 En ce sens, voy. déjà l'intervention au Sénat de M. Vermylen, Compte rendu analytique, Séance du 9 décembre 1997, p. 2183.

21 Cf. le Compte rendu analytique des séances du Sénat, 9 et 10 décembre 1997, p. 2176-2213, *passim*.

22 Collectif d'universitaires et de médecins, « Dix ans d'euthanasie : un heureux anniversaire ! », *La Libre Belgique*, 20 juin 2012. Voir aussi, par exemple, Jacqueline Herremans et Pierre Galand, « Carte blanche – Euthanasie : entre l'application de la loi et son extension », *Le Soir*, 2 avril 2009, p. 14, publié également dans le *Bulletin de l'ADMD* (Belgique), n° 112, juin 2009, p. 13 (« On en revient au cœur de cette loi de dépénalisation de l'euthanasie : le respect de l'autonomie de la personne humaine »).

23 Le conditionnel est de mise car, à l'exception d'une étude sur les décès en Flandre, on ne dispose pratiquement d'aucune statistique à l'époque.

préméditation (ou « assassinat ») et, à ce titre, ressortit à la compétence de la Cour d'assises. Seul le recours à la notion d'état de nécessité permet, le cas échéant, au juge de ne pas condamner le médecin qui aurait commis un tel acte. Mais cette cause de justification est laissée à l'appréciation du juge, au cas par cas. Selon les auteurs des propositions de loi déposées, il en résulte une insécurité juridique, qui entraîne des pratiques semi-clandestines, échappant par définition à tout contrôle social, et qui rend plus difficile la tenue d'un dialogue franc entre le patient et son médecin.

Notons toutefois que l'euthanasie n'a donné lieu à aucune décision judiciaire publiée au cours des dernières décennies du XXe siècle[24]. Au moment où la loi était en discussion, cela faisait déjà longtemps que le ministère public n'entendait plus engager des poursuites à l'encontre des auteurs d'euthanasie. Tel fut le cas dans l'affaire concernant Jean-Marie Lorand, tétraplégique, qui avait publiquement réclamé la mort[25]. Le médecin qui, le 7 juillet 2000, accéda à sa demande d'euthanasie, put s'expliquer, en toute discrétion (sans que son nom soit révélé aux médias), auprès des autorités judiciaires ; l'affaire fut clôturée par un non-lieu après le vote de la loi relative à l'euthanasie[26].

Il n'en est pas moins vrai que, par crainte de poursuites judiciaires, des médecins refusaient logiquement de répondre aux demandes d'euthanasie. Ainsi que l'observent également les auteurs des propositions de loi, le silence et la dissimulation empêchaient une évaluation des pratiques. Enfin, le *statut quo* législatif consacrait une rupture entre le fait et le droit.

Suivant les propositions de loi retenues pour la discussion au Parlement, les objectifs de la loi en projet peuvent être synthétisés comme suit[27] :

> 1° assurer une *sécurité juridique au médecin* confronté à une demande d'euthanasie satisfaisant aux conditions prévues dans la loi ;
>
> 2° assurer au *patient* incurable, dans le *respect de son autonomie,* qu'il verra sa demande d'euthanasie respectée et lui *accorder une protection*, en imposant des *critères précis* pour l'intervention du médecin ;
>
> 3° permettre une meilleure appréhension de la situation réelle par une *évaluation des pratiques* (autrement dit, moyennant un contrôle efficace), afin de sortir l'euthanasie de la clandestinité, prévenir les abus et, en définitive, mettre fin à l'hypocrisie de la situation de tolérance.

---

24 Cf. Geneviève Schamps et Marc Van Overstraeten, « La loi belge relative à l'euthanasie et ses développements », in *Liber Amicorum Henri-D. Bosly*, La Charte, 2009, p. 337.

25 *Aidez-moi à mourir* (éditions Labor, 2000, avec la collaboration de Frédéric Soumois, du journal *Le Soir*).

26 Jacqueline Herremans, « Hommage à Roger Lallemand », *Bulletin trimestriel de l'ADMD*, n° 141, 2016, p. 6 (http://www.admd.be/Bulletins/Bulletin%20141.pdf).

27 Cf., en particulier, Proposition de loi relative à l'euthanasie, déposée le 20 décembre 1999 par Ph. Mahoux et consorts, *Doc. parl.*, Sénat, sess. ord. 1999-2000, n° 2–244/1, p. 3.

Afin de rencontrer ces objectifs, le législateur a mis en place un certain nombre de balises et un mécanisme de contrôle[28]. Trois cas de figure sont envisagés.

Le premier est la demande d'euthanasie exprimée par une personne capable et consciente. En ce cas, le médecin qui pratique une euthanasie ne commet pas d'infraction, pourvu que soient respectées les conditions de fond et de procédure prévues par la loi, en son article 3.

Trois conditions de fond (« subjectives ») sont relatives à la nature et à la forme du consentement : le patient est majeur ou mineur émancipé[29], capable et conscient au moment de sa demande ; la demande est volontaire, réfléchie et répétée, et elle ne résulte pas d'une pression extérieure ; la demande est actée par écrit.

Les autres conditions de fond ont trait à la situation 'objective' prise en considération. Il est requis que le patient se trouve dans une situation médicale sans issue et fasse état d'une souffrance physique ou psychique constante et insupportable, qui ne peut être apaisée et qui résulte d'une affection accidentelle ou pathologique grave et incurable.

Par ailleurs, l'article 3 fait peser sur le médecin une importante obligation d'informer et de s'informer. Le texte prévoit ceci :

– le médecin a informé le patient de son état de santé et de son espérance de vie ; il s'est concerté avec lui sur sa demande d'euthanasie et a évoqué avec lui les possibilités thérapeutiques encore envisageables ainsi que les possibilités qu'offrent les soins palliatifs et leurs conséquences ;
– le médecin s'est assuré de la persistance de la souffrance physique ou psychique du patient et de sa volonté réitérée ; à cette fin, il a mené avec le patient plusieurs entretiens, espacés d'un délai raisonnable au regard de l'évolution de l'état du patient ;
– le médecin a consulté un autre médecin indépendant et compétent quant à la pathologie concernée, qui rédige un rapport reprenant ses constatations ;
– le médecin s'est entretenu de la demande du patient avec l'équipe soignante ou des membres de celle-ci et, si telle est la volonté du patient, avec les proches que celui-ci désigne.

Enfin, le médecin qui a pratiqué l'euthanasie est tenu de notifier celle-ci *ex post*, dans les quatre jours ouvrables, à la Commission fédérale de contrôle et d'évaluation de l'application de la loi relative à l'euthanasie (ci-après, la Commission de contrôle), moyennant l'envoi d'un document d'enregistrement dûment complété[30].

Observons que l'euthanasie légale n'est pas réservée au patient en phase terminale. Elle est également possible alors que, de l'avis du médecin, le *décès n'interviendra pas à brève échéance*. Dans ce cas de figure, deux autres conditions s'ajoutent à celles énoncées : 1° le médecin doit consulter un

28 Pour plus d'autres précisions, nous renvoyons le lecteur au texte de la loi.

29 Comme on le verra, par une loi de 2014, la législation relative à l'euthanasie a été étendue aux mineurs d'âge.

30 Cf. les articles 5 (obligation de notification), 6 (institution et composition de la Commission de contrôle) et 7 (document d'enregistrement) de la loi.

deuxième médecin indépendant, psychiatre ou spécialiste de la pathologie concernée ; 2° il est tenu de respecter un délai de réflexion d'au moins un mois entre la demande écrite du patient et l'acte d'euthanasie[31].

La loi envisage un troisième cas de figure. Tout majeur ou mineur émancipé capable peut, pour le cas où il ne pourrait plus manifester sa volonté, rédiger une *déclaration anticipée* exprimant sa volonté de bénéficier d'une euthanasie. Pareille déclaration peut être adaptée ou retirée à tout moment. Elle ne peut être prise en compte que si elle a été établie ou confirmée moins de cinq ans avant le début de l'impossibilité de manifester sa volonté. Le médecin qui pratique une euthanasie, à la suite d'une telle déclaration anticipée, ne commet pas d'infraction s'il constate (1°) que l'intéressé est atteint d'une affection accidentelle ou pathologique grave et incurable, (2°) qu'il est *inconscient*, et (3°) que cette situation est *irréversible* selon l'état actuel de la science[32].

Le moment est venu de soumettre à évaluation critique le dispositif légal et sa mise en œuvre au cours des quinze années écoulées. L'euthanasie a-t-elle été adéquatement balisée et efficacement contrôlée à l'aune des critères fixés par le législateur ? Les conditions légales ont-elles été appréciées avec la rigueur requise ?

Questionnements et controverses

Afin de répondre succinctement aux questions posées[33], il sera fait état de quelques controverses suscitées par l'interprétation et l'application de la loi. Le propos s'organise autour de trois thèmes – le contrôle, le type de personnes visées par la loi et la « normalisation de l'euthanasie » –, avant d'évoquer quelques possibles évolutions prochaines.

Le contrôle de la pratique de l'euthanasie

Dans des publications antérieures, j'ai déjà eu l'occasion de démontrer combien le fonctionnement de la Commission de contrôle est un échec. Le contrôle de l'euthanasie en Belgique est contestable en son principe, dans sa conception et dans la manière dont il est pratiquement mis en œuvre.

Contrôle *a posteriori* ?

Le choix d'un contrôle *a posteriori* paraît contestable en son principe, dès lors qu'il s'exerce sur la seule foi des renseignements fournis par le médecin qui a pratiqué l'euthanasie (*self reporting*). C'est en effet sur lui que pèse l'obligation de compléter le formulaire *ad hoc* et de le transmettre à la Commission fédérale de contrôle chargée de vérifier si les conditions légales ont été respectées.

---

31 Cf. l'art. 3, § 3, de la loi.

32 Cf. l'art. 4 de la loi.

33 Pour de plus amples développements, le lecteur peut se reporter aux trois premières publications indiquées en note 1.

Il apparaît évident que ce système de contrôle *ex post* n'est pas apte à protéger les patients contre une euthanasie qui violerait les conditions légales. Faut-il répéter combien il est (faussement ?) naïf de prétendre qu'un médecin s'auto-dénonce au cas où il n'aurait pas respecté les conditions de fond ou de procédure prévues par la loi ? Il est plus vraisemblable qu'il ne déclare pas l'euthanasie pratiquée hors des conditions légales ou qu'il le fasse en manière telle qu'il ne puisse être inquiété. Dans ses rapports successifs, la Commission fédérale de contrôle fait un aveu d'impuissance, en déclarant ne pas avoir la possibilité d'évaluer la proportion du nombre d'euthanasies notifiées par rapport au nombre d'euthanasies réellement pratiquées[34]. À cet égard, une étude scientifique menée en Flandre établit qu'à peu près 50% des euthanasies ne sont pas déclarées à la Commission de contrôle[35]. Ce chiffre confirme ceux observés dans des études antérieures[36].

Dès son premier rapport, la Commission se montre « consciente des limites du contrôle de la loi du 22 mai 2002 qu'elle est chargée d'exercer » et reconnaît que « l'efficacité de sa mission repose d'une part sur le respect par le corps médical de l'obligation de la déclaration des euthanasies pratiquées et d'autre part de la manière dont ces déclarations sont rédigées »[37]. Autrement dit, il n'est donné à la Commission de voir que ce que consentent à lui montrer les médecins soumis à son contrôle… et l'on n'est pas étonné qu'en 15 ans, un seul dossier ait été transmis à la justice. Celui-ci concerne une dame âgée, euthanasiée en juin 2015 pour 'dépression réactive' (*sic*) (elle avait perdu sa fille trois mois auparavant). Les derniers jours de Simona ont été filmés par un journaliste australien, auteur d'un reportage sur l'euthanasie en Belgique diffusé sur SBS News. La large couverture médiatique du reportage en question a, de toute évidence, influencé la décision unanime des membres de la Commission de contrôle de communiquer le cas au Procureur du Roi et, par les réponses du médecin, on peut soupçonner qu'il ne s'agit que de la pointe visible de l'iceberg.

34 Commission de contrôle, Premier rapport aux chambres législatives (années 2002-2003), 2004, p. 14 ; Deuxième rapport (2004-2005), 2006, p. 22 ; Troisième rapport (2006-2007), 2008, p. 22 ; Quatrième rapport (2008-2009), 2010, p. 22 ; Cinquième rapport (2010-2011), 2012, p. 14 ; Sixième rapport (2012-2013), 2014, p. 14 ; Septième rapport (2014-2015), 2016, p. 84.

35 K. Chambaere *et al.*, «Recent trends in euthanasia and other end-of-life practices in Belgium», *New England Journal of Medicine* (2015) 372 (12) : 1179–1181.

36 R. Cohen-Almagor, «First do no harm: pressing concerns regarding euthanasia in Belgium», *International Journal of Law and Psychiatry* (2013) 36: 515–521 (50% des euthanasies non déclarées) ; J. Cohen *et al.*, «Cultural differences affecting euthanasia practice in Belgium. One law but different attitudes and practices in Flanders and Wallonia», *Social Science & Medicine* (2012) 75(5): 845–853 (73% des euthanasies déclarées en Flandre et 58% en Wallonie) ; T. Smets *et al.*, «Reporting of euthanasia in medical practice in Flanders, Belgium: cross sectional analysis of reported and unreported cases», *BMJ* (2010) 341: 1-8 (50% des euthanasies déclarées en Flandre) ; K. Chambaere *et al.*, «A post mortem survey on end-of- life decisions using a representative sample of death certificates in Flanders», *BMC Public Health* (2008) 8: 299 (53% des euthanasies déclarées en Flandre).

37 Premier rapport, 2004, p. 23.

À vrai dire, le législateur n'est point naïf, et c'est en parfaite connaissance de cause que la majorité parlementaire a opté pour un contrôle *a posteriori* de la pratique de l'euthanasie. Divers élus et experts avaient attiré son attention sur l'inadéquation du mécanisme de contrôle projeté et le risque que la Commission soit réduite à enregistrer les déclarations d'euthanasie[38]. Il avait été dit qu'elle pourrait tout au plus établir des statistiques… sur la base – et sur foi – des seules euthanasies effectivement déclarées. Par ailleurs, dans son Avis n° 1 (2007), le Comité consultatif de Bioéthique indique que « la discussion en commission restreinte a été marquée par une dynamique privilégiant l'examen de la proposition n° 3 » prévoyant une « régulation procédurale *a priori* des décisions médicales les plus importantes concernant la fin de vie, y compris l'euthanasie ». Plus tard, au cours des discussions au Parlement, plusieurs élus défendaient encore l'idée d'un contrôle *ex ante* (consultation obligatoire et systématique de l'équipe soignante et de la famille, préalablement à l'exécution du geste euthanasique), mais cette voie n'a pas été suivie par le législateur. Suivant des expressions souvent répétées à l'époque, la majorité n'a pas voulu d'une « tribunalisation de la mort »[39]. Elle a préféré que la demande d'euthanasie soit fondamentalement prise en charge dans le cadre du « colloque singulier » entre le patient et son médecin[40]. Il est piquant de remarquer que l'insistance emphatique mise sur le « colloque singulier » tend à placer le médecin dans une position de puissance à l'égard de son patient, au risque d'incarner une nouvelle forme de paternalisme, sous couvert de respect de l'autonomie individuelle[41].

Contrôle faisable ?

Tel qu'il a été conçu, le mécanisme de contrôle est également sujet à caution. Il semble pratiquement impossible pour la Commission de vérifier si les « strictes conditions » prévues par le législateur ont été respectées. Quelques exemples suffisent.

Comment s'assurer *ex post* que la requête fut pleinement volontaire, réfléchie et sans pression extérieure ? Beaucoup de personnes qui vivent dans des situations de souffrance chronique expriment deux désirs opposés : vivre et mourir. Comment s'assurer qu'elles n'ont pas été uniquement soutenues dans leur désir de mourir ?

---

38 Cf. Annexe au Rapport fait au nom des Commissions réunies de la Justice et des Affaires sociales, par Mesdames Laloy et Van Riet, Auditions, 9 juillet 2001, *Doc. parl.*, Sénat, session 2000-2001, n° 2-244/22, p. 92 (audition du prof. F. Van Neste), pp. 897-898 et p. 966 (audition du prof. Roger O. Dalcq), p. 375 (intervention de J. Vaudeville) et *passim*.

39 Cf. Annexe au Rapport fait au nom des Commissions réunies de la Justice et des Affaires sociales, par Mesdames Laloy et Van Riet, Auditions, 9 juillet 2001, *Doc. parl.*, Sénat, session 2000-2001, n° 2-244/22, p. 43 (audition du prof. Yvon Englert), p. 255 (audition de Léon Favyts, président de la VZW « Recht of Waardig Sterven », association pour le droit de mourir dans la dignité) et *passim*.

40 Pour une critique plus détaillée de cette option et des références, cf. notre ouvrage *Rendez-vous avec la mort*, précité, p. 44-47.

41 À ce sujet, *ibid.*, p. 42.

Il est pareillement impossible de contrôler que l'information sur le diagnostic, le pronostic, les thérapies envisageables, les possibilités qu'offrent les soins palliatifs… a été donnée dans un climat de dialogue et d'empathie approprié.

Et comment être certain que la consultation obligatoire d'un second médecin ne devienne pas une routine accomplie *pro forma* auprès de médecins particulièrement ouverts à l'euthanasie, ce qui est nécessairement le cas des médecins EOL et LEIF auxquels il est régulièrement fait appel[42] ? Tous les médecins ne sont pas convaincus de l'utilité de l'opinion d'un second médecin et il arrive qu'elle ne soit pas sollicitée ou que l'euthanasie soit pratiquée en dépit d'un avis négatif[43].

Prenons encore un exemple. Pour accéder à l'euthanasie, le patient doit faire état d'une souffrance constante et insupportable qui ne peut être apaisée. Or, dès son premier rapport, la Commission estime que l'évaluation du caractère *insupportable* de la souffrance est en grande partie « d'ordre subjectif et dépend de la personnalité du patient, des conceptions et des valeurs qui lui sont propres »[44]. Quant au caractère *inapaisable*, elle affirme qu'il faut tenir compte du fait que « le patient a le droit de refuser un traitement de la douleur, même palliatif, par exemple lorsque ce traitement comporte des effets secondaires ou des modalités d'application qu'il juge insupportables »[45]. En réalité, toute idée de « filtre palliatif » est abhorrée par les partisans de l'euthanasie. Le médecin doit se borner à délivrer une information sur les possibilités qu'offrent les soins palliatifs, ce qui – on en conviendra – n'équivaut pas à expérimenter les bienfaits procurés par de tels soins. Comment peut-on affirmer que la souffrance du patient « ne peut être apaisée » si ce dernier refuse toute prise en charge palliative ? Autrement dit, la Commission exerce un contrôle très lâche, sinon nul, du caractère insupportable et inapaisable de la souffrance, critères qui pourtant occupent une place centrale dans la loi.

Ces commentaires critiques pourront paraître excessifs ou déplacés, d'autant que d'autres lois font l'objet de violations tout aussi malaisées à détecter et à combattre (législations en matière fiscale, sociale, de droits intellectuels, etc.). En ces matières, toutefois, les frontières entre ce qui est licite et ce qui ne l'est pas sont plus précisément tracées, de nombreux

---

42 Le forum EOL (End-of-Life doctors) a été créé en 2003 en Communauté française de Belgique, à l'initiative et avec le support logistique de l'ADMD ; LEIF (LevensEinde Information Forum) est l'équivalent flamand d'EOL, issu de l'association R.W.S. (pendant flamand de l'Association pour le Droit de Mourir dans la Dignité).

43 J. Cohen *et al.*, «Cultural differences affecting euthanasia practice in Belgium. One law but different attitudes and practices in Flanders and Wallonia», *Social Science & Medicine* (2012) 75 (5): 845-853 (55% des médecins en région wallonne et 71% en Flandre considèrent utile de consulter un second médecin) ; R. Cohen-Almagor, «First do no harm: pressing concerns regarding euthanasia in Belgium», *International Journal of Law and Psychiatry* (2013) 36: 515-521 (Dans 35% des cas, l'opinion d'un second médecin indépendant n'aurait pas été sollicitée et dans 23% des cas, l'euthanasie aurait été pratiquée en dépit de l'opinion défavorable du médecin consulté).

44 Premier rapport aux chambres législatives (22 septembre 2002 - 31 décembre 2003), 2004, p. 18.

45 *Ibid.*

procès ont lieu et des sanctions sont régulièrement appliquées. Tel n'est pas le cas en ce qui concerne l'euthanasie et la question est particulièrement grave pour au moins deux raisons.

Premièrement, il était clair en 2002 que l'euthanasie perdrait son caractère criminel seulement *par exception*, moyennant le respect de *strictes conditions.* Durant les travaux parlementaires et les débats publics, il a été répété à l'envi que la loi en projet fixe des conditions très strictes dans lesquelles l'euthanasie peut être pratiquée. Si tel n'avait pas été le cas, la proposition de loi n'aurait probablement pas réuni les suffrages d'une majorité parlementaire en 2002.

Un contrôle effectif des conditions légales est fondamental pour une autre raison. La loi relative à l'euthanasie est relativement unique en son genre : elle reconnaît la licéité d'un acte qui, en principe, est criminel si et seulement si les conditions prévues sont respectées. Et tout bon juriste sait que des conditions légales qui ne peuvent pas être objectivement vérifiées ne sont pas de vraies conditions.

Mais il y a plus. La manière dont certaines conditions sont interprétées par la Commission de contrôle est discutable et discutée.

Interprétation stricte de conditions strictes ?

Plusieurs points de vue exprimés par la Commission de contrôle et cas d'euthanasie avalisés par elle contredisent à la fois la volonté affichée et maintes fois réaffirmée par le législateur d'enserrer la permission de l'euthanasie dans des conditions « très strictes » et le principe de stricte interprétation des textes de nature pénale.

Ainsi, la plupart des juristes conviennent que les auteurs de la loi relative à l'euthanasie ont très clairement voulu soustraire le suicide médicalement assisté au champ d'application de celle-ci[46]. Les travaux préparatoires de la loi sont limpides à cet égard. Tous les amendements déposés afin de faire entrer le suicide assisté par un médecin dans le champ de la loi ont été rejetés. Le Conseil d'État s'est interrogé sur la pertinence de cette différence de traitement entre euthanasie et suicide médicalement assisté. Après l'adoption de la loi, des parlementaires ont estimé nécessaire de déposer des propositions de loi visant à modifier la loi sur l'euthanasie en y intégrant l'assistance médicale au suicide. Il est donc remarquable de constater que la Commission se soit permise assez tôt d'avaliser des cas de suicide assisté qui lui sont notifiés.

Ainsi encore, une controverse s'est élevée, au sein de la Commission de contrôle, à propos du fait qu'une « évolution dramatique *future* » serait

---

46 Pour des références, voyez notre ouvrage *Rendez-vous avec la mort…*, précité, p. 79-83, ainsi que les contributions d'Herman Nys et d'Etienne Montero dans l'ouvrage collectif (dir.), *Euthanasia and Assisted Suicide: Lessons from Belgium*, sous la direction de Chris Gastmans, David Jones, Calum McKellar, Cambridge University Press (sous presse).

suffisante pour rencontrer l'exigence de « souffrance psychique constante et insupportable qui ne peut être apaisée »[47]. Une minorité des membres de la Commission de contrôle considère qu'une interprétation trop large est ainsi donnée à la condition légale relative à la souffrance dans la mesure où une évolution dramatique prévisible ne peut être qualifiée *hic et nunc* de souffrance psychique telle que requise par le texte légal[48]. Au contraire, suivant l'opinion majoritaire, la souffrance exigée pour pouvoir accéder à l'euthanasie peut consister en l'*anticipation d'une souffrance future*. Dans ce même ordre d'idées, le Prof. Dr Wim Distelmans, co-président de ladite Commission, n'a pas hésité à parler d'« euthanasies préventives »[49]. Parmi beaucoup d'autres, les euthanasies de l'écrivain flamand Hugo Claus (en mars 2008, au premier stade de la maladie d'Alzheimer), de l'athlète nonagénaire Emiel Pauwels (en janvier 2014)[50] et des jumeaux Verbessem, nés sourds (en décembre 2012)[51] illustrent cette interprétation, discutable et discutée, de la condition de souffrance psychique constante et insupportable.

D'autres discussions et controverses sont apparues. Elles sont évoquées à présent sous l'angle de l'extension progressive de la loi à de nouvelles catégories de personnes.

Catégories de personnes visées

L'expérience de ces quinze ans d'application de la loi belge relative à l'euthanasie enseigne qu'une fois l'euthanasie permise, il est malaisé de maintenir une interprétation stricte des conditions légales fixées. Par divers biais, les indications de l'euthanasie ne cessent de se diversifier, à la faveur d'interprétations discutables de la lettre de la loi, et en dépit des déclarations et intentions initiales du législateur.

Personnes lasses de vivre

Pour pouvoir accéder à l'euthanasie, le patient doit justifier, entre autres exigences, qu'il se trouve dans une *situation médicale* sans issue et faire état d'une *affection grave et incurable*[52]. Or, au fil des ans, la Commission de contrôle approuve un nombre croissant d'euthanasies pratiquées au profit de personnes affectées de « pathologies multiples », dont aucune, prise

---

47 Commission de contrôle, Troisième rapport aux chambres législatives (années 2006 et 2007), 2008, p. 24.

48 Quatrième rapport (2008-2009), 2010, p. 33 ; Cinquième rapport (2010-2011), 2012, p. 16.

49 Interview du Prof. Dr Wim Distelmans, *De Standaard*, 21-22 décembre 2013, p. 60.

50 Un cancer de l'estomac et des intestins venait de lui être diagnostiqué. Étant donné son excellente condition physique, une radiothérapie était envisageable et lui avait été proposée, mais il a refusé. Il a préféré opter pour l'euthanasie car il ne voulait pas souffrir, selon ses propres mots.

51 Leur demande d'euthanasie trouve son origine dans le diagnostic d'un glaucome qui, semble-t-il, allait progressivement entraîner leur cécité. C'est la perspective d'une future perte d'autonomie qui a motivé leur demande. Cette dernière est compréhensible et digne de respect, mais l'on peut se demander si la société leur a procuré un soutien suffisant. En ce sens, voir l'opinion exprimée par les directeurs de deux instituts spécialisés dans l'accompagnement des personnes sourdes-aveugles, *L'Avenir*, 18 janvier 2013.

52 Les italiques sont nôtres.

isolément, n'est grave et incurable. Plusieurs membres de ladite Commission ont eu l'occasion de reconnaître le problème (absence d'affection grave et incurable, comme l'exige la loi), tout en estimant que, chez une personne âgée, la conjonction de plusieurs maux, par leurs effets cumulés, peut provoquer une souffrance insupportable et justifier l'euthanasie[53]. Cette notion de « pathologie multiple » (ou « polypathologie ») a été forgée *ex novo* par la Commission de contrôle. Elle n'est pas dans la loi et n'apparaît nulle part dans les travaux préparatoires de celle-ci. Le co-président de ladite Commission, lui-même, a pris soin d'expliciter et illustrer la notion, en affirmant qu'elle désigne « une variété de maux (vue et ouïe déclinantes, besoin d'aide pour se nourrir, la plupart du temps alité, incontinent) dont chacun, pris séparément, peut être estimé acceptable, mais qui, ensemble, causent une souffrance insupportable et inapaisable ; ce que l'on dénomme volontiers 'lassitude de vivre' »[54].

Dans son sixième rapport, la Commission note que le nombre d'euthanasies pratiquées pour « pathologies multiples » est « *nettement plus élevé* qu'en 2010-2011 » (on passe de 23 en 2011 à 57 en 2012 et 109 en 2013). Le rapport fait état de la divergence de vues apparue à ce propos au sein de la Commission quant à la justification des euthanasies de patients d'âge très avancé atteints de polypathologie, certains membres estimant que la souffrance était plutôt liée aux *conséquences naturelles liées à l'âge*[55]. Le septième rapport indique que les polypathologies représentent le deuxième diagnostic en termes de fréquence à l'origine des euthanasies (385 cas déclarés[56], soit près de 10% du nombre des euthanasies déclarées)[57]. La question n'est donc pas anecdotique. Dans la moitié des cas, le médecin déclarant a considéré que le décès interviendrait à brève échéance[58]. En contradiction flagrante avec les déclarations antérieures de plusieurs signataires du rapport, ce dernier précise désormais que « la Commission ne considère pas l'âge avancé comme une maladie » et qu'« en l'absence d'affections médicales graves et incurables, l'âge avancé ou la fatigue de vivre ne justifient pas l'euthanasie »[59]. Il n'est pas certain que ces assertions aux allures de justifications suffisent à éteindre toute polémique à ce sujet.

Que des personnes très âgées, souffrant de maux divers et estimant leur vie d'ores et déjà accomplie, veulent en finir et demandent l'euthanasie, nous pouvons aisément le comprendre. Autre chose est d'affirmer que ces

---

53 Jacqueline Herremans, membre de la Commission de contrôle et présidente de l'ADMD (Belgique), *Le Vif/L'Express*, 25 janvier 2008, p. 36 ; Dr Marc Englert, membre de la Commission de contrôle et de l'ADMD, « L'euthanasie des patients âgés », p. 12, www.admd.be/medecins.html.

54 Prof. Dr Wim Distelmans, « De euthanasiewet is geen dwangbuis », *De Standaard*, 16 octobre 2003.

55 Sixième rapport (années 2012-2013), 2014, p. 15.

56 176 cas déclarés en 2014 et 209 en 2015.

57 Septième rapport (années 2014-2015), 2016, p. 94.

58 Le rapport précise aussi que « les demandes d'euthanasie basées sur une polypathologie ne concernent pas uniquement des patients âgés », même si tel est largement le cas.

59 Septième rapport (années 2014-2015), 2016, p. 95.

euthanasies sont conformes à la loi en son état actuel, *quod non*, d'autant que les conditions légales se voulaient très strictes et devraient, en règle, faire l'objet d'une stricte interprétation.

Patients psychiatriques

Un autre débat fait actuellement rage en Belgique : il concerne l'euthanasie de patients psychiatriques. À l'époque où la loi sur l'euthanasie était en gestation, la Commission de la Santé publique de la Chambre avait estimé *à l'unanimité* que « la seule souffrance psychiatrique du patient ne peut jamais conduire à l'euthanasie »[60]. Le spectre des futures euthanasies d'adolescents dépressifs avait été agité lors des débats parlementaires, mais, en réponse, il fut affirmé péremptoirement : « L'une des conditions posées par la loi est le caractère incurable de l'affection ; les dépressions d'adolescents ne sont donc pas visées »[61].

Je ne résiste pas à reproduire un extrait d'une intervention significative : « Les groupes de la majorité reconnaissent que les patients atteints de démence ou de troubles psychiatriques ne relèvent pas du champ d'application de la loi en projet. Ceux qui auraient encore des doutes à ce sujet pourront se reporter au rapport relatif aux travaux parlementaires, qui sera publié et dans lequel la volonté du législateur sera exposée d'une manière suffisamment claire à cet égard »[62]. Il était effectivement admis sans ambiguïté, au cours des discussions parlementaires préalables à l'adoption de la loi sur l'euthanasie, que celle-ci ne concernait pas les patients dépressifs, psychiatriques ou déments[63].

Pourtant, la *Commission de contrôle avalise des cas toujours plus nombreux d'euthanasie de patients psychiatriques, déments ou dépressifs* (avec un léger déclin en 2014 et 2015). Selon ses rapports successifs, les cas déclarés d'euthanasies pour troubles neuropsychiatriques sont au nombre de : 6 en 2004, 3 en 2005, 5 en 2006, 4 en 2007, 13 en 2008, 21 en 2009, 25 en 2010, 33 en 2011, 53 en 2012, 67 en 2013, 61 en 2014 et 63 en 2015. Certains de ces cas sont arrivés aux médias ou ont été décrits dans des publications scientifiques[64], et

---

60 Rapport fait au nom de la Commission de la santé publique, de l'environnement et du renouveau de la société, par A.-M. Descheemaeker et J. Vande Walle, annexé au Rapport fait au nom de la Commission de la Justice, *Doc. parl.*, Ch. repr., sess. ord. 2001-2002, n° 50 1488/009, p. 379.

61 Rapport fait au nom de la Commission de la Justice, 23 avril 2002, *Doc. parl.*, ch. repr., n° 50 1488/009, p. 355.

62 Rapport de la Commission de la Justice, p. 244.

63 Rapport fait au nom de la Commission de la Justice, 23 avril 2002, *Doc. parl.*, ch. repr., n° 50 1488/009, p. 52, p. 56, p. 217, p. 243, p. 244, p. 245, etc.

64 Cf. L. Thienpont, M. Verhofstadt, T. Van Loon, W. Distelmans, K. Audenaert et P. P. De Deyn, «Euthanasia requests, procedures and outcomes for 100 Belgian patients suffering from psychiatric disorders: a retrospective, descriptive study», *British Medical Journal* (BMJ Open) (2015) 5: doi: 10.1136/bmjopen-2014-007454, et, récemment (publiée au moment de la lecture finale de ma contribution), S. Dierickx *et al.*, «Euthanasia for people with psychiatric disorders or dementia in Belgium: analysis of officially reported cases», *BMC Psychiatry* (2017) 17 : 203, DOI 10.1186/s12888-117-1369-0 (9 p.).

suscitent une polémique persistante[65]. La légalité de ce genre d'euthanasie, en particulier de patients dépressifs, est questionnée dans la mesure où n'existeraient pas de paramètres objectifs permettant de s'assurer que la maladie est incurable et la souffrance non susceptible d'être apaisée. Au demeurant, est-il souligné, la perte d'élan vital et de perspectives futures est typique chez les patients dépressifs. Par conséquent, dans ces circonstances, l'expression d'un désir de mort ne dit rien quant au pronostic de la souffrance psychique[66].

Mineurs d'âge

Au cours des débats qui ont précédé l'adoption de la loi de 2002, plusieurs parlementaires s'étaient déjà montrés favorables à l'accès des mineurs d'âge à l'euthanasie. Dans un premier temps, il fut cependant prudemment convenu de réserver celle-ci au majeur (et au mineur émancipé). Outre les considérations de fond, l'une des motivations avancées était de ne pas compromettre l'adoption de la loi. Toutefois, il n'a pas fallu attendre longtemps pour voir l'euthanasie ouverte également au mineur, *quel que soit son âge*, dès lors qu'il fait état d'une souffrance physique constante et insupportable qui ne peut être apaisée et qui devrait entraîner son décès à brève échéance, et qui résulte d'une affection accidentelle ou pathologique grave et incurable[67]. Il est à préciser, d'une part, qu'un pédopsychiatre ou un psychologue doit attester que l'enfant est doté de la capacité, d'autre part, de discernement et ses parents doivent marquer leur accord.

Cette réforme – très critiquée sur le fond et sur la forme – a été bouclée au pas de charge, sans véritable demande sociale, en dépit de l'opposition de nombreux pédiatres, professeurs universitaires de pédiatrie et autres praticiens expérimentés dans le suivi d'enfants gravement malades[68] ; en outre, la Commission de la Santé du Sénat n'a pas été saisie, les auditions d'experts demandées à la Chambre des Représentants ont été refusées et, *last but not least,* le Conseil d'État n'a pas été sollicité pour avis. Le rapport 2016 de la Commission de contrôle, couvrant les années 2014 et 2015, ne fait pas état d'un seul cas d'euthanasie de mineur d'âge. Toutefois, le 17 septembre 2016, plusieurs médias indiquaient que, pour la première fois en Belgique, un cas d'euthanasie d'un mineur avait été notifié à la Commission de contrôle.

---

65 Ariane Bazan *et al.*, « Euthanasie pour souffrance psychique : un cadre légal discutable et des dommages sociétaux », *Le Journal du Médecin*, n° 2420, 2015, p. 42 ; Collectif (65 universitaires, psychologues, psychiatres), « La mort comme thérapie ? La difficulté de l'euthanasie pour seul motif de souffrance psychique », *La Libre Belgique*, 8 décembre 2015 (publié aussi dans le journal *De Morgen*) et la réponse d'un autre collectif, « Banaliseer psychisch lijden niet », *De Morgen*, 11 décembre 2015 ; Jacqueline Herremans, « Psychiatrie et euthanasie : le grand malentendu », *Le Journal du Médecin*, 19 juin 2017.

66 Cf. Ariane Bazan *et al.*, précité.

67 Loi du 28 février 2014 modifiant la loi du 28 mai 2002 relative à l'euthanasie, en vue d'étendre l'euthanasie aux mineurs, *Moniteur Belge*, 12 mars 2014, p. 21053.

68 Opinion signée par 38 pédiatres, « Fin de vie des enfants : une loi inutile et précipitée », *La Libre Belgique*, 29 janvier 2014. La liste des signataires s'est allongée en quelques jours jusqu'à atteindre près de 200 pédiatres. Cf. Annick Hovine, « Il faut reporter le vote sur l'euthanasie des enfants », *La Libre Belgique*, 12 février 2014, p. 9. Information relayée dans de nombreux autres journaux.

Vers une normalisation de l'euthanasie

On a beau être convaincu de l'éminente fonction symbolique, pédagogique et structurante du droit (spécialement en matière pénale), de son impact sur les mentalités et l'*ethos* d'une société, il était difficilement imaginable que l'évolution fut si rapide.

En 2002, l'euthanasie était encore considérée comme « intrinsèquement une infraction », une « transgression éthique », admissible à titre d'*exception* réservée aux *cas extrêmes*. Quinze ans plus tard, elle s'est imposée comme un « acte médical » (*sic*), un acte de soin parmi d'autres (suivant le modèle belge dit « des soins palliatifs intégraux »), et est revendiquée comme un droit[69]. Cette revendication s'accompagne de la volonté appuyée d'assortir la demande d'euthanasie d'un effet plus contraignant.

Il résulte clairement du texte de loi que la demande d'euthanasie, qu'elle soit actuelle ou anticipée, n'a pas de valeur contraignante[70]. Le médecin qui refuse d'accéder à une demande d'euthanasie a tout au plus l'obligation d'informer en temps utile le patient[71] et de communiquer le dossier du patient au médecin désigné par celui-ci (seulement s'il lui en fait expressément la demande)[72]. Tant la liberté individuelle des soignants[73] que la liberté des institutions[74] paraissaient garanties.

Depuis lors, on observe à cet égard une double évolution. D'une part, diverses propositions de loi entendent imposer au médecin qui refuse d'accéder à une demande d'euthanasie de communiquer le dossier à un autre médecin favorable à cette pratique. D'autre part, des voix s'élèvent et la pression s'intensifie pour que, dit-on, la loi soit appliquée partout[75], sans qu'aucune institution puisse se défausser[76]. Les hôpitaux ou maisons de repos qui se rebiffent sont cloués au pilori et menacés de se voir privées de financement public. Quoi qu'on en dise, l'affirmation de l'« ultime liberté »

69 Y compris dans des textes officiels. Pour un développement et des références, voir notre ouvrage précité, p. 91 et s.

70 Article 14, alinéa 1er, de la loi.

71 Article 14, alinéa 4, de la loi.

72 Article 14, alinéa 5, de la loi.

73 Cf. la 'clause de conscience' inscrite à l'article 14 de la loi : « Aucun médecin n'est tenu de pratiquer une euthanasie » (alinéa 2) et « Aucune autre personne n'est tenue de participer à une euthanasie » (alinéa 3).

74 Les membres de la Commission de la Justice étaient *unanimes* pour considérer que les institutions de soins ont le droit de prohiber la pratique de l'euthanasie en leurs murs. Cf. le Rapport fait au nom de la Commission de la Justice, précité, p. 178.

75 Voir, par ex., E. Mercenier, « Euthanasie : dépasser les 'frontières convictionnelles' », *Le Soir*, 16 janvier 2016 et *Bulletin de l'ADMD*, n° 139, 2016, p. 10 ; Ph. Mahoux, « Loi sur l'euthanasie : un débat à poursuivre », *Le Soir*, 11 décembre 2014, p. 24 ; « La loi doit être appliquée partout », entretien avec le Sénateur Ph. Mahoux, *Le Soir*, 25 février 2014 ; les intertitres et déclarations recueillies, *Le Soir*, 17 novembre 2012, p. 1 et 8.

76 Pour une synthèse du débat, voyez Comité Consultatif de Bioéthique de Belgique, Avis n° 59 du 27 janvier 2014 relatif aux aspects éthiques de l'application de la loi du 28 mai 2002 relative à l'euthanasie, p. 13-43 ; Sylvie Tack, « Recht op (uitvoering van) euthanasie? Instellingsbeleid en de professionele autonomie van de arts », *Rev. Dr. Santé*, 2012-2013, p. 7-22.

pour les uns semble s'accompagner tôt au tard de pressions exercées sur la liberté des autres (soignants et institutions de soins)[77].

La « normalisation » de l'euthanasie est naturellement réclamée[78]. De fait, celle-ci entre irrésistiblement dans les mœurs et fait l'objet d'une acceptation sociale grandissante. On observe même un certain emballement ces dernières années : entre 5 et 6 euthanasies sont déclarées tous les jours, auxquelles s'ajoutent toutes celles qui ne le sont pas. Le nombre d'euthanasies notifiées à la Commission de contrôle ne cesse de croître, année après année, de façon pratiquement exponentielle.

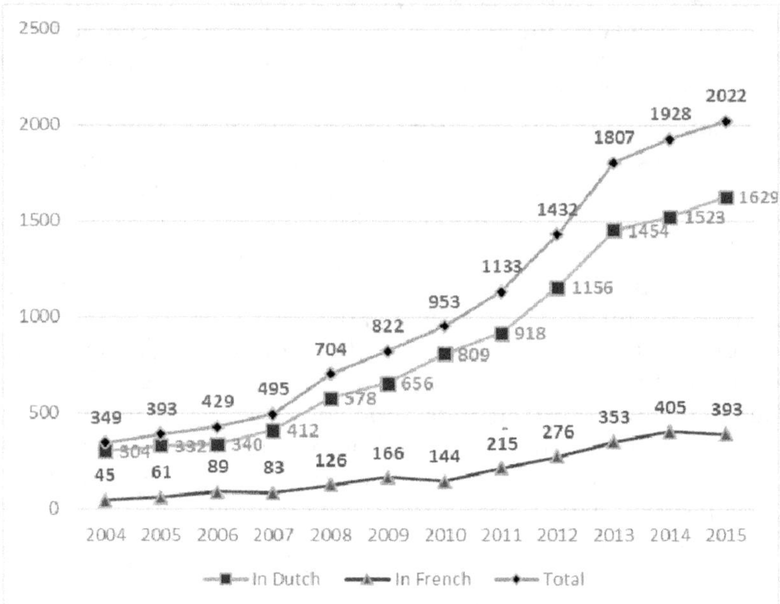

Figure 1. Nombre d'euthanasies enregistrées (en néerlandais, en français et au total)

Il est frappant aussi de relever que de plus en plus de personnes demandent à être euthanasiées alors que leur décès n'est pas prévu à brève échéance (13% du nombre total des euthanasies déclarées suivant le rapport de 2014[79] contre 6% suivant le rapport de 2008[80]).

77 À terme, l'autonomie individuelle est menacée si ne se trouve pas également protégée, dans une juste mesure, l'autonomie institutionnelle. Pour un développement, voir Etienne Montero, « La liberté des institutions de soins eu égard à la pratique de l'euthanasie », octobre 2016, http://www.ieb-eib.org /fr/pdf/20161024-euthanasie-liberte-des-institutions.pdf.

78 Dr Dominique Lossignol, « Soins palliatifs et euthanasie : la fin du conflit », *La revue des soins palliatifs en Wallonie*, 2012, n° 14, p. 24 ; A. Thirion *et al.*, « Actualisons la loi sur l'euthanasie », *Le Soir*, 2013, p. 14 : « (…) À plus long terme, la normalisation de la pratique de l'euthanasie dans les institutions devrait être encouragée par les pouvoirs publics. Il serait utile de rappeler aux institutions qu'il leur est interdit d'interdire la pratique de l'euthanasie. (…) » ; V. Beel et E. Bergmans, « Euthanasie na strijd van 25 jaar tegen anorexia », *Nieuwsblad*, 28 janvier 2013, et l'opinion du Dr M. Cosyns, qui refuse toute distinction conceptuelle entre la législation sur l'euthanasie, celle sur les droits du patient et celle sur les soins palliatifs.

79 Commission de contrôle, Sixième rapport aux chambres législatives (2012-2013), 2014, p. 8 : 167 cas déclarés en 2012 et 266 cas en 2013.

Les uns se réjouissent naturellement du succès de la loi relative à l'euthanasie. D'autres s'en inquiètent et s'interrogent : outre les compétences professionnelles requises, s'évertue-t-on toujours autant à déployer des trésors d'intelligence, de créativité, de bienveillance… afin d'accompagner le plus humainement possible les malades ou fait-on (trop) volontiers recours à l'expédient de l'euthanasie ? On peut craindre en tout cas qu'insensiblement, la société se révèle toujours plus prompte à *encourager* l'euthanasie comme la solution la plus humaine, l'issue la plus digne, à mesure que diminue le seuil de tolérance à l'égard de la maladie ou de la souffrance et que s'étiolent les liens de solidarité.

Prochains débats ?

Pour mémoire, de très nombreuses propositions de loi ont été déposées au Parlement ces dernières années en vue d'assouplir certaines conditions légales ou d'élargir le champ d'application de la loi, en particulier aux déments. Ainsi est-il proposé que l'euthanasie puisse être pratiquée sur la base d'une déclaration anticipée au cas où le médecin estimerait que le patient, sans être plongé dans un *coma irréversible* (critère, strict et objectif, actuellement en vigueur), perd progressivement ses facultés cognitives et n'est plus conscient de sa propre personne.

Il a aussi été quelquefois suggéré de permettre la suppression active de la vie de nouveau-nés handicapés[81] ou de patients qui n'en ont pas fait la demande, même en l'absence d'inconfort, lorsque les médecins et la famille jugent leur qualité de vie insuffisante[82]. Notons qu'en ces deux hypothèses, il n'est plus question d'euthanasie *proprio sensu*, puisque celle-ci suppose une demande du patient, suivant la définition légale.

Conclusion

Qu'on me comprenne bien : mes appréciations peuvent paraître sévères, mais, comme il a été précisé au seuil de l'étude, elles se situent sur le seul terrain juridique. Les considérations d'ordre proprement médical, psychologique, moral, etc., pour essentielles qu'elles soient, ont été laissées à d'autres ; elles ne relèvent ni de mes compétences, ni de mon propos. Comme toute discipline, le droit possède ses sources, méthodes, principes et

---

80 Commission de contrôle, Troisième rapport aux chambres législatives (2006-2007), 2008, p. 15 : 26 cas déclarés en 2006 et 28 cas en 2007.

81 Proposition de loi complétant, en ce qui concerne les mineurs, la loi du 28 mai 2002 relative à l'euthanasie, 9 mai 2012, *Doc. parl.*, Sénat, sess. ord. 2011-2012, n° 5-1610/1. Dans le même sens, antérieurement, voir *Doc. parl.*, Sénat, n° 3-1993/1 et n° 4-431/1; *Doc. parl.*, Ch. repr., n° 2553/1 et n° 611/1. D'autres sont plutôt favorables à l'adoption d'un protocole, en dehors de la loi, sur le modèle du Protocole de Groningen adopté aux Pays-Bas pour l'euthanasie des nouveau-nés.

82 J.-L. Vincent, M. Schetz, J. J. De Waele, S. Clément de Cléty, I. Michaux, Th. Sottiaux, E. Hoste, D. Ledoux, A. De Weerdt, A. Wilmer, On behalf of the Belgian Society of Intensive Care Medicine, «Piece of mind: End of life in the intensive care unit – Statement of the Belgian Society of Intensive Care Medicine», *Journal of Critical Care*, 29 (2014): 174-175; J.-L. Vincent, Professeur de soins intensifs (Université Libre de Bruxelles), « Maintenons la santé, mais pas la vie à tout prix », *Le Soir*, 25 février 2014, p. 26.

logiques propres. En 2002, au terme d'un long débat, le législateur belge a décidé de ne pas modifier le Code pénal et de régler la question de l'euthanasie dans une loi particulière. Il a agi ainsi pour des raisons symboliques évidentes, afin de marquer le fait que l'euthanasie demeure un crime passible de sanctions pénales. Ce n'est que *par exception* qu'elle perd son caractère infractionnel, sous les *strictes conditions* prévues dans la loi. Ainsi le législateur a-t-il fait le choix d'une *technique particulière* ; mu par une série de *motivations*, il a eu en vue des *objectifs* précis ; il a entendu *fixer des balises à la pratique* de l'euthanasie et a eu le souci d'en assurer le *contrôle*. Rappelons encore que l'on a affaire à un texte de nature pénale et que, pour des raisons de sécurité juridiques obvies, le droit pénal est *de stricte interprétation*.

La question n'était pas, ici, de savoir si, et dans quelle mesure, l'euthanasie est une pratique souhaitable, légitime, nécessaire... Elle était plutôt de se demander si les objectifs du législateur sont atteints et si le dispositif adopté se révèle pertinent et efficace : l'euthanasie est-elle adéquatement balisée, ses conditions légales sont-elles strictement respectées et sa pratique est-elle rigoureusement contrôlée ?

Tout porte à croire que l'intention première du législateur était d'assurer l'impunité du médecin qui pratique une euthanasie. Cet objectif est assurément atteint. Aujourd'hui, en Belgique, un médecin qui entend honorer une demande d'euthanasie, par respect pour l'autonomie du patient, n'a aucun souci à se faire sur le plan judiciaire. Il lui suffit de se conformer aux conditions prévues par la loi du 28 mai 2002.

L'intention du législateur était aussi que le patient puisse voir sa demande d'euthanasie respectée. Sans doute est-ce le cas, même s'il y a lieu de nuancer. Il résulte de la lettre et de l'esprit de la loi que celle-ci ne confère aucun « droit à l'euthanasie ». Dans l'optique retenue en 2002, la loi consacre plus précisément le droit de formuler une demande d'euthanasie et accorde l'impunité au médecin qui accepte librement d'y donner une suite positive[83]. Ce droit a pour corollaire, me semble-t-il, que la demande formulée doit être, au minimum, entendue et traitée loyalement par le médecin. Par contre, celui-ci n'est pas tenu d'y accéder. Rappelons qu'« il doit arriver, avec le patient, à la conviction qu'il n'y a aucune autre solution raisonnable dans sa situation »[84]. Son refus peut être justifié par des raisons médicales ou de principe. En toute hypothèse, il doit informer en temps utile le patient de son refus et communiquer le dossier du patient au médecin désigné par celui-ci. Dans l'état actuel du texte, aucune autre obligation n'est associée à la demande d'euthanasie. Il n'en demeure pas moins que, le plus souvent, le patient trouvera aisément un médecin disposé à satisfaire sa demande d'euthanasie.

La dépénalisation de l'euthanasie aurait « libéré la parole », a-t-il été affirmé : les patients peuvent plus librement exprimer leur souffrance, voire

---

83 Cf. Geneviève Schamps et Marc Van Overstraeten, *op. cit.*, p. 353.

84 Article 3, § 2, 1°, de la loi.

leur souhait d'en finir, et les médecins peuvent plus librement se montrer à l'écoute. On peut toutefois se demander si ce sentiment de plus grande liberté d'expression est principalement un effet de la législation sur l'euthanasie ou s'il est aussi redevable aux développements des soins palliatifs (l'écoute du patient et l'attention à ses besoins étant au cœur de la culture palliative)[85].

Le législateur entendait enserrer l'euthanasie dans de strictes limites. À cet égard, il n'y a pas de quoi pavoiser. L'expérience belge accrédite plutôt l'idée qu'une fois l'euthanasie permise, les balises fixées dans la loi tombent les unes après les autres, et il apparaît pratiquement impossible de maintenir une interprétation stricte des conditions légales et d'empêcher que l'on aille d'élargissement en élargissement. En dépit des *déclarations et intentions initiales du législateur*, les indications de l'euthanasie ne cessent de se diversifier. Ce point a été largement étayé et illustré.

Enfin, le législateur avait l'intention de sortir l'euthanasie de la clandestinité et d'en contrôler la pratique. Ces objectifs sont loin d'être atteints. Le contrôle est pratiquement inexistant et à peu près une euthanasie sur deux n'est pas notifiée. Il est dès lors peu honnête d'affirmer que l'euthanasie est sous contrôle. La Commission de contrôle n'a qu'une vue très parcellaire des euthanasies pratiquées, sans compter qu'elle est tributaire de la sincérité avec laquelle les formulaires d'enregistrement sont complétés par les auteurs des euthanasies.

Sans doute est-il encore trop tôt pour mesurer, en toute son ampleur, l'impact médico-socio-culturel de la loi relative à l'euthanasie. Des risques avaient été identifiés comme autant de bonnes raisons – d'intérêt public supérieur – de ne pas dépénaliser. La permission donnée aux médecins de provoquer (délibérément) la mort suscite des questions lancinantes. Pour (ne pas) conclure, je me borne à les reprendre. Cette permission affecte-t-elle négativement la conception et l'image de la médecine ? Ne va-t-elle pas altérer la perception des soins de santé ? N'a-t-elle pas pour effet de modifier l'image du malade incurable et de la personne handicapée, et de favoriser l'indifférence au sein de la société ? N'exerce-t-elle pas une forte pression morale sur les personnes les plus vulnérables de la société (personnes âgées, malades, handicapées…) ? Le revers du droit à l'autodétermination n'est-il pas que ces personnes, devenues dépendantes, doivent justifier la charge de leur existence ? Au lecteur, je laisse le soin d'apporter les réponses.

---

85 Pour une discussion plus approfondie, voir notre ouvrage *Rendez-vous avec la mort…*, 2013, p. 115 et s.

François Damas

Le bien mourir et la mort médicalisée

Résumé : L'accompagnement médical de la vie finissante a évolué très fortement ces dernières décennies. Les décisions d'arrêts de traitements susceptibles de prolonger la vie sont devenues la norme des fins de vie en réanimation. Ailleurs la pratique de la sédation influence souvent le moment de la mort en raccourcissant la durée des agonies. L'intention du médecin de faire mourir son malade doit être reconnue et clairement assumée. Mais elle est secondaire par rapport à ce que souhaite le malade lui-même dans sa fin de vie. Quand celui-ci n'est plus capable de s'exprimer, les membres de sa famille ou ceux qu'il a désignés peuvent déterminer ce qu'aurait été sa volonté. Alors le médecin peut s'appuyer sur ces informations pour que le malade décède dans les meilleures conditions possibles correspondant à ses souhaits y compris un raccourcissement de son agonie. Radicalement autre est l'acte euthanasique réservé à ceux qui sont capables de demander une mort lucide et volontaire dans les conditions légales des pays qui l'ont rendu possible.

Mots-clés : fin de vie, arrêt des traitements, sédation terminale, consentement éclairé, décès médicalement assisté, euthanasie, droits des patients.

Good Death and Medicalized Death

Abstract: The medical accompaniment of the finishing life has evolved very strongly in recent decades. Decisions to stop life-prolonging treatments have become the norm for end-of-life intensive care. Elsewhere the practice of sedation often influences the moment of death by shortening the duration of the agonies. The physician's intention to help his patient to die must be recognized and clearly assumed. But it is secondary to what the patient wishes in his end of life. When he is no longer able to express himself, the members of his family or those he has designated can determine what his will would have been. Then the doctor can rely on this information so that the patient dies in the best possible conditions corresponding to his wishes including a shortening of his agony. Radically different is the euthanasic act reserved for those who are capable of demanding a lucid and voluntary death under the legal conditions of the countries that made it possible.

Keywords: End of life, Treatment withdrawing, Terminal sedation, Informed consent, Assisted medicalized death, Euthanasia, Patient's right.

Abstention ou arrêt des traitements

Depuis les arrêts du Conseil d'État en France, confirmés ensuite par la Cour européenne des droits de l'homme (CEDH)[1] dans le cadre de l'emblématique affaire *Vincent Lambert*, les notions d'arrêt ou d'abstention de traitement sont devenues plus familières au grand public. Ces arrêts ou ces abstentions sont en réalité fréquents dans tous les domaines de la médecine, mais ils revêtent une importance et une signification particulières lorsqu'ils sont susceptibles de provoquer plus ou moins rapidement la mort du patient concerné.

En soutenant de manière indéfinie des fonctions vitales défaillantes, on peut maintenir en vie des malades dans des conditions déplorables pour eux comme pour leurs familles. C'est ce qui est à l'origine de la dénonciation de l'acharnement médical déraisonnable. Arrêter ces traitements conduit la personne malade à la mort dans un délai plus ou moins rapide.

On a assimilé ces décisions à de l'euthanasie passive, pour parfois les condamner. Cette dénomination n'éclairait pas le débat, mais c'était en tout cas reconnaître que le moment de la mort était effectivement influencé par des décisions et des actes médicaux. Ainsi, au début de l'apparition des services de réanimation dans les années 1970, ces décisions furent prises et appliquées avec beaucoup de tâtonnements et de circonspection.

Aux États-Unis, les affaires retentissantes de deux jeunes femmes plongées dans un état végétatif définitif ont fait largement évoluer la réflexion et les pratiques[2]. Prendergast montre en 1997 une augmentation en une dizaine d'années de la fréquence de ces décisions passant de 51 à 90% des décès en réanimation[3].

En France, il faut attendre 2001 pour que soit publiée la première étude montrant que 53% des décès en réanimation sont précédés d'une décision d'arrêt ou d'abstention de traitement. Le quotidien *Libération* titre à cette occasion « Euthanasie passive, la fin d'un tabou ? »[4].

---

1 CEDH (grande chambre) 5 juin 2015, « *Lambert c. France* », *Jurisprudence de Liège, Mons et Bruxelles*, 2015, n° 26, p. 1208-1223.

2 En 1975 Karen Quinlan et en 1990 Nancy Cruzan ont fait l'objet, la première d'un arrêt du respirateur et la seconde d'un arrêt de l'alimentation, après des mois de controverses et l'intervention des tribunaux jusqu'à la Cour Suprême aux États-Unis.

3 T. J. Prendergast, J. M. Luce, «Increasing incidence of withholding and withdrawal of life support from the critically ill», *American Journal of Respiratory & Critical Care Medicine* 1997; 155: 15-20.

4 E. Ferrand, R. Robert, P. Ingrand, F. Lemaire, French LATAREA Group, «Withholding and withdrawal of life support in intensive-care units in France: a prospective survey. French LATAREA Group», *The Lancet*, n° 357(9249), 2001, p. 9-14.

C'est en 2005 que la loi française prévoit que « les soins prodigués *ne doivent pas être poursuivis par une obstination déraisonnable* lorsqu'ils apparaissent inutiles, disproportionnés ou n'ayant d'autre effet que le seul maintien artificiel de la vie. Ils *peuvent alors* être suspendus ou ne pas être entrepris ».

L'affaire Vincent Lambert est à ce titre exemplaire. Pour que ces dispositions légales soient invoquées, il n'est pas requis que le malade soit en fin de vie. De plus, ces décisions d'arrêt ou d'abstention de traitement ne sont pas réservées aux seuls malades hospitalisés en réanimation. C'est pourquoi Vincent Lambert, qui a quitté depuis longtemps les services de réanimation, a pu faire l'objet d'un arrêt de traitement. Malheureusement suspendu en raison d'une controverse familiale : l'épouse désire que l'on respecte la volonté de son mari de ne pas survivre définitivement inconscient et réclame donc qu'on le laisse mourir. De leur côté, les parents prétendent protéger la vie de leur fils devenu gravement handicapé et s'opposent à ce qu'on le fasse mourir en arrêtant de le soigner. Laisser mourir ou faire mourir ? Cette distinction est-elle encore pertinente ?

Le diagnostic de mort prochaine : un passage incontournable dans la prise en charge de la fin de vie[5]

Avant d'aboutir à une décision d'arrêt de traitement dans un contexte de fin de vie, il existe une étape essentielle : celle du diagnostic de mort prochaine.

Prenons l'exemple beaucoup moins exceptionnel que celui de Vincent Lambert, celui d'un homme âgé de 80 ans atteint de démence avancée qui vit dans une institution de soins où il fait une chute responsable d'une fracture de la hanche. Hospitalisé, il est opéré rapidement mais présente dans le décours de la chirurgie une infection pulmonaire grave elle-même responsable d'un choc infectieux, d'une insuffisance respiratoire aiguë, associée à une insuffisance rénale aiguë. Ce malade nécessiterait une admission en réanimation pour être anesthésié, intubé, mis au respirateur et dialysé en urgence. Mais on peut aussi décider de considérer ce malade comme un vieillard fragile en train de mourir. Il serait gardé dans une chambre de soins normaux sans le transférer en réanimation. Il y mourrait rapidement, le plus doucement possible avec les moyens palliatifs. La première option n'aurait fait au mieux que retarder la mort. En choisissant la deuxième option, les médecins réanimateurs prononcent en réalité un diagnostic de mort prochaine et choisissent de s'abstenir des traitements lourds.

Ce diagnostic doit être envisagé chaque fois qu'un malade se présente dans un état grave : spécialement les personnes aux co-morbidités multiples, aux performances physiques réduites et à un âge avancé. Une fois posé, ce diagnostic de mort prévaut sur tous les autres.

---

5 A. K. Hilton, R. Bellomo, «The intensivist as nosocomial thanatologist», *Current Opinion in Critical Care,* n° 19(6), 2013, p. 613-15.

Les médecins réanimateurs ont acquis les connaissances et l'expérience permettant de guider les choix et les décisions médicales dans ces cas graves et souvent en urgence. Ils connaissent les avantages et les limites des supports vitaux que l'on est capable d'installer en réanimation et sont les mieux placés pour évaluer l'importance des défaillances des fonctions vitales. Ce sont eux qui peuvent le mieux expliquer aux patients et à leur famille les bénéfices ou l'absence de bénéfice du recours aux traitements invasifs et lourds dans des contextes cliniques particuliers. *Ipso facto*, ces choix peuvent aboutir au diagnostic de mort.

Le diagnostic de mort prochaine est ainsi une étape essentielle dans la procédure qui aboutit à un arrêt de traitement et à une décision de fin de vie.

Comme pour tous les diagnostics médicaux, ce diagnostic de mort peut comporter un certain degré d'incertitude. Il a, par ailleurs, une caractéristique particulière, il appartient à la catégorie des prédictions auto réalisatrices : diagnostiquer chez un malade la mort prochaine va augmenter la probabilité que celle-ci survienne.

Ce diagnostic entraîne donc des conséquences irrévocables. Il serait dangereux de le laisser à la discrétion d'un seul médecin.

Au contraire, il doit être discuté avec des collègues pour convenir du caractère désespéré de la situation ; il doit aussi être expliqué au malade ainsi qu'à sa famille afin qu'ils comprennent le bien-fondé de l'abstention ou de l'arrêt des traitements. La qualité du dialogue est ici primordiale puisqu'il s'agit de décisions parfois rapides, très chargées d'émotions et lourdes de conséquences. La façon dont le médecin doit s'exprimer devant des familles au comportement et aux positions très variables dépasse l'objet de cet article. Quoi qu'il en soit, la décision finale repose sur un consensus entre médecin, patient et famille. Les décisions peuvent varier d'un cas à l'autre en fonction du résultat de ces discussions. Les médecins doivent pouvoir admettre des traitements « à la carte » qui s'adaptent aux conditions particulières et aux choix individuels. Le diagnostic de mort est un diagnostic socialement partagé. Le médecin seul n'a ni les compétences ni l'autorité pour décider ce qu'est une « bonne mort ou une bonne vie ».

Caractéristiques particulières des fins de vie en réanimation

Dans les faits, deux spécialités sont particulièrement confrontées et impliquées dans l'accompagnement des vies finissantes : ce sont d'une part les médecins palliativistes et, de l'autre, les médecins réanimateurs. Les soins palliatifs privilégient un accompagnement des fins de vies qui ne retarde ni ne précipite la mort (définition des soins palliatifs OMS). En réanimation, les pratiques sont nettement différentes même si elles font l'objet de recommandations officielles[6].

---

6 R. D. Truog, A. F. Cist, S. E. Brackett, J. P. Burns, M. A. Curley, M. Danis, M. A. DeVita, S. H. Rosenbaum, D. M. Rothenberg, C. L. Sprung, S. A. Webb, G. S. Wlody, W. E. Hurford,

Une de ces différences réside dans le recours aux médications analgo-sédatives en fin de vie.

Certains malades reçoivent en réanimation des quantités de sédatifs, d'analgésiques et d'anesthésiants plus de dix fois supérieures à celles reçues par les malades qui meurent en dehors de ces services[7].

Ces posologies extrêmes aboutissent à des anesthésies profondes durant lesquelles le malade ne respire plus de manière autonome ce qui ne peut que précipiter sa mort[8].

Dans un mémoire de master en science de la santé B. Ozdemir a mis en évidence que 75% des décès en réanimation surviennent durant les heures ouvrables du lundi au vendredi soit seulement 30% du temps total qu'un patient passe dans ce service. Dans 80% des décès, la famille est réunie autour du malade. Ces chiffres contrastent totalement avec ceux des décès qui surviennent en gériatrie ou en oncologie. Ce qui fait apparaître qu'en réanimation, les décès sont en grande majorité programmés[9].

Les médecins réanimateurs assument ainsi, dans une grande proportion des décès, leur intention de faire mourir le malade à un moment choisi. Le « laisser mourir » est donc dans ce contexte un mensonge.

Cette position est confirmée par un avis de la Société belge de soins intensifs : « Nous pensons que l'idée de raccourcir l'agonie en administrant des sédatifs au-delà de ce qui est requis pour le simple confort du patient est non seulement acceptable mais dans beaucoup de cas souhaitable »[10].

«Recommendations for end-of-life care in the intensive care unit: The Ethics Committee of the Society of Critical Care Medicine», *Critical Care Medicine*, n° 29, 2001, p. 2332-2348. A. F. Cist, R. D. Truog, S. E. Brackett, W. E. Hurford, «Practical guidelines on the withdrawal of life-sustaining therapies», *International Anesthesiology Clinics,* n° 39, 2001, p. 87-102. E. Ferrand., « Les limitations et arrêts de thérapeutique(s) active(s) en réanimation adulte. Recommandations de la Société de réanimation de langue française », *Réanimation*, n° 11, 2002, p. 442-449. Société de Réanimation de Langue Française, « Limitations et arrêt des traitements en réanimation adulte », Actualisations des recommandations de la Société de Réanimation de Langue Française. *Réanimation*, n° 19, 2010, p. 679-698. A. D. Masman, M. van Dijk, D. Tibboel, F. Baar, R. A. Mathôt, «Medication use during end-of-life care in a palliative care centre», *International Journal of Clinical Pharmacy*, n° 37(5), 2015, p. 767-775.

7 R. I. Hall & G. M. Rocker, «End-of-life care in the ICU: treatments provided when life support was or was not withdrawn», *Chest*, n° 118(5), 2000, p. 1424-1430. J. D. Chan, P. D. Treece, R. A. Engelberg, L. Crowley, G. D. Rubenfeld, K. P. Steinberg, J. R. Curtis, «Narcotic and benzodiazepine use after withdrawal of life support: association with time to death?», *Chest*, n° 216(1), 2004, p. 286-93.

8 J. A.Billings, «Humane terminal extubation reconsidered», *Critical Care Medicine*, n° 40(2), 2012, p. 625-630. R. D. Truog,, D. W. Brock & D. B. White, «Should patients receive general anesthesia prior to extubation at the end of life?», *Critical Care Medicine*, n° 40(2), 2012, p. 631–633.

9 B. Ozdemir, « Spécificités des décès survenant en réanimation par rapport aux soins normaux », *Mémoire de Master en Sciences de la Santé Publique*. Université de Liège, 2015-201.

10 J. L. Vincent, M. Schetz, J. J. De Waele, S. C. de Cléty, I. Michaux, T. Sottiaux, E. Hoste, D. Ledoux, A. De Weerdt, A. Wilmer, Belgian Society of Intensive Care Medicine, «Piece of mind: end of life in the intensive care unit statement of the Belgian Society of Intensive Care Medicine», *Journal of Critical Care*, n° 29(1), 2014, p. 174-175.

Bien sûr, la précipitation ou l'accélération du processus morbide reste très débattue dans les milieux des réanimateurs[11]. Mais la question essentielle qu'ils posent n'est pas celle du raccourcissement de la vie mais bien celle des bonnes conditions de la mort. Comme J. A. Billings l'écrit très récemment, quand la mort est inévitable, que l'on a décidé d'arrêter le respirateur et d'extuber le patient, il faut tout faire pour éviter la souffrance de celui qui va mourir sans en attendre les premiers signes. De plus, il faut tenir compte du vécu familial face à un malade qui meurt. Les râles de l'agonie sont épouvantables pour les témoins. Quand on interroge les malades et leurs familles sur les conditions d'une « bonne mort », leurs premiers souhaits sont d'abord d'éviter les souffrances et ensuite, que l'agonie ne soit pas prolongée mais raccourcie au besoin. La grande majorité des familles souhaitent donc qu'après l'arrêt des traitements, la procédure se déroule rapidement.

Tenir compte de l'avis et du vécu familial dans la prise en charge des fins de vie en réanimation s'inscrit dans une nouvelle approche « centrée sur le patient et orientée par la famille »[12].

Cette approche a ses détracteurs : Cohen-Amalgor, par exemple, estime que les morts précipitées sont des euthanasies déguisées réalisées à l'insu des patients qui ne demandent rien. Ces actes seraient donc contraires à la loi, même dans les pays qui ont légitimé sous conditions l'euthanasie[13]. Pour lui elles sont aussi contraires à la déontologie.

Ces critiques et affirmations font à chaque fois l'impasse sur l'étape essentielle du diagnostic de mort. Elles ignorent le dialogue partagé par l'équipe soignante et l'entourage du malade qui précède ce diagnostic et puis la décision d'arrêt des traitements. En outre elles passent complètement sous silence la manière dont l'arrêt de traitement se fait en présence des familles, selon les modalités et au rythme qu'elles souhaitent après concertation préalable.

Dans ce contexte particulier de réanimation, c'est bien *davantage l'agonie qu'on abrège plutôt que la vie qu'on raccourcit.* Mais la règle qui voudrait qu'on laisse mourir sans faire mourir est impossible à observer en réanimation. Et, programmer de cette manière la fin de vie n'a rien à voir avec un acte euthanasique au sens des lois belge ou hollandaise (voir plus loin).

---

11 J. Carlet, L. G. Thijs, M. Antonelli, J. Cassell, P. Cox, N. Hill *et al.*, «Challenges in end-of-life care in the ICU. Statement of the 5th International Consensus Conference in Critical Care: Brussels, Belgium, April 2003», *Intensive Care Medicine*, n° 30(5), 2004, 770-784.

12 Committee on Approaching Death: Addressing Key End-of- Life Issues, *Dying in America: improving quality and honoring individual preferences near the end of life*, Washington (DC), National Academies Press, 2015.

13 R. Cohen-Almagor, «First do no harm: intentionally shortening lives of patients without their explicit request in Belgium», *Journal of Medical Ethics*, n° 41(8), 2015, 625-629.

La sédation terminale[14]

En dehors des services de réanimation, l'accompagnement des fins de vie difficiles peut faire appel à ce qu'on dénomme « sédation en fin de vie ». Quand une personne malade est entrée dans la phase terminale de sa maladie, et que sa survie se compte en jours ou en une à deux semaines maximum, on peut utiliser la diminution de sa conscience pour soulager des souffrances réfractaires aux traitements conventionnels[15] : difficultés respiratoires majeures ou une agitation extrême plus souvent que des douleurs intraitables. Dans la mesure où la personne malade est plongée dans l'inconscience jusqu'à sa mort on parle de sédation terminale.

La sédation en fin de vie ne cesse de prendre de l'ampleur ces dernières années. En Angleterre, le pays des soins palliatifs, l'incidence de la sédation en fin de vie semble la plus élevée : elle représente 16,5% des décès selon une étude publiée en 2012. Aux Pays-Bas, le pourcentage augmente de 5,6% en 2001 à 7,5% des décès en 2005, tandis qu'en Belgique, ce pourcentage passe de 8,2% en 2001 à 14,5% en 2007. Pour la Belgique seule, cela concerne donc 15 000 décès par an[16].

Dans quelle mesure cette sédation terminale ne précipite-t-elle pas la mort, est une question très débattue. Certains auteurs prétendent qu'une sédation bien conduite et proportionnée à la souffrance du malade n'accélère pas le processus morbide[17]. La justification de la sédation est alors celle du *principe du double effet* : selon ce principe, une action est légitime si l'intention de celui qui pose l'acte (en l'occurrence, le médecin) suit un but positif (soulager la souffrance) en sachant que, peut-être, un effet secondaire négatif pourra advenir sans être recherché (précipiter la mort). L'action doit être proportionnée au but premier qui est de soulager sans faire mourir.

Mais comme l'écrit T. Quill, on peut dresser plusieurs critiques à l'encontre de ce principe[18].

---

14 M. Verkerk, E. van Wijlick, J. Legemaate, A. de Graeff, «A National Guideline for Palliative Sedation in The Netherlands», *Journal of Pain and Symptom Management*, n° 34(6), 2007, 666-670.

15 Committee on National Guideline for Palliative Sedation. Royal Dutch Medical Association, *Guideline for palliative sedation*, Utrecht, 2009.

16 J. Bilsen, J. Cohen, K. Chambaere, G. Pousset, B. D. Onwuteaka-Philipsen, F. Mortier, L. Deliens, «Medical end-of-life practices under the euthanasia law in Belgium», *The New England Journal of Medicine*, n° 361(11), 2009, 1119-1121. L. Anquinet, J. A. Rietjens, C. Seale, J. Seymour, L. Deliens, A. van der Heide, «The Practice of Continuous Deep Sedation Until Death in Flanders (Belgium), The Netherlands, and the U.K.:A Comparative Study», *Journal of Pain and Symptom Management*, n° 44(1), 2012, p. 33-43. L. Robijn, J. Cohen, J. Rietjens, L. Deliens, K. Chambaere, «Trends in Continuous Deep Sedation until Death between 2007 and 2013: A Repeated Nationwide Survey», *Plos One*, n° 11(6), 2016, e0158188.

17 T. Morita, J. Tsunoda, S. Inoue, S. Chihara, «Effects of high dose opioids and sedatives on survival in terminally ill cancer patients», *Journal of Pain and Symptom Management*, n° 21(4), 2001, p. 282-289. M. Maltoni, C. Pittureri, E. Scarpi, L. Piccinini, F. Martini, P. Turci *et al.*, «Palliative sedation therapy does not hasten death: results from a prospective multicenter study», *Annals of Oncology*, n° 20(7), 2009, p. 1163-1169. T. E. Quill, R. Dresser, D. W. Brock, «The rule of double effect--a critique of its role in end-of-life decision making», *The New England Journal of Medicine*, n° 337(24), 1997, p. 1768-1771.

18 T. E. Quill, «The ambiguity of clinical intentions», *The New England Journal of Medicine*, n° 329(14), 1993, p. 1039-1040.

Il est d'abord curieux que certains médecins acceptent d'être responsables de la conséquence directe de la sédation, à savoir l'inconscience, mais non de la conséquence indirecte, à savoir la mort, alors qu'elle est prévisible. Ensuite, ce principe permet certes à certains médecins d'administrer des médicaments (en particulier des morphiniques) nécessaires au soulagement des souffrances du malade. Mais, à d'autres, par contre, elle donne des arguments pour ne pas administrer les doses qui sont pourtant nécessaires car ils redoutent toujours qu'on leur reproche de précipiter la mort. Ce principe a donc à la fois des conséquences positives et négatives et cela résulte du fait qu'il ne définit pas clairement le licite et l'illicite. Il se base, en effet sur l'intention du médecin qui est empreinte de subjectivité. La psychologie moderne démontre pourtant à suffisance que les intentions humaines peuvent être ambiguës, à multiples facettes et aussi contradictoires. Les motivations qui sous-tendent ces intentions sont parfois difficilement identifiées par le médecin lui-même, et encore davantage pour un observateur extérieur. Fondamentalement, les décisions du médecin devraient être justifiées non par ses intentions mais par les besoins du malade et par ses volontés clairement exprimées par lui-même ou par ses relais familiaux même s'il s'agit de précipiter sa mort.

La précipitation de la mort parasite donc toutes les réflexions. Pourquoi y attacher une telle importance alors que l'on est déjà en fin de vie, c'est-à-dire en phase terminale ? La question de *l'arrêt de l'alimentation et de l'hydratation* durant cette phase en est un exemple.

Certains auteurs pensent que l'alimentation et l'hydratation sont des soins élémentaires dont l'arrêt ne peut qu'entraîner la mort. Pourquoi, alors que l'on trouve légitime d'interrompre des traitements supportifs devenus inutiles comme une dialyse ou des transfusions chez une personne sédatée et en phase terminale, refuse-t-on d'interrompre une alimentation par sonde et cathéter ? Cela semble une erreur de jugement. En réalité dans la grande majorité des cas la personne chez qui on décide une sédation terminale a déjà depuis longtemps arrêté de boire et de manger. Dans ce contexte de fin de vie la seule question pertinente est : l'alimentation et l'hydratation contribuent-elles au confort du malade ? Si oui, il faut les continuer, si non, on peut les interrompre. Dans les faits, poursuivre une alimentation n'améliore ni la qualité de la survie ni le confort des malades en phase terminale, au contraire elle constitue un facteur de comorbidité important[19].

Dans l'affaire Vincent Lambert, il fut judicieusement admis par le Conseil d'État (dont l'arrêt est confirmé par la CEDH) que la nutrition et l'hydratation artificielles sont des traitements, et qu'à ce titre elles peuvent aussi faire l'objet d'un arrêt si leur poursuite traduit une obstination déraisonnable.

---

19 D. Casarett, J. Kapo, A. Caplan, «Appropriate use of artificial nutrition and hydration--fundamental principles and recommendations», *The New England Journal of Medicine*, 353(24), 2005, p. 2607-2612.

Une autre justification de la sédation terminale est qu'elle permet au malade de *mourir « naturellement »*. En permettant au malade de mourir doucement, dans un état qui ressemble au sommeil, on privilégierait une mort naturelle dont la cause est un processus interne, c'est-à-dire la maladie sous-jacente, et non le fruit d'une intervention extérieure[20].

Cette thèse est un leurre. En réalité, le sommeil profond dans lequel est plongé le malade n'est pas un sommeil naturel mais le résultat de l'action de médicaments administrés de manière répétée ou continue qui plonge le malade dans un coma médicamenteux. La majorité des décès survient dans les 24 premières heures de l'instauration de la sédation suivie d'un accroissement progressif des doses des médications administrées.

Si l'on y ajoute l'interruption de l'alimentation et de l'hydratation, la réévaluation répétée par les équipes soignantes de la procédure médicale, cette sédation reste très éloignée d'un simple processus naturel[21] et elle ne constitue nullement une procédure facile : des événements indésirables ou inconfortables peuvent survenir comme des vomissements, des convulsions ou des réveils inattendus. Le vécu et le confort des familles sont d'ailleurs inversement proportionnels à la durée de la procédure[22].

La question principale s'agissant de la sédation terminale est celle du *rôle du médecin*.

Dans la mise en œuvre de la sédation, le médecin garde la main sur la décision finale de sédation et sur ses modalités pratiques. Dans les faits, il décide souvent seul et les posologies sont administrées selon des schémas questionnables. L'expérience anglaise très récente du « Protocole de Liverpool » (*Liverpool care pathway*)[23] est très révélatrice et lourde d'enseignements. Le ministère de la Santé britannique a voulu promouvoir un protocole de sédation en fin de vie, rédigé par le service de médecine palliative de l'hôpital Marie Curie de Liverpool. Ce protocole avait pour but de conseiller le recours à des drogues sédatives dans les fins de vie difficiles. Il respectait très bien les conditions et les indications de cette procédure : identifier expressément la phase terminale, proportionner les drogues aux besoins du

---

20 T. Tännsjö, *Terminal Sedation: Euthanasia in Disguise?*, Springer-Verlag New York Inc. 2004. J. Seymour, R. Janssens, B. Broeckaert, «Relieving Suffering at the End of Life: Practitioners' Perspectives on Palliative Sedation from Three European Countries», *Social Science and Medicine*, n° 64 (8), 2007, p. 1679-1691.

21 K. Raus, S. Sterckx, F. Mortier, «Continuous deep sedation at the end of life and the 'natural death' hypothesis», *Bioethics*, n° 26(6), 2012, p. 329-336. S. M. Bruinsma, J. A. Rietjens, J. E. Seymour, L. Anquinet, A. van der Heide, «The Experiences of Relatives With the Practice of Palliative Sedation: A Systematic Review», *Journal of Pain and Symptom Management*, n° 44(3), 2012, p. 431-445.

22 S. van Dooren, H. T. van Veluw, L. van Zuylen, J. A. Rietjens, J. Passchier, C. C. van der Rijt, «Exploration of Concerns of Relatives During Continuous Palliative Sedation of Their Family Members with Cancer», *Journal of Pain and Symptom Management*, n°38(3), 2009, p. 452-459.

23 R. George, J. Martin, V. Robinson, «The Liverpool Care Pathway for the Dying (LCP): Lost in translation and a tale of elephants, men, myopia - and a horse», *Palliative Medicine*, n° 28(1), 2013, p. 3-7.

malade et au soulagement de ses souffrances, informer au préalable le malade, son entourage et l'équipe soignante, dialoguer et agir après concertation et en toute transparence. Son application a pourtant été suspendue par le ministère en 2013, soit après à peine plus d'un an de mise en œuvre et une campagne de presse dénonciatrice. Pourquoi ? Les médecins britanniques, urgentistes ou spécialistes hospitaliers, avaient appliqué de manière systématique les recommandations sans tenir compte des contextes particuliers aux patients et sans concertations avec les malades considérés comme désespérés, ni avec les familles mises ainsi devant le fait accompli. Ce faisant, ces médecins avaient fait l'économie de discuter et de partager le diagnostic de mort.

Abandonner au seul médecin la gestion de la fin de vie par sédation peut donc aboutir à des dérives importantes. On peut facilement dissimuler des décisions hâtives ou expéditives derrière des procédures réputées accompagner simplement le processus naturel. Les règles de bonne pratique doivent donc inclure, en cas de sédation, l'obligation d'une décision partagée entre l'équipe soignante (dont le médecin), le malade ou son entourage si celui-ci ne peut s'exprimer.

Le patient et sa famille au cœur de la stratégie de prise en charge

Le principe central est donc celui énoncé avec force par le Conseil d'État français à propos de l'affaire Vincent Lambert : » Le patient, même hors d'état d'exprimer sa volonté, est celui dont le consentement doit rester au centre du processus décisionnel, qui en est le sujet et l'acteur principal. La recherche de la volonté du patient quel qu'en soit le mode d'expression, directives anticipées, déclarations du représentant légal ou de la famille, autres éléments témoignant de sa personnalité et de ses convictions, est primordiale ». Le rôle de la famille porte-parole du patient est ainsi reconnu une fois de plus.

Cependant, ce rôle est celui de transmettre la volonté de la personne malade et non d'affirmer ses propres valeurs. Il est clair que la volonté de Vincent Lambert parfaitement établie est ignorée par les démarches d'une partie de sa famille et par les hésitations de son équipe soignante. Il s'agit heureusement d'une situation exceptionnelle où les points de vue sont devenus irréductibles.

Ce que demandent en réalité les patients ou leurs familles[24], c'est de pouvoir établir avec le clinicien un vrai lien personnalisé fait d'empathie et de bonne communication. En concertation, il s'agit de décider ce qui est le meilleur pour le malade quand il n'est plus dans la possibilité de donner son avis en recherchant ce qu'il aurait pu dire lui-même. Les trajets de soins ne sont pas standardisés. Les scénarios de fin de vie sont multiples car ils

---

24 S. M. Wolf, N. Berlinger, B. Jennings, «Forty years of work on end-of-life care from patients' rights to systemic reform», *The New England Journal of Medicine*, n° 372(7), 2015, p. 678-682. L. Balducci, «Death and dying: what the patient wants», *Annals of Oncology*: n° 2, Suppl 3, 2012, p. 56-61.

dépendent beaucoup des conditions provoquées par la maladie elle-même mais aussi ils sont fonction du malade et de son histoire, de sa manière d'affronter la souffrance et la mort. Cette démarche permet de prendre en compte les différences socio-culturelles qui conditionnent les notions de souffrance et de seuil d'acceptabilité. L'entourage reste une référence dans ce cheminement. C'est donc une éthique de la discussion et du dialogue qui doit guider l'action médicale. C'est elle qui permet la personnalisation de la prise en charge et l'individualisation des parcours.

La loi Leonetti 2016

La loi Leonetti 2016, qui réforme celle de 2005, insiste sur l'arrêt des traitements, y compris l'alimentation et l'hydratation en fin de vie, et sur la sédation terminale (« Faire dormir pour laisser mourir »), mais elle ne met pas fin aux controverses car elle ne va pas au bout des choses.

Ainsi cette loi réaffirme la prépondérance du médecin dans les décisions à prendre, elle le fait seul juge du caractère réfractaire des souffrances pour décider une sédation terminale. Elle ne s'appuie toujours pas sur la volonté éclairée du patient qui ne pourra faire valoir les souffrances devenues insupportables à ses yeux ni faire valoir son souhait d'une mort rapide sans végéter dans une sédation dénuée de sens pour lui puisqu'elle se passerait sans communication avec ses proches, ni ressenti. Ainsi, personne ne peut être satisfait, ni les tenants d'une assistance au décès, ni les opposants puisqu'ils peuvent considérer la sédation comme étant une euthanasie lente ou déguisée[25].

L'intention et les devoirs du médecin restent le socle de la loi Leonetti dans cette nouvelle mouture. Elle aboutira donc aux mêmes impasses que par le passé[26].

Elle n'évitera pas les dérives à l'anglaise puisqu'elle n'instaure pas de véritable partage des décisions. En plus, on peut craindre qu'elle continuera à empêcher les équipes soignantes d'assumer pleinement des cas difficiles comme le montre une étude du centre d'éthique Cochin. V. Fournier y décrit l'expérience de l'arrêt de l'alimentation et de l'hydratation chez des nouveau-nés gravement cérébrolésés dans trois hôpitaux[27]. Pour éviter le reproche de précipiter la mort, les médecins de ces hôpitaux arrêtaient l'alimentation et l'hydratation au cours d'un protocole trop radical, puisqu'il ne s'accompagnait pas de l'administration de médicaments sédatifs ou analgésiques. Les nourrissons décédaient de marasme nutritionnel et de déshydratation après des périodes prolongées, pour certains, jusqu'à 18 jours. Quand leur bébé décède après 24 à 72 heures, les parents estiment

---

25 K. Raus, K. Chambaere, S. Sterckx, «Controversies surrounding continuous deep sedation at the end of life: the parliamentary and societal debates in France», *BMC Medical Ethics*, n° 7(1), 2016, p. 36.

26 G. Genicot, « Arrêt de traitement, droit à la vie, autonomie personnelle et patients vulnérables », *Journal des Tribunaux*, n° 663, 2016, p. 17-31.

27 E. Favereau, « Agonie du nourrisson, des mots sur l'inconcevable », *Libération* 27/02/2014.

important ce laps de temps pour leur permettre de se préparer progressivement à la séparation. Mais quand l'agonie dure davantage, les parents n'en peuvent plus de voir l'état de leur bébé se détériorer et il arrive qu'ils quittent l'hôpital définitivement. L'enfant se momifie sous les yeux des soignants qui vivent très difficilement ces expériences.

Ces morts se déroulent dans des conditions que l'on peut juger épouvantables. Dans ces cas, il faudrait appliquer pour les nouveau-nés sans espoir, comme pour les grands vieillards en situation dépassée ou les patients en état végétatifs le protocole suivant : lorsque la situation justifie que l'on arrête l'alimentation et l'hydratation d'un malade, celui-ci entre nécessairement dans sa phase terminale. Puisqu'il est en phase terminale on doit lui administrer des médicaments à doses adéquates pour que cette phase se passe dans de bonnes conditions. Outre les souffrances ressenties ou non par la personne en train de mourir, il faut tenir compte de celles vécues par son entourage. Pour qu'on puisse parler de bonnes conditions, l'agonie ne devrait pas se prolonger au-delà d'un certain temps. C'est à la famille qu'il revient de définir le temps que doit durer cette agonie.

Comme le dit Véronique Fournier (Présidente du Centre national des soins palliatifs et de la fin de vie), dans un interview : « Il est temps que la médecine assume l'intention de mort »[28].

L'euthanasie selon la loi belge ou hollandaise

L'intention de mort ne doit plus être un obstacle à l'accompagnement des vies finissantes. La controverse entre faire et laisser mourir doit être dépassée. Les décisions médicales doivent se construire sur l'avis éclairé du malade et sur ses propres décisions le cas échéant. Il s'agit de prévenir justement l'exercice autoritaire ou paternaliste de la médecine qui conduit potentiellement aux dérives. Le meilleur rempart à ces dérives est le respect de la volonté du malade sous le regard informé de l'entourage.

Puisque l'écoute du malade est devenue essentielle, on ne peut plus logiquement ignorer les demandes d'euthanasie au sens des lois du Benelux. Malgré les meilleurs soins, il demeure des personnes qui réclament de pouvoir partir plus rapidement et les soins palliatifs les mieux conduits ne suppriment pas toutes les demandes d'euthanasie.

Dans les faits, l'acte euthanasique est un exemple radical de la reconnaissance de l'autonomie de la personne malade[29]. La position qu'occupent ici les protagonistes, médecin et malade, est à l'opposé de celle qu'ils occupent dans une relation thérapeutique normale. Dans cette dernière, le médecin décide ou propose et le malade consent (ou non). Dans une procédure qui aboutira éventuellement à une euthanasie, le patient décide et le médecin consent (ou non).

---

28 *Le Monde* 5 mars 2015.

29 F. Damas, *La mort choisie. Comprendre l'euthanasie et ses enjeux*, Éditions Mardaga, Bruxelles, 2013.

L'acte euthanasique dépend ainsi d'abord d'une demande claire, volontaire et lucide de la part du malade. C'est la caractéristique essentielle de cet acte : le patient doit convaincre son médecin que l'euthanasie est le dernier et le meilleur service qu'il pourra lui rendre.

Le malade choisit ainsi en toute lucidité son jour et son heure. Il affronte la mort « les yeux ouverts ». La mort par euthanasie est toujours une mort consciente. L'intention du médecin dans l'acte euthanasique occupe donc une place très secondaire par rapport à la détermination du malade.

Il faut donc insister sur ce fait essentiel : *c'est la décision du patient et sa participation à la procédure et non celle du médecin qui définissent l'acte euthanasique.* Dans ce contexte l'accompagnement est parfaitement individualisé[30].

Ce changement de perspective qui se base sur la volonté du patient et non l'intention du docteur permet de tracer une frontière nette entre la sédation en fin de vie (ou terminale) et l'acte euthanasique.

La sédation appartient encore au médecin, même s'il doit travailler en concertation et en transparence pour éviter les dérives du protocole de Liverpool. S'il est témoin d'une fin de vie en grande souffrance, il a le droit et le devoir d'y recourir et dans certains cas, il assumera une accélération du processus morbide quand le contexte ou les conditions le justifient ou l'imposent.

Par contre, l'intention du geste euthanasique n'appartient qu'au malade, même s'il est finalement aussi le résultat d'une décision partagée entre lui, son entourage et son médecin.

Les deux procédures sont dans les faits radicalement différentes dans la part qu'y prennent les malades. Elles sont d'ailleurs vécues tout à fait différemment par les témoins, médecins et familles, qui y assistent.

Ce changement de perspective permet aussi d'aplanir les controverses sur les soi-disant euthanasies réalisées sans demande du malade. Plusieurs auteurs d'études sur les pratiques médicales en fin de vie s'obstinent en effet à classer comme euthanasies les actes médicaux pour lesquels les médecins admettent avoir eu l'intention de précipiter la mort[31]. Mais les conditions d'accélération de la mort peuvent se justifier totalement indépendamment d'un acte euthanasique véritable comme dans certains cas de sédation.

---

30 M. C. Snijdewind, D. G. van Tol, B. D. Onwuteaka-Philipsen, D. L. Willems, «Complexities in Euthanasia or Physician-Assisted Suicide as Perceived by Dutch Physicians and Patients'Relatives», *Journal of Pain and Symptom Management*, n° 48(6), 2014, p. 1125-1134.

31 T. Smets, J. Cohen, J. Bilsen, Y. Van Wesemael, M. L. Rurup, L. Deliens, «The labelling and reporting of euthanasia by Belgian physicians: a study of hypothetical cases». *European Journal of Public Health*, n° 22(1), 2012, p. 19-26. B. D. Onwuteaka-Philipsen, A. Brinkman-Stoppelenburg, C. Penning, G. J. de Jong-Krul, J. J. van Delden, A. van der Heide, «Trends in end-of-life practices before and after the enactment of the euthanasia law in the Netherlands from 1990 to 2010: a repeated cross-sectional survey», The Lancet, n° 380(9845), 2012, p. 908-915.

Conclusions

Les fins de vie nécessitent souvent l'intervention d'un médecin. Pendant des siècles, le rôle de celui-ci a été entravé par des interdits qui ont perturbé ses jugements, ses réflexions et ses actes en les menant souvent dans des impasses dommageables pour les patients en situation difficile. L'évolution des lois et des mœurs permet désormais de renverser les perspectives. Ce ne sont plus seulement les devoirs du médecin qui incombent au praticien mais le respect des volontés éclairées de son patient. L'avis personnel du médecin passe en seconde position derrière les choix de son malade. L'accélération du processus morbide doit être le plus souvent appréhendée comme l'abrègement de l'agonie plutôt que comme le raccourcissement de la vie. Quant à l'euthanasie, elle est l'acte dans lequel le patient est le sujet et l'acteur principal.

Cette façon radicalement différente de voir les choses et d'en juger gagne désormais du terrain, même si pour beaucoup d'intervenants le changement est encore trop lent.

Après les pays du Benelux qui ont légalisé sous conditions l'acte euthanasique, après la Suisse qui a depuis plus longtemps admis le suicide assisté, après plusieurs États des États-Unis qui ont suivi le même chemin (le dernier d'entre eux et non des moindre est la Californie), la Colombie et le Canada enfin ont légiféré à leur tour sur l'assistance au décès en évitant sans doute de manière pertinente les mots « euthanasie » et « suicide assisté ».

Le point commun et essentiel de toutes ces nouvelles pratiques est la relation du malade avec son médecin : une relation faite d'écoute, de respect et de confiance.

Quelles que soient les volontés exprimées par la personne malade, le médecin reste ainsi fidèle à sa mission essentielle lorsque la fin de la vie s'annonce : faire en sorte qu'elle se déroule dans les meilleures conditions possibles.

Bibliographie

ANQUINET (L.), RIETJENS (J. A.), SEALE (C.), SEYMOUR (J.), DELIENS (L.), van der HEIDE (A.), «The Practice of Continuous Deep Sedation Until Death in Flanders (Belgium), The Netherlands, and the U.K.: A Comparative Study», *Journal of Pain and Symptom Management*, n° 44(1), 2012, p. 33-43.

BALDUCCI (L.), «Death and dying: what the patient wants», *Annals of Oncology:* n° 2, Suppl 3, 2012, p. 56-61.

BILLINGS (J. A.), «Humane terminal extubation reconsidered», *Critical Care Medicine*, n° 40(2), 2012, p. 625-630.

BILSEN, (J.), COHEN (J.), CHAMBAERE (K.), POUSSET (G.), ONWUTEAKA-PHILIPSEN (B. D.), MORTIER (F.), DELIENS (L.), «Medical end-of-life practices under the euthanasia law in Belgium», *The New England Journal of Medicine*, n° 361(11), 2009, 1119-1121.

BRUINSMA (S. M.), RIETJENS (J. A.), SEYMOUR (J. E.), ANQUINET (L.), van der HEIDE (A.), «The Experiences of Relatives With the Practice of Palliative Sedation: A Systematic Review», *Journal of Pain and Symptom Management*, n° 44(3), 2012, p. 431–445.

CARLET, (J.), THIJS, (L. G.), ANTONELLI (M.), CASSELL (J.), COX (P.), HILL (N.) *et al.*, «Challenges in end-of-life care in the ICU. Statement of the 5th International Consensus Conference in Critical Care: Brussels, Belgium, April 2003», *Intensive Care Medicine*, n° 30(5), 2004, 770-784.

CASARETT (D.), KAPO (J.), CAPLAN (A.), «Appropriate use of artificial nutrition and hydration--fundamental principles and recommendations», *The New England Journal of Medicine*, 353(24), 2005, p. 2607-2612.

CEDH (grande chambre) 5 juin 2015, « *Lambert c. France* », *Jurisprudence de Liège, Mons et Bruxelles*, 2015, n° 26, p. 1208-1223.

CHAN (J. D.), TREECE (P. D.), ENGELBERG (R. A.), CROWLEY (L.), RUBENFELD (G. D.), STEINBERG (K. P.), CURTIS (J. R.), «Narcotic and benzodiazepine use after withdrawal of life support: association with time to death?» *Chest*, n° 216(1), 2004, p. 286-93.

CIST (A. F.), TRUOG (R. D.), BRACKETT (S. E.), HURFORD (W. E.), «Practical guidelines on the withdrawal of life- sustaining therapies», *International Anesthesiology Clinics,* n° 39, 2001, p. 87-102.

COHEN-ALMAGOR (R.), «First do no harm: intentionally shortening lives of patients without their explicit request in Belgium», *Journal of Medical Ethics*, n° 41(8), 2015, 625-629.

COMMITTEE on APPROACHING DEATH: Addressing Key End-of- Life Issues. *Dying in America: improving quality and honoring individual preferences near the end of life*, Washington (DC), National Academies Press, 2015.

COMMITTEE on NATIONAL GUIDELINE for PALLIATIVE SEDATION. Royal Dutch Medical Association, *Guideline for palliative sedation*, Utrecht, 2009.

DAMAS (F.), *La mort choisie. Comprendre l'euthanasie et ses enjeux*, Éditions Mardaga, Bruxelles, 2013.

FAVEREAU (E.), « Agonie du nourrisson, des mots sur l'inconcevable », *Libération* 27/02/2014.

FERRAND (E.), ROBERT (R.), INGRAND (P.), LEMAIRE (F.), FRENCH LATAREA GROUP, «Withholding and withdrawal of life support in intensive-care units in France: a prospective survey. French LATAREA Group», *The Lancet*, n° 357(9249), 2001, p. 9-14.

FERRAND (E.), « Les limitations et arrêts de thérapeutique(s) active(s) en réanimation adulte. Recommandations de la Société de réanimation de langue française », *Réanimation*, n° 11, 2002, p. 442-449.

GENICOT (G.), « Arrêt de traitement, droit à la vie, autonomie personnelle et patients vulnérables », *Journal des Tribunaux*, n° 663, 2016, p. 17-31.

GEORGE (R.), MARTIN (J.), ROBINSON (V.), «The Liverpool Care Pathway for the Dying (LCP): Lost in translation and a tale of elephants, men, myopia - and a horse», *Palliative Medicine*, n° 28(1), 2013, p. 3–7.

HALL (R. I.) & ROCKER (G. M.), «End-of-life care in the ICU: treatments provided when life support was or was not withdrawn», *Chest*, n° 118(5), 2000, p. 1424-1430.

HILTON (A. K.), BELLOMO (R.), «The intensivist as nosocomial thanatologist», *Current Opinion in Critical Care,* n° 19(6), 2013, p. 613-15.

MALTONI (M.), PITTURERI (C.), SCARPI (E.), PICCININI (L.), MARTINI (F.), TURCI (P.) *et al.*, «Palliative sedation therapy does not hasten death: results from a prospective multicenter study», *Annals of Oncology*, n° 20(7), 2009, p. 1163-1169.

MASMAN (A. D.), van DIJK (M.), TIBBOEL (D.), BAAR (F.), MATHÔT (R. A.), «Medication use during end-of-life care in a palliative care centre», *International Journal of Clinical Pharmacy*, n° 37(5), 2015, p. 767–775.

MORITA (T.), TSUNODA (J.), INOUE (S.), CHIHARA (S.), «Effects of high dose opioids and sedatives on survival in terminally ill cancer patients», *Journal of Pain and Symptom Management*, n° 21(4), 2001, p. 282-289.

ONWUTEAKA-PHILIPSEN (B. D.), BRINKMAN-STOPPELENBURG (A.), PENNING (C.), de JONG-KRUL (G. J.), van DELDEN (J. J.), van der HEIDE (A.), «Trends in end-of-life practices before and after the enactment of the euthanasia law in the Netherlands from 1990 to 2010: a repeated cross-sectional survey», *The Lancet*, n° 380(9845), 2012, p. 908-915.

OZDEMIR (B.), « Spécificités des décès survenant en réanimation par rapport aux soins normaux », *Mémoire de Master en Sciences de la Santé Publique*. Université de Liège, 2015-2016.

PRENDERGAST (T. J.), LUCE (J. M.), «Increasing incidence of withholding and withdrawal of life support from the critically ill», *American Journal of Respiratory & Critical Care Medicine* 1997; 155: 15-20.

QUILL (T. E.), DRESSER (R.), BROCK (D. W.), «The rule of double effect--a critique of its role in end-of-life decision making», *The New England Journal of Medicine*, n° 337(24), 1997, p. 1768-1771.

QUILL (T. E.), «The ambiguity of clinical intentions», *The New England Journal of Medicine*, n° 329(14), 1993, p. 1039-1040.

RAUS (K.), CHAMBAERE (K.), STERCKX (S.), «Controversies surrounding continuous deep sedation at the end of life: the parliamentary and societal debates in France», *BMC Medical Ethics*, n° 7(1), 2016, p. 36.

RAUS (K.), STERCKX (S.), MORTIER (F.), «Continuous deep sedation at the end of life and the 'natural death' hypothesis», *Bioethics*, n° 26(6), 2012, p. 329-336.

ROBIJN (L.), COHEN (J.), RIETJENS (J.), DELIENS (L.), CHAMBAERE (K.), «Trends in Continuous Deep Sedation until Death between 2007 and 2013: A Repeated Nationwide Survey», *Plos One*, n° 11(6), 2016, e0158188.

SEYMOUR (J.), JANSSENS (R.), BROECKAERT (B.), «Relieving Suffering at the End of Life: Practitioners' Perspectives on Palliative Sedation from Three European Countries», *Social Science and Medicine,* n° 64 (8), 2007, p. 1679-1691.

SMETS (T.), COHEN (J.), BILSEN (J.), VAN WESEMAEL (Y.), RURUP (M. L.), DELIENS (L.), «The labelling and reporting of euthanasia by Belgian physicians: a study of hypothetical cases», *European Journal of Public Health*, n° *22(*1), 2012, p. 19-26.

SNIJDEWIND (M. C.), van TOL (D. G.), ONWUTEAKA-PHILIPSEN (B. D.), WILLEMS (D. L.), «Complexities in Euthanasia or Physician-Assisted Suicide as Perceived by Dutch Physicians and Patients' Relatives», *Journal of Pain and Symptom Management*, n° 48(6), 2014, p. 1125-1134.

SOCIÉTÉ DE RÉANIMATION DE LANGUE FRANÇAISE. « Limitations et arrêt des traitements en réanimation adulte ». Actualisations des recommandations de la Société de Réanimation de Langue Française, *Réanimation*, n° 19, 2010, p. 679-698.

TÄNNSJÖ (T.), *Terminal Sedation: Euthanasia in Disguise?* Springer-Verlag New York Inc. 2004.

TRUOG (R. D.), BROCK (D. W.) & WHITE (D. B.), «Should patients receive general anesthesia prior to extubation at the end of life?» *Critical Care Medicine*, n° 40(2), 2012, p. 631-633.

TRUOG (R. D.), Cist (A. F.), BRACKETT (S. E.), BURNS (J. P.), CURLEY (M. A.), DANIS (M.), DEVITA (M. A.), ROSENBAUM (S. H.), ROTHENBERG (D. M.), SPRUNG (C. L.), WEBB (S. A.), WLODY (G. S.), HURFORD (W. E.), «Recommendations for end-of-life care in the intensive care unit: The Ethics Committee of the Society of Critical Care Medicine», *Critical Care Medicine,* n° 29, 2001, p. 2332-2348.

VAN DOOREN (S.), van VELUW (H. T.), van ZUYLEN (L.), RIETJENS (J. A.), PASSCHIER (J.), van der RIJT (C. C.), «Exploration of Concerns of Relatives during Continuous Palliative Sedation of Their Family Members with Cancer», *Journal of Pain and Symptom Management*, n°38(3), 2009, p. 452-459.

VERKERK (M.), van WIJLICK (E.), LEGEMAATE (J.), de GRAEFF (A.), «A National Guideline for Palliative Sedation in The Netherlands», *Journal of Pain and Symptom Management*, n° 34(6), 2007, 666-670.

VINCENT (J. L.), SCHETZ (M.), DE WAELE (J. J.), de CLÉTY (S. C.), MICHAUX (I.), SOTTIAUX (T.), HOSTE (E.), LEDOUX (D.), DE WEERDT (A.), WILMER (A.), BELGIAN SOCIETY OF INTENSIVE CARE MEDICINE, «Piece of mind: end of life in the intensive care unit statement of the Belgian Society of Intensive Care Medicine», *Journal of Critical Care*, n° 29(1), 2014, p. 174-175.

WOLF (S. M.), BERLINGER (N.), JENNINGS (B.), «Forty years of work on end-of-life care from patients'rights to systemic reform», *The New England Journal of Medicine*, n° 372(7), 2015, p. 678-682.

Thomas De Koninck

La prétendue « aide médicale à mourir » et la dignité humaine

Résumé : Nous ne pourrons vivre littéralement notre mort que lorsque, existant toujours, nous mourrons, c'est-à-dire, en l'instant même de notre mort. Nul ne peut mourir à ma place. Je peux donner ma vie pour quelqu'un, mais je ne peux pas mourir à sa place au sens strict. Notre propre mort nous appartient, en ce sens, et nous avons le droit de ne pas en être privé. Et surtout, elle concerne notre vie entière, jamais un instant isolé, abstrait, qui n'existe pas. Le mourant est un vivant. Au moment ultime, il se découvre tout entier en l'acte de mourir. Mourir est un acte. Il faut pouvoir agir sa mort, la faire sienne, la vivre dans le respect de son for intérieur. Qu'en est-il du sens de « mourir », dans l'expression « mourir dans la dignité » ? On l'entrevoit d'emblée, le vrai sens, le sens concret, d'un point de vue philosophique, est celui de mourir humainement. Il s'agit de pouvoir faire sienne sa mort, la vivre dans le respect de sa dignité proprement humaine de femme ou d'homme libre.

Mots-clés : oxymore, la localisation fallacieuse du concret, l'esprit d'abstraction, dignité humaine par opposition à la *dignitas*, liberté intérieure, l'instant de la mort.

Alleged Physician Assisted Dying and Human Dignity

Abstract: We will literally live our own death only when, still living, we shall die, that is to say at the very instant of our death. No one can die in my stead. I can give my life for someone, but I cannot die in her or his stead in the strict sense. Our own death belongs to us alone, and we have a right not to be deprived of it. Furthermore, it concerns our entire life; it is never an isolated, abstract instant, for there is no such thing. The dying person is a living person. At the ultimate moment, it finds itself wholly engaged in the act of dying. To die is indeed an act. One must actually live one's death; make it one's own, in accord with one's own inner life. What is one to make of the meaning of «to die» in the expression «to die with dignity»? It ought to be clear that it's true, concrete meaning, from a philosophical point of view, is to die humanly. The question is to be able to make your death your own, to live it in the fullest possible conscience of your dignity as a free woman or man.

Keywords: Oxymoron, the Fallacy of misplaced concreteness, the Spirit of abstraction, Human dignity as opposed to *dignitas*, Inner freedom, the Moment of death.

Proème

Le sophisme « le plus naturel et le plus répandu est celui qui tire parti des mots », constatait déjà Aristote au début de ses *Réfutations sophistiques.* Mais il y a plus. Il y a ce que le poète québécois Paul Chamberland a su parfaitement résumer en une phrase incisive à un autre propos : « L'altération totale du sens des mots permettra de fabriquer la version officielle de ce qui devra passer pour la réalité elle-même »[1]. On ne saurait mieux énoncer la loi en vertu de laquelle, faute de pouvoir transformer la réalité, l'idéologie altère le sens des mots qui désignent cette réalité. Désormais, pour le dire d'un mot avec Orwell, « le noir est blanc », « la guerre est la paix » et ainsi de suite. Le principe est admirablement formulé, en effet, par George Orwell dans *1984* : il s'agit de « disloquer le sens de la réalité ». Cela s'appelle « contrôle de la réalité », en langue ordinaire.

Le texte de la loi concernant les soins de fin de vie (S-32.0001) commence en beauté par l'énoncé suivant : « La présente loi a pour but d'assurer aux personnes en fin de vie des soins respectueux de leur dignité et de leur autonomie » (Titre I, 1). Elle semble ainsi faire sienne d'entrée de jeu ce qui a toujours été la raison d'être des soins, et de leur grandeur, le souci de maintenir jusqu'au bout la dignité de la personne humaine, invariablement présente au-delà des apparences, et qui s'impose tout spécialement à la conscience lorsque la personne est en état de dépendance et de faiblesse. Il s'agira notamment de soulager au maximum sa souffrance physique et morale.

Plus loin cependant, au titre II, chapitre 1, 3, on peut lire qu'« aux fins de la présente loi », par « soins de fin de vie » on entend « les soins palliatifs offerts aux personnes en fin de vie et l'aide médicale à mourir ». On comprendra vite que cette loi tombe dans le même piège que la Commission spéciale « Mourir dans la dignité », en conférant à la belle expression « aide médicale à mourir », si juste pour qualifier les soins palliatifs, un sens tout à fait contraire, celui de tuer. Ce dernier verbe fait pousser des cris d'orfraie, car il est dur, mais pas moins que ne l'est l'euthanasie elle-même, puisqu'elle s'avère inéluctablement une mort violente, nullement une mort douce, malgré les masques qu'on peut lui donner par des gestes extérieurs parfois empreints de tendresse apparente. Dans le cas qui nous occupe, l'expression « aide médicale à mourir » a en fait été transmuée en oxymore, en alliant deux sens contradictoires puisqu'il s'agit cette fois de *donner la mort* et pas du tout d'aider le mourant. Appeler cela, de surcroît, un « soin », comme on le fait, est le comble du cynisme et une insulte à la médecine.

---

1 *Le Devoir*, 8 mai 2013, p. A 8.

Le second sophisme qui grève cette loi joue cette fois sur le mot « autonomie ». La dignité humaine a été de tout temps, sous des formules diverses, associée à notre nature raisonnable et à la liberté de la volonté qui s'ensuit. Il est aisé de voir pourquoi, et c'est donc à bon droit qu'on associe, dans ce projet de loi, dignité et autonomie. Mais justement, il s'agit alors d'une autonomie qui doit être préservée jusqu'à l'instant de la mort naturelle, pour cette raison même. Cet instant demeure indéterminé, ainsi que l'a excellemment relevé Vladimir Jankélévitch, y voyant rien de moins que « le fondement de la déontologie médicale » : « Mais si la prolongation de la vie [écrit-il] ne peut être indéfinie, la date de la mort, on l'a vu, reste indéterminée, et cette indétermination, qui autorise toutes les espérances, est le fondement de la déontologie médicale. Si tard que la mort intervienne, elle arrive toujours trop tôt [...]. En d'autres termes, pour faire mourir un mourant plus qu'aux trois quarts mort, pour faire mourir un mourant à peine vivant, et cependant bien vivant et même irrécupérable [...], une distance infinie reste à franchir »[2].

Afin d'y voir plus clair, force est de faire intervenir l'expérience ultime de la liberté dont nous jouissons en notre for intérieur. Nul ne peut me forcer à aimer ou à ne pas aimer qui ou quoi que ce soit en mon for intérieur, même sous la torture ou en quelque circonstance contraignante que ce soit. Qui plus est, l'expérience de penser et d'aimer révèle que l'éclair d'un instant suffit pour faire tout basculer en un nouveau sens. Je puis en un seul instant changer du tout au tout, intérieurement. Nous n'aurons, vous et moi, l'expérience de la mort que lorsque ce sera notre tour, comme tout le monde. Cependant nous avons tous l'expérience vivante de sa trace, à savoir l'expérience de l'instantané – tout à coup nous comprenons, tout à coup nous décidons, en un instant. Si le meurtre est gravissime, c'est qu'il supprime à jamais tous les possibles de sa victime *avant* l'instant ultime naturel. On se souviendra peut-être de Kirilov, ce fou des *Démons* de Dostoïevski qui rêvait d'affirmer sa liberté en la supprimant par le suicide. Tuer quelqu'un parce qu'il m'a demandé de le faire au nom de son « autonomie » à lui ou à elle, ne rend pas ce geste moins contraire à l'éthique la plus élémentaire et n'en est pas moins porter atteinte à son autonomie et à sa dignité à leur niveau le plus profond, puisqu'il les supprime. Qui plus est, si j'accepte de poser cet acte, c'est moi et pas lui qui en est l'auteur, à moins que je ne me prenne – ou qu'on me prenne – pour un automate. Je commets alors, par conséquent, un pur et simple homicide. Que vaudrait cette défense dans une cour de justice : « Je l'ai tué parce qu'il me l'a demandé » ? Il s'agit ici d'éthique et non de religion, comme le prétendent trop facilement celles et ceux que la réflexion critique impatiente. Dès l'antiquité grecque la philosophie – dont l'éthique est une partie – s'est définie comme *meletê thanatou*, « exercice à la mort ».

Un troisième sophisme colore malheureusement la majorité des débats actuels autour de ces graves questions, comme aussi bien cette loi. On sépare artificiellement cette fin de vie du tout auquel elle appartient, qui est la vie

2 Vladimir Jankélévitch, *La mort*, Paris, Flammarion, 1977, p. 282-283.

entière de la personne mourante, comme si la mort d'un être humain pouvait se comparer à celle d'un insecte dénué de mémoire, ou à la mise au rancart d'un robot obsolète. C'est commettre la *fallacy of misplaced concreteness,* la « localisation fallacieuse du concret » brillamment dénoncée par le grand philosophe anglo-américain A. N. Whitehead, en substituant l'abstrait, un moment isolé, au concret, qui est ici l'acte dernier de la vie humaine, la fin qui appartient à l'ensemble et détermine tout ce qui a précédé, à l'instar de la finale d'une symphonie ou du dénouement en bien ou en mal d'un drame. Les thuriféraires de l'euthanasie et de ce que Hamlet appelait si justement «self-slaughter», l'*automeurtre*, assisté ou non, privilégient ainsi une vision abstraite de la fin de la vie humaine, chaque fois pourtant unique, sans prix et ineffable. Il n'est pas d'exception à ce caractère unique d'une vie entière. De là vient la grandeur des soins palliatifs au sens strict du terme, dans la mesure où ils permettent de vivre plus humainement – et dès lors plus dignement – sa propre mort.

L'esprit d'abstraction

Dans ses Entretiens avec Gabriel Marcel, Paul Ricœur faisait remarquer avec justesse, à propos de l'ouvrage paru en 1951, *Les hommes contre l'humain,* que « le nœud, tel que je le vois, c'est la critique, permanente chez vous, de l'esprit d'abstraction. Entre votre philosophie spéculative, si jamais ce mot convient, et vos jugements concernant le monde moderne, cette critique a une position charnière [...] ». Et Gabriel Marcel de répondre aussitôt : « C'est tout à fait vrai. Vous avez entièrement raison »[3].

Gabriel Marcel et A. N. Whitehead se rejoignent ici complètement. J'aimerai concentrer notre réflexion sur l'apport de cette critique fondamentale de l'esprit d'abstraction chez Gabriel Marcel au débat actuel entourant ce que d'aucuns aiment appeler « mourir dans la dignité », s'agissant essentiellement d'euthanasie et de suicide assisté. Je ferai appel également aux propos éclairants de Gabriel Marcel relativement à la dignité humaine et à la mort – à « ce sérieux, cette valeur au moins spécieusement définitive qui fondent un tragique sans lequel la vie humaine n'est plus qu'un spectacle de marionnettes »[4].

Qu'est-ce que le concret et l'abstrait ? On rappelle depuis au moins Hegel que « concret » vient de *concrescere*, « croître ensemble ». Qu'est-ce à dire ? On parvient à l'abstrait en isolant un aspect du concret. L'arbre réel ne peut exister sans air, sans eau, terre, rayons solaires, sève et le reste ; son devenir n'a de cesse qu'à sa mort ; il s'auto constitue, pour ainsi dire, ses parties produisant les autres et réciproquement. Le tout concret vivant est ainsi irréductible à ses parties : la branche coupée de l'arbre n'est pas plus une branche qu'une main séparée d'un corps humain vivant n'est une main ; le tout est dans la partie : chaque fois celle-ci présuppose la totalité ; de sorte que si l'on tente de considérer la partie en omettant le tout, on considère

3 *Entretiens Paul Ricœur Gabriel Marcel,* Paris, Aubier-Montaigne, 1968, p. 103.

4 Gabriel Marcel, *Foi et réalité*, Paris, Aubier-Montaigne, 1967, p. 171.

aussitôt tout autre chose. Toute abstraction, toute réduction, confine à l'irréel dès qu'on la prend pour du concret.

Dans la vie ordinaire aussi bien : saisie dans son immédiateté spontanée, notre vie quotidienne est souvent abstraite, par manque de référence à quelque sens global. Le « particulier » isolé est forcément « abstrait ». Rien de plus abstrait et désastreux, par suite, que le pragmatisme à court terme, « utopie de l'immédiat » (George Steiner) ; une des leçons de l'étude intelligente de l'histoire – politique, notamment, où c'est écrit en plus grosses lettres, dirait Platon – réside dans le répertoire qu'elle offre de désastres causés par des visions étroites érigées en impératifs immédiats, soi-disant « pratiques ».

Gabriel Marcel précise à juste titre qu'on serait « tenté de supposer que le concret, c'est ce qui est donné d'abord, c'est d'où il faut partir. Mais rien n'est plus faux ; et, sur ce point, Bergson rejoint Hegel. Le concret est perpétuellement à conquérir »[5].

Or il me semble justement que les débats actuels autour de l'euthanasie privilégient une vision abstraite de la fin de vie qui sépare cette dernière du tout auquel elle appartient. On ne peut traiter de manière responsable du drame humain de la mort sans la prendre pour ce qu'elle est forcément, la fin de *toute une vie humaine concrète*, chaque fois unique, inénarrable, ineffable. Cette fin requiert d'être, dans toute la mesure du possible, vécue et non subie. L'enjeu est la question par excellence qui habite et informe toutes les cultures, celle du sens ou non-sens de la vie et de la mort, que contribuent magnifiquement à éclairer, depuis l'aube des temps jusqu'au nôtre, outre la philosophie, tous les arts et, bien entendu, la religion. Tel est le concret qu'il s'agit, en l'occurrence, de conquérir. Cela étant, que veut dès lors dire en vérité « mourir dans la dignité » ?

Toute tentative authentique de répondre à cette grave question oblige à bien cerner, avec un minimum de rigueur, les termes qu'elle met en présence et leur portée. Un certain flou continue de régner autour du sens du mot « dignité ». La question suivante de Gabriel Marcel s'avère plus pertinente que jamais : « Ne risquons-nous pas en effet communément de nous laisser tromper par ce que j'appellerai volontiers une conception décorative de la dignité, celle-ci étant plus ou moins confondue avec l'apparat dont s'entoure volontiers la puissance ? »[6]. Voici donc quelques rappels à ce sujet, en tentant de les appliquer à la question du « mourir » lui-même.

En éthique, le mot « dignité », dans l'expression « dignité humaine », a en réalité trois sens forts : 1) dignité ontologique, 2) dignité-décence, 3) dignité-liberté[7].

---

5 Gabriel Marcel, *Les hommes contre l'humain,* nouvelle édition sous la direction de Jeanne Parain-Vial, Préface de Paul Ricœur, Paris, Éditions universitaires, 1991, p. 100.

6 Gabriel Marcel, *La dignité humaine et ses assises existentielles,* Paris, Aubier-Montaigne, 1964, p. 168.

7 Cf. à ce sujet, les propos lumineux de Jacques Ricot dans « La dignité du mourant », in *Le mourant,* Paris, Éditions M-Editer, 2006, p. 43-81, avec lesquels je suis en parfait accord, tout en suggérant une autre interprétation de la « dignité-décence » et de la « dignité-liberté ».

Le premier sens du mot « dignité » en éthique : la dignité ontologique

Le préambule de la *Déclaration universelle des droits de l'homme* de 1948 s'ouvre par la constatation que « la reconnaissance de la dignité inhérente à tous les membres de la famille humaine et de leurs droits égaux et inaliénables constitue le fondement de la liberté, de la justice et de la paix dans le monde ». C'est ce qu'il convient d'appeler *dignité ontologique*, puisqu'il s'agit du constat que tout être humain quel qu'il soit possède une égale dignité, de par son être même.

Aussi, le cinquième « Considérant » ayant proclamé à neuf la foi des peuples des Nations unies « dans les droits fondamentaux de l'homme, dans la dignité et la valeur de la personne humaine, dans l'égalité des hommes et des femmes », l'article premier précise que « tous les êtres humains naissent libres et égaux en dignité et en droits. Ils sont doués de raison et de conscience et doivent agir les uns envers les autres dans un esprit de fraternité ».

L'article 3 affirme que « tout individu a droit à la vie, à la liberté et à la sûreté de sa personne » ; l'article 5 : « Nul ne sera soumis à la torture, ni à des peines ou traitements cruels, inhumains ou dégradants » ; l'article 7 : « Tous sont égaux devant la loi et ont droit sans distinction à une égale protection de la loi »[8]. Et ainsi de suite. La liste des droits et libertés énumérés jusqu'à l'article 30 comme découlant de la simple « reconnaissance de la dignité inhérente à tous les membres de la famille humaine » est, à la vérité, impressionnante.

L'accent que met l'article 3 sur le droit à la vie, comme étant le plus fondamental – que présupposent, par la force des choses, et le droit à la liberté et le droit à la sûreté de sa personne – s'avère particulièrement significatif. On l'aura remarqué, il anticipe, dans les termes mêmes et dans leur ordre, l'article 7 de la *Charte canadienne des droits et libertés*, qui se lit : « Chacun a droit à la vie, à la liberté et à la sécurité de sa personne ». Ce droit à la vie est la condition *sine qua non* de tous les autres droits fondamentaux, à commencer par la liberté elle-même, pour la raison évidente qu'enlever la vie à quelqu'un c'est supprimer sa liberté, alors que l'inverse n'est pas vrai.

Comme il est singulier que nous ayons à parler aujourd'hui d'un droit de mourir, remarque avec à-propos Hans Jonas, alors que tout discours sur les droits a été depuis toujours référé au plus fondamental d'entre eux, le droit de vivre. En effet, chaque autre droit qu'on ait jamais évalué, demandé, accordé ou refusé peut être considéré comme une extension de ce droit premier, puisque tout droit particulier concerne l'exercice de quelque faculté vitale, l'accès à quelque besoin vital, la satisfaction de quelque aspiration vitale [...]. Là réside le germe de tout ordre juridique. Tout autre droit, réparti de manière égale ou non, relevant du droit naturel ou positif, se déduit de ce droit originaire et de sa reconnaissance mutuelle par les sujets qu'il concerne.

---

8 Cf. *Déclaration universelle des droits de l'homme*, Bruxelles, Amnesty International, 1988.

« C'est donc à juste titre, observe encore Hans Jonas, que la vie est citée en premier lieu, dans la Déclaration d'indépendance américaine [4 juillet 1776], parmi les droits inaliénables »[9]. On y lit, en effet, la phrase célèbre : « Nous tenons ces vérités comme allant d'elles-mêmes : tous les hommes sont créés égaux ; ils sont dotés par le Créateur de certains droits inaliénables ; parmi ces droits se trouvent la vie, la liberté et la recherche du bonheur »[10]. Cependant, la nouveauté de la *Déclaration universelle des droits de l'homme* de 1948, et dès lors un acquis du XXe siècle dont on ne saurait exagérer la portée, c'est *l'affirmation que le droit à la vie, et tous les autres droits fondamentaux qui s'ensuivent, découlent nécessairement de l'égale dignité de tous les humains sans exception.*

L'origine et principe de tous ces droits fondamentaux n'est autre, en un mot, a-t-on alors affirmé unanimement, que la *dignité humaine.* Il s'agit très évidemment de la dignité liée à l'humanité même de chacune et de chacun d'entre nous, au fait d'*être* humain. De là, répétons-le, le terme « dignité ontologique », puisque le mot « ontologique » signifie l'« être en tant que tel », comme l'attestent les dictionnaires.

Comment expliquer un accord aussi fondamental et unanime entre les nations autour du caractère absolument prioritaire de la reconnaissance de la dignité humaine ? Il est clair que la raison première en est l'indignation universelle devant les abominations nazies. La Seconde guerre mondiale s'est terminée en 1945 ; le procès de Nuremberg s'est tenu du 30 novembre 1945 au 1er octobre 1946 ; nous sommes en 1948. L'éthique ne naît pas dans des débats académiques. Le sentiment de révolte devant l'injustice est, en effet, le principe moral par excellence. Albert Camus a pressenti l'essentiel en parlant d'*étonnement angoissé* et en prédisant : « L'indignation sera de tous les temps. Nous le savons maintenant »[11]. Jean-François Mattéi l'a bien marqué, le sentiment d'indignation précède le concept de dignité et marque ainsi l'éclosion de la conscience morale[12].

Comme le résume excellemment Éric Fiat, « un homme qui se conduit mal est indigne de sa dignité, *voilà tout.* [...] Mais précisément, si nous jugeons sa conduite indigne, c'est à l'aune de cette dignité ontologique que nous lui conférons »[13]. L'ardeur du sentiment devant l'injustice faite à la dignité humaine précipite la formation de la conscience. « On ne trouve ces raisons que parce que cela choque », remarquait Pascal avec profondeur. Le sentiment

---

9 Hans Jonas, *Le Droit de mourir*, traduction de l'allemand par Philippe Ivernel, Paris, Payot & Rivages, 1996, p. 13-15.

10 Déclaration d'indépendance des États-Unis, *http://fr.wikipedia.org/wiki/D%C3%A9claration_d'ind%C3%A9pendance_des_%C3%89tats-Unis.*

11 Albert Camus, *Préface à « l'Espagne libre », Actuelles I, Essais*, Paris, Gallimard, coll. « Bibliothèque de la Pléiade », 1965, respectivement p. 1605 et 1607.

12 Cf. l'étude remarquable de Jean-François Mattéi, *De l'indignation,* Paris, Table Ronde, 2005, dont je m'inspire ici.

13 Éric Fiat, *Grandeurs et misères des hommes. Petit traité de la dignité*, Paris, Larousse, 2010, p. 23. C'est l'auteur qui souligne.

« agit en un instant et est toujours prêt à agir », ajoutait-il[14], retrouvant en quelque sorte l'intuition de Platon sur l'éclair de l'instantané, *to exaiphnes*[15], l'instant où tout se retourne et où tout se renoue, que de grands néoplatoniciens (notamment Proclus) ont interprété comme le propre de l'âme. Le rappel soudain du bien dans l'indignation, lorsque nous sommes confrontés à une injustice, jaillit comme un éclair qui illumine. (Tel pourrait bien être d'ailleurs, selon certains – ainsi Tolstoï dans *La mort d'Yvan Illich* – l'instant même de notre mort à tous.)

Si la recherche de la vérité s'amorce dans l'étonnement, celle de la justice obéit ainsi à l'ébranlement de l'indignation. On peut discerner en somme deux modalités de l'*exaiphnês*, de l'instantané dans l'âme. Oui, la philosophie est un éveil, comme l'ont si bien vu Héraclite et Socrate pour commencer, mais sous deux formes, l'étonnement et l'indignation, cette dernière pouvant être décrite comme l'épreuve du bien, où l'on s'indigne en somme que le bien ne soit pas. Un nouveau commencement s'instaure dès lors, celui de l'éthique et du politique. Cela sautera aux yeux chez Platon, bouleversé d'indignation devant la mise à mort par la démocratie athénienne du plus juste des hommes, Socrate, ainsi que l'atteste la *Septième Lettre*.

Rien d'étonnant par conséquent à ce qu'une affirmation aussi ferme et clairement formulée du caractère absolument premier de la dignité humaine ait pu susciter pareille unanimité entre des nations et des cultures pourtant si diverses à tant de points de vue. Il faut bien plutôt admirer le fait que l'universelle reconnaissance de l'égale dignité de tous les humains quels qu'ils soient ait pu enfin s'imposer désormais comme le fondement de tous les droits et l'indispensable rempart, au niveau des principes, contre la barbarie sous ses multiples formes.

Le plein sens de la dignité ontologique. L'être humain au-dessus de tout prix

On doit à la pensée moderne d'avoir su proposer une « formulation philosophique » particulièrement éclairante de la dignité humaine. Appliqué à l'être humain, le mot de dignité doit s'entendre de manière non sentimentale, rigoureuse. Il signifie rien de moins que ceci : l'être humain est infiniment au-dessus de tout prix. Comme en un écho du propos justement célèbre de Blaise Pascal, « [...] apprenez que l'homme passe infiniment l'homme [...] », Emmanuel Kant a excellemment défini, dans les *Fondements de la métaphysique des mœurs*, la distinction fondamentale entre dignité et prix : « Dans le règne des fins, tout a un prix ou une dignité. Ce qui a un prix peut être aussi bien remplacé par quelque chose d'autre, à titre d'équivalent ; au contraire, ce qui

---

14 Pascal, *Pensées,* respectivement Brunschvicg 276 ; Lafuma 983 ; et Brunschvicg 683 ; Lafuma 565.

15 Cf. Platon, *Parménide*, 156 d-e.

est supérieur à tout prix, et par suite n'admet pas d'équivalent, c'est ce qui a une dignité »[16].

> Or justement, l'être humain, écrit encore Kant,
> existe comme fin en soi, et non pas simplement comme moyen dont telle ou telle volonté puisse user à son gré ; dans toutes ses actions, aussi bien dans celles qui le concernent lui-même que dans celles qui concernent d'autres êtres raisonnables, il doit toujours être considéré en même temps comme fin. [...] Les êtres raisonnables sont appelés des personnes, parce que leur nature les désigne déjà comme des fins en soi, autrement dit comme quelque chose qui ne peut pas être employé simplement comme moyen, quelque chose qui par suite limite d'autant notre faculté d'agir comme bon nous semble (et qui est un objet de respect).

Kant ajoute à juste titre : « Ce ne sont donc pas là des fins simplement subjectives, dont l'existence, comme effet de notre action, a une valeur pour nous : ce sont des fins objectives, c'est-à-dire des choses dont l'existence est une fin en soi-même, et même une fin telle qu'elle ne peut être remplacée par aucune autre [...] ». Autant dire, comme il l'avance du reste expressément, que les personnes ont une *valeur absolue*, non relative. Cette perception de l'être humain comme fin en soi se découvre dès l'Antiquité grecque, dans la conception de la liberté comme l'opposé de la servitude : « [...] nous appelons libre celui qui est à lui-même sa fin et n'existe pas pour un autre »[17].

On ne saurait être plus clair. Reconnaître, en pratique, la dignité humaine, c'est par conséquent reconnaître qu'on ne peut jamais réduire un être humain au statut de moyen, que tout être humain possède la dignité d'une fin, qu'elle ou lui est un être *en vue de qui* on doit agir.

Voilà qui est très éclairant s'agissant des soins, en particulier des soins palliatifs. On y entrevoit en effet déjà que, si l'être humain a droit à des soins jusque dans l'état de déréliction le plus extrême, c'est précisément que la dignité humaine l'exige : il demeurera toujours un être en vue de qui on doit agir. Mais j'aurai à y revenir plus loin. Je me contente, à ce stade-ci, de marquer le lien.

La dignité du pauvre

« Je crois profondément, écrit Gabriel Marcel, en ce qui me concerne, que nous ne pouvons arriver à préserver le principe mystérieux qui est au cœur de la dignité humaine, qu'à condition de parvenir à expliciter la qualité proprement sacrale qui lui est propre, et cette qualité apparaîtra d'autant plus clairement que nous nous attacherons davantage à l'être humain considéré dans

---

16 Pascal, *Pensées*, Brunschvicg 434 ; Lafuma 131 ; Emmanuel Kant, *Fondements de la métaphysique des mœurs*, deuxième section, traduction par Victor Delbos, revue et annotée par Ferdinand Alquié, dans Kant, *Œuvres philosophiques II*, Paris, Gallimard, coll. « Bibliothèque de la Pléiade », 1985, p. 301-302 (AK IV, 434-435).

17 Kant, *Fondements de la métaphysique des mœurs*, p. 293-294 (AK IV, 428) ; Aristote, *Métaphysique*, A, 2, 982 b 25-26 ; cf. Emerich Coreth, *Vom Sinn der Freiheit*, Innsbruck, Wien, Tyrolia Verlag, 1985, spécialement p. 22-34 ; et Jacqueline de Romilly, *La Grèce antique à la découverte de la liberté*, Paris, Fallois, 1989.

sa nudité et dans sa faiblesse, à l'être désarmé tel que nous le trouvons chez l'enfant, chez le vieillard, ou chez le pauvre »[18]. C'est ce que Paul Ricœur a exprimé avec bonheur à son tour en ces termes : « Quelque chose est dû à l'être humain du seul fait qu'il est humain », ce qu'il décrit avec raison comme « une exigence plus vieille que toute formulation philosophique »[19]. Dans toutes les cultures, à toute époque, un fragment de tragédie, une épigramme, un texte législatif, un proverbe, une inscription funéraire, un conte, une chanson, une œuvre d'art, une œuvre de sagesse, en auront témoigné.

Bien plus, la reconnaissance de cette exigence se précise à mesure que s'affirment les civilisations, la plus remarquable étant celle qu'on y accorde d'emblée aux plus faibles et aux plus démunis, la place centrale de la mansuétude et du respect à l'égard des humains en état de dépendance et de faiblesse. En Inde, les *Lois de Manu*, d'origine ancienne, déclarent sans ambages : « Les enfants, les vieillards, les pauvres et les malades doivent être considérés comme les seigneurs de l'atmosphère »[20]. La sagesse chinoise met au premier rang la « capacité de conforter les autres »[21].

De même, le respect des pauvres dans tous les sens du terme, de ceux qui souffrent, est, on le sait, au cœur des traditions juive et chrétienne. Le Coran fait état des devoirs envers les orphelins, les pauvres, les voyageurs sans logis, les nécessiteux, ceux qui sont réduits à l'esclavage[22]. La compassion est un des deux idéaux principaux du bouddhisme[23]. Partout, on pressent que c'est dans le dénuement que l'humain se révèle le plus clairement et impose pour ainsi dire sa noblesse propre – celle de son être, encore une fois, et non celle de quelque avoir – à la conscience. Chez les Grecs, la parole du vieil Œdipe, aveugle et en haillons, pratiquement abandonné, l'exprime on ne peut mieux : « […] c'est donc quand je ne suis plus rien, que je deviens vraiment un homme »[24].

Mais d'où vient donc cette reconnaissance d'une noblesse spéciale du déshérité, de l'opprimé, de la victime, de celles et ceux qui sont en situation de faiblesse, de « tous ceux qu'on oublie avec soin » ? Quel pourrait bien être le sens d'une dignité du pauvre, de celle ou de celui qui n'a rien du tout, à peine parfois même la vie biologique ? Plus étonnant encore, si c'est

---

18 *La dignité humaine*, loc. cit.

19 Paul Ricœur, « Pour l'être humain du seul fait qu'il est humain », dans Jean-François de Raymond (dir.), *Les enjeux des droits de l'homme*, Paris, Larousse, 1988, p. 235-236. Je reprends ici des propos que j'ai déjà tenus en des publications antérieures.

20 Cf. Thomas De Koninck, *De la dignité humaine*, Paris, PUF, 1995, p. 1-19 ; C. S. Lewis, *L'abolition de l'homme*, traduction par Irène Fernandez, Paris, Critérion, 1986, p. 179-201.

21 Cf. Marcel Granet, *La pensée chinoise*, Paris, Albin Michel, 1968, p. 395-398 ; Confucius, *Entretiens* (traduction par Anne Cheng, Paris, Seuil, coll. « Points Sagesse », 1981), XII, 22 ; cf. VI, 23 ; IV, 15.

22 Cf. 1 R 21 ; Is 58,6-10 ; Dt 15,1-15 ; 24,10-15 ; 26,12 ; Pr 14,21 ; 17,5 ; 22,22-23 ; 23,10-11 ; Mt 5,3-12 ; Lc 6,20-26 ; 10,29-37 ; Mc 12,41-44 ; Lc 16,19-25 ; Mt 25,31-46 ; et Azim Nanji, *Islamic Ethics*, dans Peter Singer (dir.), *A Companion to Ethics*, Oxford, Basil Blackwell, 1991, p. 108 et s.

23 Cf. R. E. Florida, «Buddhist Approaches to Abortion», *Asian Philosophy*, 1, 1 (1991), p. 39-50.

24 Sophocle, *Œdipe à Colone*, v. 393.

possible, est le respect des morts, illustré dès la nuit des temps par les premiers humains, qui ensevelissent leurs morts, selon des rites.

Pourquoi donc, de surcroît, est-on universellement ému jusqu'à l'approbation, aujourd'hui comme hier, devant la décision de la jeune Antigone (dans la grande tragédie de Sophocle qui porte son nom) de refuser, au péril de sa propre vie, de laisser là « sans larmes ni sépulture », pâture des oiseaux ou des chiens, le corps de son frère Polynice, pourtant dénoncé comme traître, et de défendre son droit à la sépulture, son appartenance à une commune humanité, au nom de « lois non écrites, inébranlables, des dieux » ? Le mort à l'état de cadavre *n'étant plus*, et entièrement à la merci des forces naturelles, les vivants ont à son endroit un devoir sacré : celui de faire en sorte que, tout cadavre qu'il soit, il demeure membre de la communauté humaine[25].

Le jugement d'Antigone est d'ordre éthique, car il a la forme d'un engagement : je déclare que le cadavre de mon frère mérite tous les honneurs dus à un être humain et c'est mon devoir d'agir en conséquence, même au prix de ma vie. L'écho universel que suscite de tout temps, y inclus le nôtre, cet engagement d'Antigone implique que même le cadavre, les restes sous quelque forme que ce soit, d'une personne, fût-elle condamnée, ont droit à des rites sacrés. Le rite de la sépulture le restitue à la communauté humaine à laquelle il appartient en droit. Or si cela est juste s'agissant des morts, si même les restes d'un homme condamné méritent pareil respect, que penser d'un corps humain vivant, si démuni ou vulnérable qu'il puisse être ?

Ainsi y a-t-il lieu de se demander, avant toute autre forme d'argumentation, si, en des cas d'éthique médicale comme ceux qui nous concernent ici, l'exemple d'Antigone (ou d'autres qui lui ressemblent) doit être considéré comme dépassé. Ce n'est pas ce que suggère l'expérience ordinaire. Ce vieillard dément, par exemple, est la plupart du temps reconnu comme une personne par ses enfants ; même s'il n'y a pas communication effective, il y a relation à autrui du simple fait qu'eux le reconnaissent. Pour d'autres aussi, que la maladie ou la cruauté ont rendus méconnaissables : « [...] tant son aspect était défiguré, – il n'avait plus d'apparence humaine »[26].

Il n'empêche, en somme, qu'en réalité, comme l'a bien fait ressortir Ronald Dworkin, la « valeur intrinsèque, sacrée » de la vie humaine sous toutes ses formes est reconnue par la plupart d'entre nous. Selon Dworkin, la profondeur des désaccords autour de l'avortement et de l'euthanasie révèle à quel point « la sainteté et l'inviolabilité de chaque étape de chaque vie humaine » sont prises au sérieux. «Dignity – which means respecting the inherent value of our own lives – is at the heart of both arguments. We care intensely what other people do about abortion and euthanasia, and with

---

25 Cf. Sophocle, *Antigone*, texte établi par Alphonse Dain et traduit par Paul Mazon, Paris, Les Belles Lettres, 1955 ; cf. en particulier v. 26-30 (cf. v. 203-206) ; v. 453-457 ; v. 71-74 ; cf. v. 909-914 ; et v. 924 (cf. v. 942-943) ; ainsi que *Ajax* (cf. 1129 sq. et 1343 sq.), *Œdipe Roi* (863 sq.), *Électre* (1090 sq.).

26 Cf. Is 52,14.

good reason, because those decisions express a view about the intrinsic value of all life and therefore bear on our own dignity as well»[27].

Le point crucial semble bien être l'obligation d'intégrer à la communauté humaine tous ceux qui y ont droit de par leur humanité. Au niveau de l'expérience personnelle concrète, qui ne voit que réduire l'être humain au purement fonctionnel, au point de favoriser son élimination lorsqu'il ne satisfait pas à ce critère, est affaire de barbarie ? De quel droit pourrait-on décider, à l'instar des nazis, que telle vie humaine « ne vaut pas la peine d'être vécue », ou « n'a pas de valeur » ? On ne saurait mieux le dire que Gabriel Marcel, en son chapitre sur l'esprit d'abstraction justement : « toute réduction dépréciatrice est à base de ressentiment, c'est-à-dire de passion, et correspond au fond à une sorte d'attentat dirigé contre une certaine intégrité du réel, à laquelle seule une pensée résolument concrète peut espérer faire droit »[28]. Voire dans cet autre chapitre non moins remarquable sur *les techniques d'avilissement*, où il évoque d'abord « l'emploi massif, systématique, qui en a été fait par les nazis, en particulier dans les camps de concentration [...] J'entends par techniques d'avilissement l'ensemble des procédés délibérément mis en œuvre pour attaquer et détruire chez des individus appartenant à une catégorie déterminée le respect qu'ils peuvent avoir d'eux-mêmes, et pour les transformer peu à peu en un déchet qui s'appréhende lui-même comme tel, et ne peut en fin de compte que désespérer, non pas simplement intellectuellement, mais vitalement, de lui-même »[29].

Ces rappels sont d'autant plus pertinents, dans le présent contexte, que c'est avec le nazisme que la pratique euthanasique a été réintroduite en Occident. Le procès de Nuremberg a en effet révélé que, de 1939 à 1941, les nazis ont supprimé plus de 70000 personnes handicapées, schizophrènes, ou autrement atteintes d'une infirmité ou d'une autre, un bon nombre d'entre elles des Allemands, en alléguant justement que leurs vies étaient « sans valeur ». (À ne pas confondre avec l'inqualifiable génocide de millions de Juifs, de Gitans et de Slaves par les mêmes nazis, encore qu'il y ait eugénisme dans les deux cas[30]).

L'exemple d'Antigone met ainsi magnifiquement en lumière, *a fortiori*, la grandeur et la nécessité des soins prodigués au patient jusqu'au dernier instant de sa vie, puisque, même au-delà de la mort, ses restes ont droit encore à tant de respect. Mais son exemple a une autre dimension capitale, celle du droit non écrit. Car elle fait appel à des lois non écrites, inscrites dans le cœur humain, laissant pressentir ce que Claude Bruaire a fort bien résumé, à propos de la médecine : « La législation positive n'est pas tout et suppose des lois non écrites. Elle règle un métier mais ne peut prescrire toutes

---

27. Cf. Ronald Dworkin, *Life's Dominion. An Argument about Abortion, Euthanasia, and Individual Freedom*, New York, Alfred A. Knopf, 1993, p. 11-13 et *passim* ; sur la dignité, cf. p. 233-241.

28 Gabriel Marcel, *Les hommes contre l'humain*, *op. cit.*, p. 99.

29 Gabriel Marcel, *ibid.*, p. 37.

30 Cf. Vivien Spitz, *Doctors from Hell: The Horrific Account of Nazi Experiments on Humans*, Boulder, Sentient Publications, 2005 ; Robert Jay Lifton, *The Nazi Doctors: Medical Killing and the Psychology of Genocide*, New York, Basic Books, 1988 ; et Lawrence Rees, *Auschwitz: A New History*, New York, Public Affairs, 2006.

ses normes éthiques. Un médecin ne suit pas seulement un code officiel déontologique, même s'il doit le faire avec intelligence et rigueur. Car il est au contact de questions qui ne relèvent pas seulement du droit écrit »[31].

Le deuxième sens du mot « dignité » en éthique : la dignité-décence

Le mot « digne » est dérivé du latin *dignus,* lequel renvoie à *decet*, « il convient », auquel se rattachent deux substantifs : *decus*, *decor. Decus* signifie « bienséance, décence, dignité »[32]. On pourrait être tenté dès lors de réduire le sens du mot de dignité à « cette sorte d'élégance qui épargne à autrui le spectacle de nos propres maux », comme le résume excellemment Jacques Ricot[33]. C'est ce que fait une certaine rhétorique. Pareille réduction a toutefois l'inconvénient de confiner à la *conception décorative* et superficielle de la dignité humaine, que dénonçait, nous l'avons vu, Gabriel Marcel.

En réalité, la décence se vérifie bien plutôt dans la beauté des relations humaines à leur meilleur, celle de l'amitié, *ce qu'il y a de plus nécessaire pour vivre*, constataient déjà les anciens Grecs[34], et dont une illustration privilégiée est précisément le soin bien compris.

Reconnaître, en pratique, la dignité humaine, c'est en effet, nous venons de le voir avec Kant, reconnaître que tout être humain possède la dignité d'une fin, celle d'un être *en vue de qui* on doit agir. Or Emmanuel Levinas a fort bien marqué, de nos jours, ce qu'il appelle « la responsabilité pour autrui ». Ce thème va dans le même sens que les propos que je viens de citer de Kant, et revêt une pertinence particulière s'agissant du soin.

Levinas a en effet su mettre admirablement en relief cette même dimension éthique des rapports proprement humains, en soulignant que la vulnérabilité de l'humain en tant que tel oblige. Ceci apparaît avant tout dans la saisie du visage. Le visage est donné à la vision d'autrui. Je ne verrai jamais mon propre visage, sinon en des reflets. Le corps humain est tourné d'emblée vers l'autre. Or il y a dans tout visage une « pauvreté essentielle ». Le visage humain est en effet nu, exposé, voire menacé – dépendance qu'on essaie parfois de masquer par des poses ou en tentant de se donner une contenance. Il n'empêche que le visage donne sens à lui seul.

Dès lors qu'autrui me regarde au sens que je viens de décrire, à la suite de Levinas, j'en suis responsable. La relation entre nous est même asymétrique : « Au départ peu m'importe ce qu'autrui est à mon égard, c'est son affaire à lui ; pour moi, il est avant tout celui dont je suis responsable »[35]. C'est à partir du visage, de ma responsabilité pour autrui, qu'apparaît la justice, ou mieux l'équité – chaque autrui étant unique – et que se révèle, plus

---

31 Claude Bruaire, *Une éthique pour la médecine*, Paris, Fayard, 1978, p. 50-51.

32. Cf. A. Ernout, A. Meillet, *Dictionnaire étymologique de la langue latine. Histoire des mots*, 4e éd., Paris, Klincksieck, 1959, *s. v. decet.*

33 Jacques Ricot, *Dignité et euthanasie*, Nantes, Pleins Feux, 2003, p. 13.

34 Aristote, *Éthique à Nicomaque*, VIII, 1, 1155 a 4-5, traduction par J. Tricot, Paris, Vrin, 1990.

35 Emmanuel Levinas, *Entre nous. Essai sur le penser-à-l'autre,* Paris, Grasset, 1991, p. 123.

profondément encore, « la sagesse de l'amour ». Être responsable, le mot l'indique, c'est répondre *de*, mais c'est d'abord répondre *à*. Noblesse oblige : je *dois* répondre à l'appel du visage de l'autre, à son autorité, à sa commande, tout particulièrement à travers la souffrance. Seul un barbare s'en dispenserait.

Ce que la dignité-décence commande dans un contexte de fin de vie : les soins

Dans un contexte de fin de vie, cela se traduira dans le respect, jusqu'aux moindres détails, de sa dignité de personne et des exigences qu'elle entraîne, concernant son corps, son esprit, sa culture, et avant tout les relations interpersonnelles, si essentielles à la *véritable qualité de vie*. Il n'est pas inutile de rappeler, à cet égard, que « soigner » possède en outre le sens qu'on retrouve dans l'expression « un travail très soigné », où l'accent est mis, précisément, sur « jusque dans les moindres détails ». Les « détails » ici concernés sont, faut-il l'ajouter, ceux qui définissent l'humain comme tel.

Les professionnels de soins ont ainsi de bonnes chances d'être appelés à devenir des experts en humanité. La *pauvreté essentielle* de l'être humain, déjà relevée par Gabriel Marcel dans ses propos cités plus haut sur la dignité humaine, est rarement plus manifeste que chez la personne dans le besoin, tout particulièrement le malade ou le mourant. C'est comme si la vérité mais aussi l'énigme de notre condition y étaient plus patentes encore. Il s'agit en effet de *situations limites* (Karl Jaspers) qui sont universelles quant à l'essentiel, pour toute vie humaine, même si elles se manifestent à chacun différemment : ainsi la souffrance, l'angoisse, le vieillissement et la mort. La mort est la *situation limite* par excellence, comme un mur au-delà duquel nous ne pouvons regarder. Le célèbre soliloque de Hamlet témoigne de « la terreur de quelque chose après la mort, ce pays inconnu dont nul voyageur ne repasse la frontière »[36].

> Rendre à la mort son caractère indéclinable, non substituable, écrit avec justesse Françoise Dastur, faire que le rapport à la mort redevienne un rapport qu'un être singulier a à sa propre mort, voilà donc ce que devrait aussi se proposer un véritable art médical, une véritable *therapeia*, ce « soin » et ce « service » rendus à ses semblables auquel se voue le médecin. Car la relation thérapeutique au sens plein ne peut être véritablement comprise que comme relation à un mortel, et non à un simple vivant[37].

Si les religions aussi se préoccupent de la mort, c'est qu'elles tentent de répondre aux énigmes de la condition humaine qui troublent le plus profondément le cœur humain. La mort reste une de ces énigmes, tout comme le mystère qui entoure notre existence à chacune et chacun. « L'inconnu de la mort, écrit Levinas, signifie que la relation même avec la mort ne peut

---

36 Shakespeare, *Hamlet*, Acte III, scène I, v. 78-80, traduction par Yves Bonnefoy, légèrement modifiée.

37 Françoise Dastur, *Comment affronter la mort ?*, Paris, Bayard, 2005, p. 89.

se faire dans la lumière ; que le sujet est en relation avec ce qui ne vient pas de lui. Nous pourrions dire qu'il est en relation avec le mystère »[38].

Reste qu'on ressent dans la souffrance une « impossibilité de se détacher de l'instant de l'existence », une « absence de tout refuge », « une impossibilité de fuir et de reculer ». Il y a en outre « la proximité de la mort » ; la douleur comporte, ajoute Levinas, « comme un paroxysme ». On y fait l'expérience d'une extrême passivité, une sorte de subir pur. Aussi bien Vladimir Jankélévitch faisait-il observer que « la douleur elle-même n'est tragique que par la possibilité mortelle qu'elle enferme ; et c'est encore la mort qui est implicitement affrontée dans tout péril, qui est le dangereux en tout danger »[39]. Voilà qui peut aider à prendre plus nettement conscience du devoir qu'on a – un devoir d'humanité – d'apporter aux malades et aux mourants l'aide nécessaire[40].

On se souviendra d'une distinction qui a eu naguère une certaine vogue et dont le caractère factice met utilement en relief à quel point le rapport à la personne singulière du patient reste la véritable pierre de touche de l'institution de santé. On a fait grand cas, en effet, d'une médecine orientée vers la maladie, par opposition à une médecine orientée vers le patient[41]. D'où la distinction bien connue entre le *curing* et le *caring*. Pour maladroite qu'elle soit, cette distinction avait le mérite de marquer la valeur fondamentale de la recherche scientifique («curing»), et le rôle du soignant («caring») comme quelque chose de primordial.

La distinction qui s'impose est donc bien plutôt celle de Kant. Le patient a toujours la nature d'une fin, la connaissance celle d'un moyen, en l'occurrence. La connaissance est pour le patient, et non le patient pour la connaissance. Dans ce dernier cas, il y aurait violence – comme toujours lorsqu'on réduit la personne à un moyen ; le cas des soins illustre à vrai dire de manière exemplaire une loi plus générale, excellemment résumée par Éric Weil dans les termes suivants : « [...] on sombrera dans la violence la plus nue si l'on prive l'existence humaine de tout sens en la limitant à ce que la société peut lui offrir de moyens sans fin ». Cela saute aux yeux si l'on substitue à « société » dans cette phrase, le soi-disant « monde de la santé », puisque les personnes sont justement, comme Kant l'a marqué, toujours des fins[42].

La dignité de la personne humaine impose ainsi de reconnaître que toute l'institution de santé, tout le monde des soins, toutes les connaissances

---

38. Cf. Emmanuel Levinas, *Le temps et l'autre*, Paris, PUF, coll. « Quadrige », 1983, p. 56.

39 Respectivement, *ibid.*, p. 55 et s. ; Vladimir Jankélévitch, *Les vertus et l'amour I*, Paris, Flammarion, coll. « Champs », 1986, p. 134.

40 Cf. Jean-Louis Baudoin, Danielle Blondeau, *Éthique de la mort et droit à la mort*, Paris, PUF, 1993.

41 Cf. David J. Roy, Maurice A. M. Waechter, « Médecine, éthique, anthropologie », dans Jacques Dufresne, Fernand Dumont, Yves Martin (dir.), *Traité d'anthropologie médicale. L'institution de la santé et de la maladie*, Québec, PUQ, Institut québécois de recherche sur la culture, Presses Universitaires de Lyon, 1985, p. 1169-1217, en particulier 1214-1216.

42 Éric Weil, *Philosophie politique*, Paris, Vrin, 1971, p. 233.

scientifiques, doivent être mesurés par leur aptitude à servir la personne humaine. Un éminent médecin et professeur à la Faculté de médecine de Paris, Philippe Meyer, n'a pas craint de dénoncer, à cet égard, ce qu'il appelle « le paradoxe d'une médecine qui se retourne contre elle-même à mesure qu'elle avance ». En effet, « l'intense et absolu réductionnisme qui l'atteint, réductionnisme tissulaire et moléculaire, comporte un risque majeur d'"irresponsabilité médicale' [...], orientée vers le corps et oublieuse de la personnalité humaine qui l'habite. Le corps est instrumentalisé et la spiritualité de celui qu'on soigne, oubliée. Une médecine qui s'occupe davantage des maladies que des patients est en crise »[43].

Il ne faut, en somme, jamais perdre de vue cette détermination concrète capitale et d'ailleurs évidente : la personne est un *individu* (du latin *individuum* : « ce qui est indivisible »). Voilà qui importe au plus haut degré dans la perspective des soins. Que cet être intelligent et dès lors appelé à répondre de ses actes soit un *individu*, cela veut dire avant tout qu'il est un être *indivisible*, aux droits non moins *indivisibles* du reste (ce que la Déclaration de 1948 citée plus haut marque au surplus de manière exemplaire).

L'âme de l'invalide n'est ni altérée ni moins unie au corps du fait que celui-ci soit, par exemple, dans un coma profond, ou déficient de quelque autre manière ; son visage, ses mains, son corps tout entier ont exactement la même dignité qu'auparavant ; car il s'agit, encore une fois, de la dignité du tout humain. Par le mot « âme », on entend tout simplement la source première de vie, grâce à laquelle le *tout* qu'est ce corps-ci, par exemple, diffère du cadavre qui s'y substituera.

Il convient de rappeler ici les réflexions profondes de Gabriel Marcel sur le corps, en son *Journal Métaphysique* : « Le monde n'existe pour moi qu'autant que je le pense (le mot est mauvais), que je l'appréhende comme relié à moi par ce même fil qui me lie à mon corps. À cela se rattache le fait que le monde n'existe que pour autant que je puis agir sur lui : il n'y a en effet d'action que pour autant que je suis mon corps et cesse de le penser »[44]. Puis dans *Présence et immortalité* : « mon corps n'est pas quelque chose que j'ai, *je suis mon corps*. Le sens de cette phrase ne peut être élucidé que négativement. Dire je suis mon corps, cela signifie avant tout : je ne suis pas en mesure de définir un type de relation quelconque qui unirait ces deux termes, moi d'une part, mon corps de l'autre »[45].

En d'autres termes, toute vision crûment dualiste (faisant de l'âme et du corps deux substances distinctes) enlève au corps sa dignité. On peut être tenté d'insister, certes, que la dignité humaine – l'intelligence, la volonté, la liberté – est plutôt le fait de l'*âme* humaine. Mais celle-ci n'existe pas comme une entité séparée ; elle est unie de manière indivisible au corps, à preuve la dissolution de celui-ci à la mort. Que le vivant qu'elle anime soit endormi ou

43 Philippe Meyer, *Leçons sur la vie, la mort et la maladie*, Paris, Hachette Littératures, 1998, p. 10.

44 Gabriel Marcel, *Journal Métaphysique,* Paris, Gallimard, 1927, p. 305.

45 Gabriel Marcel, *Présence et immortalité. Journal métaphysique (1938-1943) et autres textes*, Paris, Flammarion, 10/18, 1959, p. 250-251.

éveillé, comateux, gravement handicapé ou en pleine forme, elle est tout aussi présente.

C'est elle en effet qui rend possible tout exercice éventuel des diverses potentialités qu'elle unifie : marcher, voir, entendre, penser, aimer et le reste ; car ce n'est manifestement pas leur seul *exercice* qui est l'âme ; autrement je devrais soutenir que chaque fois que je me mets à marcher effectivement, une nouvelle âme apparaît, et que « les mêmes êtres seront aveugles plusieurs fois par jour, et sourds également »[46]. Le philosophe occidental à qui l'on doit les déterminations les plus éclairantes, comme celles-ci, quant à l'union de l'âme et du corps – le fameux *mind-body problem* – demeure Aristote, en particulier dans son traité *De l'âme*, comme l'ont rappelé autant un Hegel à l'époque moderne qu'un Hilary Putnam aujourd'hui[47].

Il suit de ce que nous venons de voir que tout corps humain, quel qu'il soit – dément profond, Einstein, comateux, trois fois champion olympique –, mérite le même respect. La dignité absolue de tout être humain est la même dans chaque phase de sa vie, depuis la conception jusqu'à l'extrême faiblesse de la vieillesse. Car il s'agit toujours du même individu humain, de la même personne.

Or les soins au sens propre du terme tiennent justement compte de la personne en toutes ses dimensions ; ainsi cette personne dont un des organes est malade, cette autre qui vit un stress affectif ou qui est recroquevillée dans une « dépression », cette autre encore qui se voit privée d'un travail nécessaire à la survie de sa famille, et ainsi de suite. On ne dira jamais assez que « le temps d'un regard, l'échange d'une parole ou d'un geste ne se mesurent pas ; la qualité de la présence est pour le malade un bien inestimable [...]. Les exigences de la technique, les contraintes administratives ou économiques ne doivent jamais faire oublier ce devoir d'humanité envers celui qui se livre dans la confiance »[48].

On peut ainsi entrevoir à quel point les soins demeurent le pivot central pour assurer de manière concrète, en dernière instance, la reconnaissance effective de la dignité de la personne, c'est-à-dire de sa dignité absolue de fin – ce qui donne son sens ultime à toute la profession de la santé.

La reconnaissance par autrui est le plus puissant des réconforts. Respect, reconnaissance, amour sont du reste intimement liés. Le thème de fond ici est celui du bien sous sa figure la plus évidente, celle de l'aimable (au sens étymologique du terme) ; là où le ressentiment et la haine désirent la destruction, l'amour et l'amitié disent au contraire qu'« il est bon que tu existes ». « C'est là le fond de la joie d'amour, lorsqu'elle existe : nous sentir

---

46 Aristote, *Métaphysique*, Θ, 3, 1047 a 9-10, t. II, traduction par Tricot, Paris, Vrin, 1966.

47 Cf. Hilary Putnam, *Words and Life*, éd. James Conant, Harvard, Harvard University Press, 1994 ; et Thomas De Koninck, *De la dignité humaine,* Paris, PUF, « Quadrige », 2002, chapitre III, p. 81-114.

48 Dr L. René, « Parler avec le malade », *Bulletin de l'Ordre des Médecins* (juillet-août 1992) ; et Dr B. Glorion, « La confiance et le devoir de l'humanité », *Bulletin de l'Ordre des Médecins* (février 1993), cités par Philippe Meyer, *Leçons sur la vie, la mort et la maladie.*

justifiés d'exister », écrivait Sartre dans une de ses meilleures pages[49]. Chaque patient, quel qu'il soit, est ainsi reconnu de manière concrète, dans le soin, pour ce qu'il est en vérité : unique au monde. Le dernier mot revient ici à ce constat de Gabriel Marcel : « Dans un monde où, sous l'influence desséchante de la technique, les relations intersubjectives auraient radicalement disparu, la mort cesserait d'être un mystère, elle deviendrait un fait brut comme la dislocation d'un appareil quelconque. Mais justement, ce monde déserté par l'amour n'est pas le nôtre, il n'est pas encore le nôtre, il dépend de nous qu'il ne soit jamais le nôtre, bien que nous voyions se constituer, de plus en plus puissante, la coalition des forces conscientes et maléfiques, – maléfiques parce que conscientes – qui semble bien s'être assigné pour but l'instauration de ce monde sans âme »[50].

Tout acte de soin authentique est ainsi mesuré par la personne du patient en son intégrité et sa dignité, toujours présentes quelles que soient les apparences, mettant à l'épreuve à la fois la compétence et l'humanité des soignants. Immense défi, certes, mais raison d'être ultime des soins comme tels, et de leur grandeur. Dans les excellents termes du Dr Didier Sicard : « Le malade est toujours le premier, le seul, l'unique. Il ne s'inscrit pas dans une théorie sans fin »[51].

Le troisième sens du mot dignité : la dignité-liberté

En outre, la dignité humaine a été de tout temps, sous des formules diverses, associée à notre nature raisonnable et à la liberté de la volonté qui s'ensuit. Elle ne l'a pas été seulement par Kant et par toutes les Lumières, mais déjà par les Anciens, et au Moyen Âge.

La liberté, pour les Anciens, les Médiévaux et les Modernes, résume en fait l'essentiel de la condition humaine, ses deux composantes essentielles étant l'intelligence et la volonté, toutes deux immenses, comme en témoigne l'expérience de penser et de vouloir.

La manière à la fois la plus simple et la plus accessible de voir ce lien entre la notion de personne et celle de liberté, est de référer à la notion de causalité telle que reflétée dans le langage ordinaire d'abord. Le mot grec *aitia*, cause, a pour premier sens celui de « responsabilité », d'« imputation » comme dans une accusation ; le mot latin *causa* connaît une évolution analogue, et désigne d'emblée un procès : les mots *accuser*, *excuser*, *récuser* en portent encore les traces.

Si je vous traîne en justice pour vous faire un procès, c'est que je vous juge responsable de (ayant à « répondre de ») quelque chose ; je vous reconnais *ipso facto* comme personne : on ne saurait faire un procès à un être qui ne peut d'aucune façon répondre de ses actes.

---

49 Jean-Paul Sartre, *L'être et le néant*, Paris, Gallimard, 1943, p. 439.

50 Gabriel Marcel, *Foi et réalité*, *op. cit.*, p. 177.

51 Didier Sicard, « La mise en échec de la parole dans les lieux de soin », dans Paulette Guinchaud, Jean-François Petit (dir.), *Une société de soins. Santé, travail, philosophie, politique*, Paris, l'Atelier, 2011, p. 82.

L'autonomie et la liberté ne font qu'un. Le mot « autonomie » renvoie en effet à *autos*, « soi-même », et à *nomos*, « loi ». Mais une loi que je me donne de la sorte est forcément universalisable, fondée en raison, visant le bien, et donc le contraire de la soumission à une impulsion égoïste.

La vie humaine est *toujours* tragique. Nos vies, si brèves, se termineront toutes très bientôt par la mort, détruisant en apparence tout notre être, annihilant d'emblée tous les possibles que nous sommes en mesure d'imaginer. À cet égard, la tragédie est la meilleure expression de notre situation fondamentale. Ma responsabilité pour autrui atteint ainsi son point culminant devant sa mort, ce dernier acte de la vie humaine qui appartient à l'ensemble de celle-ci et détermine tout ce qui a précédé, en bien ou en mal. De sorte qu'on ne devrait jamais empêcher qui que ce soit de le vivre aussi librement que possible, et qu'on doit au contraire favoriser du mieux que l'on peut l'exercice de cette liberté.

La douleur peut avoir des effets aliénants, on le sait. En atténuant les souffrances sans toutefois rendre inconscient, les soins appropriés peuvent procurer une détente psychique et organique propice à une meilleure présence à soi (et aux autres) en cet instant crucial. Comme l'a excellemment marqué Tolstoï dans *La mort d'Ivan Illich*, l'importance de cet instant est en effet « *définitive* ». Car il s'agit de l'instant où l'on peut tout « corriger », tout accepter et se réconcilier, ou tout rejeter, selon le cas ; l'instant de la toute dernière chance de reconnaître, voire donner, en son for intérieur, un sens définitif à sa vie, quoi qu'il paraisse « au dehors »[52].

Afin d'y voir plus clair, comme nous le disions plus haut, force est de faire intervenir l'expérience ultime de la liberté dont nous jouissons en notre for intérieur. Nous n'aurons, vous et moi, l'expérience de la mort que lorsque ce sera notre tour. Mais comme l'ont marqué lumineusement de grands philosophes contemporains, tel Gadamer, – et comme j'ai tenté de le rappeler plus haut à propos de l'indignation, – nous avons cependant tous l'expérience vivante de sa trace, à savoir l'expérience de l'instantané – tout à coup nous comprenons, tout à coup nous décidons, tout à coup nous nous indignons, en l'éclair d'un instant[53].

Conclusion à tirer des trois sens principaux de l'expression « dignité humaine »

Il s'ensuit de ce parcours des trois différents sens principaux de l'expression « dignité humaine », que jamais la dignité humaine ne peut se perdre. C'est patent dans le cas de la dignité ontologique, puisqu'elle concerne l'être lui-même de chaque être humain, et ce ne l'est pas moins s'agissant de la dignité-décence, puisque cette dernière impose, on l'a vu, qu'on la respecte

---

52 Cf. Pierre-Philippe Druet, *Pour vivre sa mort. Ars moriendi*, Paris, Lethielleux, 1981 ; ainsi que Jean-Louis Baudoin, Danielle Blondeau, *Éthique de la mort et droit à la mort* ; Léon Tolstoï, *La mort d'Ivan Ilitch*, dans *Nouvelles et Récits (1851-1885)*, Paris, GF-Flammarion, 1993, p. 331-395.

53 Cf. Walter Lammi, *Gadamer and the Question of the Divine*, London, New York, Continuum, 2008, p. 72-76.

jusqu'au bout, dans la perspective des soins, sans jamais attenter à la vie. Quant à la dignité-liberté, elle interdit elle aussi la pratique euthanasique ou le suicide, puisqu'ils la suppriment en imposant la « contrainte absolue » de la mort[54].

Constater, comme nous venons de le faire, que la dignité humaine ne peut jamais se perdre, fait toute la différence dans le débat concernant l'euthanasie et le suicide assisté. Pour toutes les raisons que j'ai indiquées, il existe une valeur publiquement acceptable et universellement acceptée – pour peu qu'elle soit bien comprise – , à savoir l'égale dignité de tout être humain, quel qu'il soit et quelle que soit sa condition, qui a préséance sur toutes les autres, et fonde le tout premier des droits, le droit à la vie, lequel a bel et bien préséance à son tour sur tous les autres, y inclus le droit à la liberté (ou l'autonomie), puisqu'on ne saurait être libre (ou autonome) sans vivre.

Conclusion

On ne peut penser sa propre mort concrète. Je ne la connaîtrai qu'en mourant. Je ne pourrai la vivre littéralement que lorsque, existant toujours, je mourrai – c'est-à-dire, dans l'instant même de ma mort. Nul ne peut mourir à ma place. Je peux donner ma vie pour quelqu'un, mais je ne peux pas mourir à sa place au sens strict. Notre propre mort nous appartient, en ce sens, et nous avons le droit de ne pas en être privé. Et surtout, elle concerne notre vie entière, jamais un instant isolé, abstrait, qui n'existe concrètement nulle part.

Mais revenons, justement, au *concret de la mort vécue*. Le mourant est un vivant. Au moment ultime, le mourant est tout entier dans l'acte de mourir. *Mourir est un acte.* Il faut pouvoir agir sa mort, la faire sienne, la vivre dans le respect de son for intérieur. Qu'en est-il du sens de « mourir », dans l'expression « mourir dans la dignité » ? On l'entrevoit d'emblée maintenant, le vrai sens, le sens concret, d'un point de vue philosophique, est celui de *mourir* ***humainement****. Il s'agit de pouvoir faire sienne sa mort, la vivre dans le respect de sa dignité proprement humaine de femme ou d'homme libre.*

---

54 Cf. Fabrice Hadjadj, *Réussir sa mort*, Paris, Presses de la Renaissance, coll. « Points/Essais », 2005, p. 153.

Christian Godin

La fin de vie comme question politique

Résumé : L'ensemble des vécus et des pratiques regroupés sous l'expression générique de « fin de vie » ne doit pas seulement être conçu et traité comme un problème médical, ou bien économique, ou encore psychologique. Il doit également être conçu comme une question politique, c'est-à-dire comme une question qui concerne les responsabilités de l'État et touche directement le gouvernement des hommes. C'est cette question politique, recouverte d'un côté par la technoscience médicale et de l'autre par l'idéologie des choix personnels, qui doit être remise à la place qui lui revient, c'est-à-dire au premier plan.

Mots-clés : fin de vie, euthanasie, biopouvoir, dignité.

The End of Life as a Political Issue

Abstract: The sum of experiences and practices gathered under the collective term of «end of life» should not only be conceived and treated as a medical issue, or an economic one, nor of a psychological one. It should also be conceived as a political issue, namely one involving the responsibilities of the State and pertaining outright to human governance. It is this political issue –covered on one hand by the medical technoscience and by the ideology of personal choice on the other hand– which should be reinstated at its proper place, that is to say at the forefront.

Keywords: End of life, Euthanasia, Biopower, Dignity.

L'expression de « fin de vie » est récente. Elle signale une situation et un défi nouveaux, et permet de penser dans une même catégorie médicale la vieillesse extrême, le handicap majeur et l'incurabilité. Alors que ces états auraient naguère rapidement rencontré une issue fatale, les avancées de la médecine contemporaine permettent désormais une prolongation indéfinie de l'existence végétative. D'où les interrogations sur la légitimité de ces pratiques d'entêtement technique, certains allant, inversant ainsi le sens premier du terme, pour mieux faire triompher leur cause, qui est la dépénalisation de l'euthanasie active et la légalisation du suicide assisté, jusqu'à parler d'« acharnement thérapeutique »[1].

Les questions afférentes à la fin de vie mettent en jeu la conception que l'être humain se fait aujourd'hui de sa propre existence. Leurs implications sont à la fois métaphysiques, morales et politiques. L'ensemble des vécus et des pratiques regroupés sous l'expression générique de « fin de vie » ne doit, en effet, pas seulement être conçu et traité comme un problème médical, ou bien économique, ou encore psychologique. Il doit être aussi et peut-être d'abord pensé comme une question politique, c'est-à-dire comme une question qui concerne les responsabilités de l'État et touche directement le gouvernement des hommes. Avec le vieillissement de la population, qui affecte désormais tous les pays d'Europe, les maladies chroniques graves tendent à devenir un phénomène massif qui ne peut que concerner directement l'État. Avec les situations de fin de vie, c'est même tout le système sanitaire et médico-social qui se trouve engagé, et pas seulement l'hôpital ou les unités de soins palliatifs. C'est cette question politique, recouverte d'un côté par la technoscience médicale et de l'autre par l'idéologie des choix personnels, qui doit être remise à la place qui lui revient, c'est-à-dire au premier plan.

On considère qu'une personne est en fin de vie lorsqu'elle est atteinte d'une affection grave et incurable, en phase avancée ou terminale. Bien entendu, chaque terme prête à discussion et à controverse, nous ne manquerons pas dans cet article d'en dégager les différents enjeux. Faisons tout de suite remarquer que cette définition, qui figure dans les directives, dissocie déjà la fin de vie et la vieillesse extrême : des personnes jeunes polyhandicapées peuvent en effet être considérées comme étant en fin de vie.

Partons d'un fait très général qui, en deçà du politique, est véritablement d'ordre civilisationnel. Tout comme la naissance, la mort est désormais, dans

---

1 Étymologiquement, l'acharnement est l'action d'un prédateur qui dépèce avec furie les *chairs* de sa proie. C'est une activité enragée de mort, qui tue et exerce sa violence sur un cadavre. Exactement l'inverse de ce que l'on entend par « acharnement thérapeutique ». Mais si le mot a été choisi de préférence à ceux d'entêtement ou d'obstination, c'est pour mieux stigmatiser la pratique et la frapper d'illégitimité.

les sociétés économiquement développées, autant, sinon davantage un acte de la volonté que le résultat nécessaire d'une série de hasards et de déterminismes naturels. Cette « volonté », dans laquelle on englobera dorénavant les envies, les désirs et les fantasmes, c'est-à-dire toute un part d'irréalisme et d'irrationalité[2], qui comprend, comme tout acte de la volonté, le moment de la délibération et le moment de l'exécution médiatisé par celui de la décision, peut se manifester et s'exercer dans trois sphères d'existence et d'activité : la sphère personnelle, la sphère sociale et la sphère politique.

La sphère personnelle est celle du choix présumé libre et responsable dans le cadre d'une société libérale, utilitariste et pragmatiste. L'empire et l'emprise de la techno-économie sur nos façons de dire et de penser nous conduisent à concevoir l'existence humaine comme un capital que l'on doit faire fructifier au mieux de nos intérêts : on gère son existence comme on gère une entreprise. Dans le contexte de cette idéologie diffuse, le corps propre est le signe visible, immédiat, de la qualité de cette gestion. La bonne forme et la belle apparence sont les marques irrécusables d'une bonne gestion, la mauvaise forme et l'apparence négligée sont les marques patentes d'une mauvaise gestion.

Il est clair que cette sphère « personnelle » du choix présumé libre et responsable (le fumeur *veut* fumer, le malade du sida *n'a pas voulu* se protéger etc.), théorisé et justifié par *l'éthique*[3], est en réalité l'expression et l'application de tout un ensemble de règles, de valeurs et de normes sociales sur la vie de l'individu. Ainsi le « jeunisme » qui impose à chacun des règles, des valeurs et des normes si insistantes, si contraignantes que seule une minorité a la force psychique et intellectuelle de s'en libérer et de les considérer d'un regard critique, n'est pas venu des individus eux-mêmes mais du *socius*, lui-même déterminé par tout un ensemble complexe de causes historiques, techno-économiques et culturelles.

Dans les sociétés démocratiques contemporaines, c'est la sphère sociale, qui, semble-t-il, impose aux individus ses règles, ses valeurs et ses normes, tend à mettre celles-ci sous forme de lois, lesquelles leur conféreront en retour un pouvoir normatif supplémentaire. Ainsi la pression exercée par une opinion publique largement favorable, d'après les sondages, à la dépénalisation de l'euthanasie et à la légalisation du suicide assisté, a-t-elle abouti à la transformation de la législation dans certains pays[4].

---

2 La philosophie classique prenait soin d'opposer à la volonté, réaliste et rationnelle, le désir, irréaliste et irrationnel. Les innovations de la technoscience relativisent cette opposition, et même vont jusqu'à lui faire perdre son sens. La technoscience moderne est en effet aussi bien le produit des désirs et des fantasmes de toute-puissance que celui de la volonté de comprendre et de maîtriser. Et elle est aussi bien suscitée par ces désirs et ces fantasmes que par la volonté.

3 Laquelle doit être comprise comme le substitut et la négation de la morale plutôt que comme l'application de celle-ci à des conditions techno-économiques particulières (voir Christian Godin, *La démoralisation. La morale et la crise*, Champ Vallon, 2015).

4 Certaines affaires pathétiques, très largement médiatisées, sont pratiquement toujours à l'origine du retournement et de l'inflexion de l'opinion publique concernant la fin de vie. À cet égard, les décideurs médiatiques jouent un rôle considérable. L'immense majorité des patients en fin de vie sont des

La législation appartient à la troisième sphère, la sphère politique. C'est le politique, et lui seul, qui détient le pouvoir de faire et de défaire les lois, lesquelles n'ont pas seulement, par les autorisations, les obligations ou les interdits qu'elles circonscrivent, un impact sur la vie pratique, mais exercent également une influence décisive sur la façon de penser des citoyens. Une loi, d'abord prise contre l'assentiment de l'opinion publique, donc très impopulaire au début, finit généralement par gagner l'assentiment de cette opinion, du fait même que son existence implique une nouvelle normalité. Ainsi en a-t-il été avec les lois concernant la sécurité routière ou avec celle interdisant l'usage du tabac dans les lieux publics.

Michel Foucault a forgé les néologismes de biopouvoir et de biopolitique pour traduire l'inflexion historique, qui a eu lieu à la charnière du XVIIIe et du XIXe siècle, et qui a vu la souveraineté de l'État, traditionnellement associée à son pouvoir d'infliger la mort, se préoccuper, pour la première fois, de l'existence physique des populations. L'usage systématique des statistiques (dont l'étymologie renvoie directement à l'État : *stato*, en italien), l'émergence de sciences nouvelles (l'économie politique, la démographie), la diffusion de concepts nouveaux (mortalité, natalité, fécondité…) ont été les instruments de cette sollicitude qui se manifestera par des dispositifs de surveillance et de contrôle inédits. Avec la naissance de la médecine expérimentale, se développera bientôt l'hygiénisme, conçu comme une science positive. Dans la seconde moitié du XIXe siècle, apparaîtra, dans les études spécialisées, les programmes, les législations et les institutions une *politique de la santé*. Né en Europe, ce mouvement se mondialisera : les gouvernements de tous les États du monde aujourd'hui ont un ministère de la Santé, et il existe une Organisation mondiale de la santé (OMS) rattachée à l'ONU.

L'histoire de l'idée d'euthanasie illustre particulièrement bien ce processus de politisation de la vie et de la mort. La sagesse antique considérait la « belle mort » comme l'expression d'une vie réussie. Le sage et le héros meurent comme ils ont vécu, car la mort n'est pas seulement le terme de la vie, elle en est le couronnement.

En forgeant le terme d'*euthanasy*, au tout début du XVIIe siècle, Francis Bacon, que l'on considère comme l'initiateur de l'idée de science expérimentale, fait subir à l'idée de *bonne mort*[5] une inflexion décisive. On passe de la sagesse au pragmatisme : à la belle mort qui sublime la vie, et dont elle est l'image exaltée, se substitue la mort douce, sans souffrance. Le corps remplace l'âme. Cette physicalisation/médicalisation de la mort est le moment historique médiateur qui va opérer le passage de l'éthique au politique. Aucun article du droit romain ne concernait la mort volontaire et la santé physique. En inventant l'eugénisme, le XIXe siècle commencera à programmer la mort de certaines catégories de la population, jusqu'à verser dans le crime d'État. Et

---

vieillards ou des grands malades, mais les médias vont exhiber pour justifier l'euthanasie quelques cas rarissimes d'accidents spectaculaires affectant des jeunes gens.

5 Le mot *euthanasy* est constitué de deux termes grecs signifiant « bien mourir ».

bien avant que le pouvoir nazi n'enclenche une politique eugéniste à une échelle d'intensité et d'une ampleur inégalées, ce sont des États démocratiques, comme les États-Unis, voire sociaux-démocrates, comme les pays scandinaves, qui s'étaient engagés dans des voies analogues. En recouvrant cette préhistoire par sa barbarie, le nazisme aura fait oublier qu'une *politique de la mort* est tout à fait possible dans un cadre formellement démocratique.

Dès lors qu'un État de droit est au service de l'intérêt général, n'est-il pas de son devoir de gérer les finances publiques de la manière la plus avisée ? Un État moderne n'a-t-il pas pour tâche première de fixer des priorités ? Il n'est pas très raisonnable de dépenser beaucoup d'argent pour des vies mutilées et sans avenir. La barbarie nazie ne faisant pratiquement plus partie de la mémoire vive des hommes, du moins pour ce qui concerne la gestion de la population intérieure, cette histoire est de nouveau la nôtre. L'euthanasie criminelle d'État, comme celle qui fut pratiquée par les nazis, est peut-être terminée. En revanche, l'euthanasie libérale de l'État démocratique semble avoir tout l'avenir devant elle. Cette réalité, que l'inexorable vieillissement des populations rend presque fatale, n'est d'ailleurs pas sans mettre à mal la formulation de Foucault que nous avons rappelée plus haut : le biopouvoir, désormais, est une gestion de la mort autant, sinon davantage, qu'une gestion de la vie. Le vieillissement accéléré de la population ajouté aux innovations de la médecine et aux coûts financiers croissants fait que l'euthanasie ne peut manquer d'apparaître toujours davantage comme une solution, et donc d'être décriminalisée. D'autant qu'en ce domaine les États pourront compter sur un soutien massif de l'opinion publique[6]. La culture de l'exception entretenue par les médias a fini en effet par rendre l'euthanasie non seulement admissible mais nécessaire aux yeux du grand public. Grâce à l'euthanasie (ou au suicide assisté), le patient, aliéné par les technosciences censées le servir (leitmotiv de l'acharnement thérapeutique) se réapproprie sa mort. Certains sont allés jusqu'à parler à ce propos de notre « ultime liberté ». Puisque préserver la liberté consiste d'abord à ne pas entraver autrui dans ses choix, alors le refus du droit à l'euthanasie et au suicide assisté serait une violation du droit naturel qui fait de chaque individu un agent libre. Par ailleurs, si protéger la propriété consiste à ne pas limiter l'usage que l'individu peut faire de la sienne, alors le refus de ce droit serait une violation du droit naturel qui fait de chaque individu le propriétaire de lui-même.

Seulement une difficulté apparaît. Si les revendications en faveur de l'euthanasie et du suicide assisté en appellent à la neutralité de l'État, la suppression de la vie d'autrui dans un contexte de santé implique l'institutionnalisation de la mort choisie, autrement dit une intervention de l'État afin de ne laisser nulle personne, surtout si elle est vulnérable, au pouvoir d'individus peu scrupuleux et désireux de profiter de sa faiblesse. On remarquera que l'expression de « fin de vie », dont nous avons relevé le caractère récent, contient déjà en elle-même une dimension politique dès

6 En 2015, près des quatre cinquièmes des Français étaient favorables à la dépénalisation de l'euthanasie.

lors que son sens n'est plus complètement contenu dans celui de « vieillesse ». Seul, en effet, un point de vue politique, lui-même dérivé en partie, mais en partie seulement, du point de vue éthique et des pratiques médicales, peut subsumer sous l'expression de « fin de vie » des situations aussi hétérogènes, voire divergentes, que la vieillesse extrême, le handicap majeur et l'incurabilité.

La diversité même des législations européennes dans ce domaine montre que pour ce qui concerne la naissance, l'existence et la mort, la souveraineté de l'État prime sur la puissance technomédicale et sur la volonté des individus. Il n'y a pas plus d'Europe de la médecine, ni d'Europe de la bioéthique qu'il n'y a une Europe de la défense ou de la fiscalité. Ce qui est autorisé ici ne l'est pas là-bas, ce qui est interdit ici est autorisé là-bas sous conditions. S'il est un domaine que vérifie la pensée désabusée de Pascal, c'est bien celui des lois de bioéthique : « Plaisante justice qu'une rivière borne ! Vérité en deçà des Pyrénées, erreur au-delà »[7]. Comme pour les régimes de fiscalité (tourisme de la fraude), les citoyens qui en ont les moyens peuvent pratiquer à leur avantage le tourisme médical.

En France, l'appareil législatif concernant la fin de vie ne comprend pas moins de trois lois. La première, sur les soins palliatifs, a été votée en 1999. Elle rappelle que les soins palliatifs (qui sont représentés par les adversaires de la dépénalisation de l'euthanasie active comme une alternative à celle-ci) sont un droit pour tous les patients. L'accompagnement du patient en fin de vie a pour objectif de soulager sa douleur, physique et morale, de sauvegarder sa dignité et de soutenir son entourage. La loi sur les droits des malades et la qualité de la santé du 4 mars 2002 stipule, quant à elle, que la personne malade a le droit d'être informée de son état de santé et de désigner une personne de confiance pour suivre les décisions la concernant si elle est hors d'état de le faire elle-même. Enfin, la loi Leonetti du 22 avril 2005 arrête le principe des directives anticipées : toute personne peut fixer les conditions de sa fin de vie afin d'éviter les souffrances utiles. Mais l'euthanasie active et le suicide assisté restent interdits.

Autre organe de l'institutionnalisation de la fin de vie : un Observatoire national de la Fin de Vie (ONFV), placé auprès du ministre chargé des Affaires sociales et de la Santé, a été créé en France en 2010. Il fournit aux décideurs, pour éclairer leurs choix, les informations nécessaires en matière de politique sanitaire et sociale.

La fin de vie a pour sens et pour effet de relativiser la différence entre les *soins*, qui sont dus à n'importe quelle personne, quel que soit son état (ils concernent l'hygiène et l'alimentation), et les *traitements* exigés par la maladie et l'accident. Que l'on interrompe le traitement d'un malade en fin de vie par refus de l'obstination thérapeutique déraisonnable est une chose, mais que l'on cesse d'alimenter le patient, c'est le condamner à une mort lente, même s'il n'est pas en fin de vie, comme ce peut être le cas des tétraplégiques. Il y a entre les différentes modalités d'euthanasie passive (celle du laisser

---

7 L'euthanasie, interdite en France, est légale en Belgique et aux Pays-Bas. Le suicide assisté, interdit en France, est légal en Suisse.

mourir, par opposition à celle du faire mourir de l'euthanasie active) au moins autant de différences qu'entre l'euthanasie passive et l'euthanasie active.

Par elle-même, la technoscience médicale n'implique nécessairement ni choix éthique ni choix politique. Les problèmes qu'elle rencontre ont des *solutions*, qui sont elles-mêmes d'ordre technique. En revanche, ni les problèmes éthiques ni les problèmes politiques n'ont de solutions, ils n'ont que des *réponses*. S'il existe dans le domaine médical des solutions qui sont objectivement meilleures que d'autres, dans le domaine éthique et politique les réponses possibles sont forcément diverses, jusqu'à la contradiction, puisqu'elles dépendent d'une hiérarchie de valeurs et d'un choix axiologique particulier.

L'économiste Amartya Sen a forgé le néologisme de *capability* pour désigner l'ensemble des conditions concrètes, singulières, dont peut bénéficier un individu dans l'exercice de ses libertés. Or la loi, comme l'avait déjà noté Aristote, ne peut prendre en compte les singularités. Son pouvoir normatif, qui commence avec l'élection de certains mots aux dépens d'autres, ignore ou refoule les capabilités en avalisant l'idée qu'il existerait un « bien mourir » que devrait connaître l'ensemble de la population concernée. Seulement la liberté et les droits peuvent être d'une grande cruauté pour les personnes les plus vulnérables qui n'ont ni les moyens de se défendre ni ceux de se faire entendre. À cet égard, les normes peuvent être même plus impitoyables que les lois, d'autant que celles-ci ne sont généralement pas appliquées[8]. Autant il est très facile de transgresser une loi que l'on connaît, autant il est très difficile de ne pas obéir à une norme dont on n'est pas conscient.

Alors qu'elle est censée traduire les situations d'extrême détresse, de vulnérabilité infinie, la thématique de la fin de vie, utilisée de manière ultravolontariste dans les débats sur l'euthanasie et le suicide assisté, semble concerner au premier chef ceux qui se sont fait une conception utilitariste de l'existence humaine, commandée par les valeurs de performance et d'efficacité. Malheur à ceux qui n'exercent plus aucune activité sportive ni sexuelle !

Même si le politique est bien forcé de tenir compte de la formidable puissance des technosciences et des contraintes de l'économie, même s'il est obligé de tenir compte de la pression de l'opinion publique, ainsi que des mœurs effectives qui poussent à la réforme des lois, par leur transgression même, il n'en reste pas moins vrai qu'il reste le législateur. Or, en amont de la détermination des règles et de la sanction de leur violation, le pouvoir du législateur s'exerce sur le langage : c'est lui qui crée et légitime certains mots et expressions qui finiront par tenir lieu de *réel*. Tous les termes et syntagmes utilisés à propos de la fin de vie sont autant de normes insinuées, proposées et imposées, et qui par leurs effets d'évidence induite, peuvent bloquer le travail de la pensée critique.

---

8 Foucault avait prévu le remplacement du pouvoir de la loi par celui de la norme.

Ainsi en est-il allé avec la « dignité », qui a fini par être identifiée à la simple image de soi[9]. Deuxième exemple : lorsqu'il est recommandé de « ne pas prolonger inutilement la vie d'une personne », il nous est implicitement demandé d'avaliser l'idée selon laquelle il y aurait des modes de vie inutiles (ce sont ceux qui coûtent, sans espérance de production). Autre exemple de manipulation lexicale : « l'obstination déraisonnable » a été inventée pour faire pièce à « l'acharnement thérapeutique », dont nous avons dit déjà la perversité sémantique. Dans ce cas de figure, le législateur a été bien inspiré de vouloir faire échec à une expression pathétique, destinée à inspirer la terreur. Mais que dire de la « sédation profonde et continue » (SPC)[10] ? Un sédatif est un calmant, son usage est normalement ponctuel et doit aboutir à un état d'apaisement. Lorsque les soins palliatifs utilisent la sédation pour soulager les douleurs d'une personne malade, celle-ci est endormie puis réveillée, et l'on juge alors si son état s'est ou non amélioré. La sédation « profonde et continue » constitue un radical changement de perspective puisque le temps de sommeil, au lieu d'être interrompu par le réveil, se prolonge en une mort définitive[11]. L'expression « dormir avant de mourir pour ne pas souffrir » figure dans le projet de loi présenté en octobre 2015. Légitimée par l'argument du double effet[12], la sédation profonde et continue est en réalité un acte euthanasique.

---

9 C'est une première victoire symbolique remportée par l'Association pour le droit de mourir dans la dignité (ADMD), dont l'activisme en faveur de la dépénalisation de l'euthanasie active et du suicide assisté repose en bonne partie sur la déchéance sémantique de cette valeur de « dignité », que Kant, son premier théoricien, avait expressément opposée au « prix » : à la différence du prix, la dignité, qui est une valeur à la fois existentielle et morale, n'est susceptible ni d'augmentation ni de diminution. Dans le contexte d'une société démocratique, on n'est pas ni plus ni moins « digne » que quiconque, car la dignité ne réclame aucune autre condition que l'existence. « Mourir dans la dignité » implique que certains auraient perdu leur dignité avant de mourir. Ce qui signifie que l'on aura confondu la dignité avec un état physique. Si l'état de non-liberté (celui de la personne en fin de vie) affaiblit ou anéantit la dignité, cela signifierait qu'un homme qui dort est moins digne qu'un homme éveillé !

10 En octobre 2015, l'Assemblée nationale a adopté une proposition de loi instituant la mise en œuvre d'une « sédation profonde et continue provoquant une altération de la conscience maintenue jusqu'au décès, associée à une analgésie et à l'arrêt de l'ensemble des traitements de maintien en vie ». Peu de temps après, les sénateurs ont estimé important de délimiter de manière stricte l'indication de la SPC afin d'éviter une dérive euthanasique de son usage : « 1. Lorsque le patient atteint d'une affection grave et incurable, dont le pronostic vital est engagé à court terme et qui présente une souffrance réfractaire à tout autre traitement, exprime la volonté d'éviter toute souffrance » ; « 2. Lorsque le patient est hors d'état d'exprimer sa volonté et sauf si ses directives anticipées s'y opposent, dans le cas où le médecin arrête un traitement de maintien en vie au titre de l'obstination déraisonnable et que la souffrance du patient est jugée réfractaire ».

11 Alors que la mort lucide était, dans les pays chrétiens, la seule mort humainement acceptable, car elle permet la confession des péchés et l'expression des dernières volontés, la mort inconsciente est, dans les sociétés modernes, massivement plébiscitée.

12 Argument théorisé par Thomas d'Aquin, pour justifier la légitime défense : si, pour se défendre, un homme agressé tue son agresseur, il ne peut être jugé coupable dès lors qu'il n'avait pas comme intention première de le tuer. Transposé à des pratiques médicales de fin de vie, cet argument stipule que si le médecin a pour intention de soulager son patient par des soins sédatifs, il ne peut être jugé coupable d'avoir provoqué sa mort, si cette mort est l'effet de ces soins. Le serment d'Hippocrate et l'article 38 de son Code de déontologie interdisent au médecin toute intention de donner la mort.

Quant à l'expression de « suicide assisté », elle est tellement ancrée dans les habitudes de langage que nul ne songe plus à son caractère oxymorique. Le suicide est l'acte de se donner à soi-même la mort. Le suicide, par conséquent, ne saurait être « assisté ». On ne peut pas davantage se suicider par procuration que faire l'amour par procuration. Mais on comprend ce qui a pu pousser le législateur à légitimer cette expression : chez des patients très affaiblis, la force physique n'obéit plus à celle de la volonté. Ce qui suppose que l'on postule une certaine continuité de la volonté, indépendante de l'état du corps. Nous reviendrons bientôt sur cette présupposition, indispensable à l'exercice du biopouvoir actuel.

Enfin, c'est l'expression même de « fin de vie » qui ne manque pas de poser question. On parle de fin de vie pour des enfants et des adolescents polyhandicapés, pour des tétraplégiques incapables de s'alimenter seuls. La fin de vie n'est donc pas seulement une réalité objective qui serait l'objet d'un constat évident, mais une *construction* conceptuelle normative. « Fin de vie » signifie : l'État autorise (avant sans doute de le rendre obligatoire) le laisser mourir ou le faire mourir pour celui qui est dans cet état, celui qui est dans cet état doit mourir, ou devrait mourir. Sa vie n'est plus une vraie vie, une vie humaine, une vie *digne*.

Si, d'un point de vue libéral, le biopouvoir est un abus de pouvoir, car il signifie l'intrusion de l'État dans des domaines censés relever de l'intime, il n'en va plus de même d'un point de vue néolibéral. L'État néolibéral, en effet, peut très bien donner aux individus un pouvoir sur lequel il ne pourra ensuite plus rien. C'est ce qui s'est passé, en matière économique et financière, avec la révolution néolibérale des années 1980 : la politique de l'État fut de se dessaisir de sa souveraineté économique au profit des agents du marché. C'est volontairement, par un acte de souveraineté, que l'État s'est amputé d'une partie de sa souveraineté.

Avec les directives anticipées, la volonté anticipe sa propre abolition. La loi de 2005 prévoit que « toute personne majeure peut, si elle le souhaite, faire une déclaration écrite, appelée directives anticipées, afin de préciser ses souhaits quant à sa fin de vie, prévoyant ainsi l'hypothèse où elle ne serait pas, à ce moment-là, en capacité d'exprimer sa volonté ». Le patient doit dire notamment s'il désire bénéficier d'une alimentation artificielle à l'aide d'une sonde, d'un rein artificiel, d'un transfert en réanimation, d'une transfusion, d'un examen de diagnostic lourd et douloureux, et enfin se prononcer sur la phrase suivante : « Je demande que l'on soulage efficacement mes souffrances (physiques, psychologiques) même si cela a pour effet d'abréger ma vie ». On aura reconnu dans le dernier membre de phrase l'argument du double effet. À chaque question, trois réponses possibles : « oui », « non », et « je ne sais pas ». On admirera le caractère passablement surréaliste d'un « je ne sais pas » dans un formulaire censé manifester la volonté personnelle du patient. Les directives anticipées, qui ont une durée de validité de trois ans, possèdent un caractère contraignant (à condition, bien entendu, qu'elles soient portées à la connaissance des décideurs hospitaliers). Mais elles risquent d'être plus contraignantes pour le patient que pour les équipes soignantes, dont on imagine mal qu'elles renoncent tout à fait à leur liberté d'appréciation.

Platon avait déjà remarqué, dans *La République*, qu'à un certain type de régime politique correspond un certain type d'individus. À l'État néolibéral, qui a compensé le dessaisissement volontaire de son pouvoir économique par un réglementarisme social de plus en plus tatillon[13], correspond un individu néolibéral censé pouvoir à tout moment calculer librement, volontairement, ses plaisirs et ses peines, ses avantages et ses préjudices, et fixer en conséquence des choix et déterminer des comportements rationnels en toutes circonstances. Le biopouvoir a besoin de cette fiction utilitariste pour paraître légitime, à défaut de pouvoir l'être réellement. Pour l'instant, l'État, du moins en France, joue un rôle de frein face aux pressions, volontiers inverses, de l'opinion publique et du pouvoir biomédical. Mais on peut considérer que, dans un contexte formellement démocratique, l'idéal pour un État qui n'a pas les moyens financiers d'assurer la survie de plusieurs millions de personnes en fin de vie, serait que ces personnes consentent à disparaître, et le fassent elles-mêmes. L'euthanasie et le suicide assisté seraient alors des pis-allers. Telle est, semble-t-il, la principale fonction implicite du biopouvoir aujourd'hui, aidé en cela par la pression de plus en plus forte de l'opinion publique[14] : faire en sorte que les individus veuillent leur propre mort et garantir par l'appareil réglementaire l'expression et la réalisation de cette volonté supposée. Pour l'instant, la force inertielle des anciennes convictions morales et religieuses fait qu'une bonne partie des citoyens répugnent encore à accomplir sur eux-mêmes le geste fatal, et c'est pourquoi ils demandent l'aide de l'État.

Faire en sorte que les individus veuillent leur propre mort, cela signifie qu'ils acceptent l'idée qu'il y a des formes d'existence humaine qui ne méritent pas d'être vécues. D'où l'importance de la confusion entretenue entre la dignité et l'image de soi, et celle de la définition d'une « existence authentiquement humaine » par une batterie de normes physiques, psychiques et socio-économiques. Nul étonnement si les partisans de l'euthanasie et du suicide assisté sont très majoritaires parmi les personnes en bonne santé. Chez les personnes qui sont concernées au premier chef par le parcours de fin de vie, en revanche, la « volonté » d'en finir n'est pas si manifeste. Une étude de qualité de vie chez les personnes atteintes de *locked-in syndrome* (c'est-à-dire paralysées dans la totalité de leur corps à l'exception de leurs paupières, mais ayant une conscience normale) a montré qu'une petite minorité de ces malades souhaitait en finir avec la vie. À l'inverse, lorsque l'on demande à des bien portants ce qu'ils souhaiteraient pour eux-mêmes, ils répondent massivement qu'ils ne verraient pas d'intérêt à vivre dans cet état.

C'est donc bien de la mort, de la gestion de la mort, de la politique de la mort qu'il est question avec la « fin de vie ». Alors même que la

---

13 Alexis de Tocqueville avait prévu cette tendance de l'État démocratique à ce qu'il appelait un « despotisme doux ».

14 Le taux d'opinions favorables au suicide assisté en France est encore plus élevé que celui que l'on observe en faveur de l'euthanasie : 90%.

certification des établissements a fait de la démarche palliative une pratique exigible prioritaire (PEP), seuls 5% des décès hospitaliers ont lieu dans l'une des 108 unités de soins palliatifs. Ce qui signifie clairement que le biopouvoir n'a pas fait du traitement des personnes en fin de vie l'une de ses priorités.

Les directives anticipées sont une contrainte prévue par le biopouvoir qui enjoint les individus d'avoir une idée déterminée sur leur fin de vie. Or la fin de vie est, par excellence, ce qui pour une conscience lucide ne peut être un objet de pensée. Certes, on peut avoir des intuitions vagues, et même des projets pour ce qui concerne certains domaines déterminés comme la répartition des biens matériels. Mais il est psychiquement impossible à une personne valide de *concevoir* par anticipation sa propre fin de vie, parce que sa mort propre est pour l'individu un objet *impossible.* Par ailleurs, ce qui est « voulu » maintenant peut très bien ne plus l'être plus tard, lorsque le dramatisme de la fin de vie aura remplacé le cours normal de l'existence. Enfin, comme le constatait déjà saint Augustin, un vouloir humain n'est jamais un vouloir total, il est à la fois incertain et contradictoire. Lorsque nous voulons quelque chose, il y a toujours en nous une part de nous-mêmes, le plus souvent inconsciente, qui ne veut pas. C'est la raison pour laquelle il est d'une grande cruauté de prendre le « vouloir-mourir » au mot. « Je veux mourir » peut signifier bien des choses : je ne veux plus souffrir, je ne veux plus être pris en pitié, je veux être aimé, je veux que l'on me rende visite, je veux que l'on prenne soin de moi... Bien des choses, à l'exception de la mort elle-même.

Si l'État prenait réellement, concrètement, soin des personnes en fin de vie, comment expliquer que seulement 25% des décès surviennent à domicile alors même que les sondages montrent que plus de 80% des patients soignés à l'hôpital veulent vieillir et mourir chez eux ? Pourquoi donne-t-on autant d'importance aux directives anticipées, dont nous venons de voir le caractère largement illusoire, et pourquoi, à l'inverse, ne tient-on pas compte de ce souhait, à la fois simple et rationnel ? Poser la question, c'est déjà y répondre : les soins à domicile coûtent encore plus cher qu'à l'hôpital. Les considérations économiques auront à l'avenir toujours plus d'importance, précisément à cause de l'augmentation croissante des coûts.

Certes, s'il est un domaine sur lequel le législateur ne peut exercer pratiquement aucun pouvoir, c'est celui du vécu personnel des patients en fin de vie. La tragédie des fins de vie aujourd'hui dans les sociétés démocratiques modernes n'est pas d'abord un problème médical que l'État aurait à traiter, mais la mort sociale et la misère affective. Damien Le Guay a écrit récemment un ouvrage intitulé *Le fin mot de la vie. Contre le mal mourir en France*[15]. Il y montre que, pour ce qui concerne la fin de vie, l'euthanasie n'est ni la grande question, ni la grande solution, mais que la grande question est le scandale que représente l'indifférence affective dans laquelle nous

15 Collection « L'Histoire à vif », Cerf, 2014.

enfermons les personnes en fin de vie, l'absence de paroles et d'attentions réconfortantes dont elles sont les victimes. C'est la parole échangée qui seule peut faire échec au sentiment d'abandon, qui seule peut donner le change aux douleurs du corps et aux souffrances de l'âme, pour lesquelles il n'est pas de médicaments. Mais notre société ne veut plus croire qu'aux machines, qu'aux comprimés et qu'aux choses écrites. Il est à craindre que l'État néolibéral n'ait définitivement renoncé à être le garant du symbolique, ce symbolique sans lequel une culture réduite à la technoscience et à l'économie risque de verser dans la barbarie.

Didier Sicard

Retour sur une analyse critique de la richesse et des limites du débat public sur la fin de vie en France depuis 17 ans

Résumé : La société française réduit de façon binaire « pour ou contre l'euthanasie » la complexité de l'abord des questions de fin de vie. Malgré les lois, les avis du CCNE, la question demeure identique même si elle se déplace de l'abord direct du geste à sa signification cachée. Au lieu de s'intéresser à la formation des soignants, aux questions de l'accompagnement, à la place des soins palliatifs, les positions politiques se figent et se clivent sur des situations emblématiques, même si elles demeurent exceptionnelles.

Mots-clés : euthanasie, fin de vie, soins palliatifs.

Feedback on a Critical Analysis of Wealth and of the Limits of Public Debate Regarding the End of Life for the Past 17 Years

Abstract: French society tends to reduce to the binary choice «pro or against euthanasia» the complexity of questioning the issue of the end of life. Despite legislations and opinions formulated by the French National Ethical Consultative Committee for the Sciences of Life and Health (CCNE), the issue remains the same even if it shifted its focus from the direct questioning of the act to its hidden significance. Instead of addressing the questions of healers' education, of support, of the extent of palliative care, political positions are rigid and divided on emblematic situations, no matter how exceptional.

Keywords: Euthanasia, End of life, Palliative care.

Un paradoxe étrange m'a toujours surpris, celui de la grande indifférence sociétale dans les années 1960-90 aux conditions de fin de vie, la nécessité de légiférer ne semblant pas nécessaire.

La médecine se sentait investie de tous les pouvoirs et jugeait de sa seule compétence l'usage de drogues à visée létale telles que le cocktail « phénergan, dolosal, largactyl » administré par le médecin ou l'interne sur son seul jugement personnel, sans en référer au malade ou à sa famille. Malgré l'interdiction formelle de l'euthanasie, il existait peu de débats publics en France, au contraire des pays du Benelux qui, dès les années 1980, ne sanctionnaient plus les actes euthanasiques avant de les inscrire dans la loi en 2000. Une exception, celle de Jacques Attali en 1981 qui considère que l'« euthanasie, qu'elle soit une valeur de liberté ou de marchandise sera une des règles de la société future ».

Au moment où la médecine acquiert une puissance thérapeutique nouvelle, en même temps qu'elle s'interroge sur ses pratiques dans les années 1990 et demande à « l'éthique » de lui ouvrir de nouvelles voies de réflexions, la société s'interroge sur ce pouvoir médical et réclame sur l'air des lampions l'accès à l'euthanasie. Une sorte d'évolution à front renversé depuis 30 ans où la médecine est sommée non seulement de partager la décision d'arrêt de vie, mais éventuellement de la provoquer. Dans ce débat, le Comité consultatif national d'Éthique (CCNE) a été investi dès les années 1986 d'une responsabilité consultative que certains voulaient décisionnelle. Dans ces années, le CCNE dans ses avis n° 7 et 12 rappelle l'interdiction de l'expérimentation chez une personne en état de mort cérébrale, justifiée par l'« affaire Milhaud » du nom de ce médecin qui pratiquait des explorations physiologiques chez de tels sujets. Dans son avis n° 26 du 24 juin 1991, le CCNE s'oppose à la proposition de conduite sur l'assistance aux mourants adoptée par le Parlement européen qui entérinait l'euthanasie. Mais c'est surtout le 27 juin 2000 que le débat public s'enflamme après l'avis n° 63 (« Fin de vie, arrêt de vie, euthanasie »), et n° 65 (« réflexion éthique autour de la réanimation néonatale »). Cet avis n° 63 invite, devant les dilemmes posés à lever le voile d'hypocrisie et à adopter une position « d'engagement solidaire » qui trouverait une traduction juridique dans l'instauration d'une « exception d'euthanasie ». « Assurer le paradoxe d'une transgression de ce qui doit être considéré comme intransgressible ».

Cet avis crée un séisme. Les médias s'enflammant pour ou contre. Le concept d'exception d'euthanasie n'est pas compris. Ce n'est pas une « euthanasie d'exception » dont il s'agit, mais une « exception d'euthanasie », c'est-à-dire de l'invocation d'un nouveau concept juridique par les médecins pour en justifier le principe sans la dépénaliser. L'incidence de l'annonce prématurée d'Henri Caillavet sur l'euthanasie a transformé l'évolution de la perception de l'information. La presse, par ses titres dramatise les enjeux. Et les discours contradictoires ont mis à jour les luttes de pouvoir en jeu. Les personnalités sollicitées par les journalistes ont trouvé là une occasion de légitimer leur pouvoir médical, religieux ou politique. L'enjeu réel central de l'avis (importance des soins palliatifs, interdiction de l'acharnement thérapeutique) a été esquivé au profit d'une mise en scène plus médiatique que réflexive. Mais cet avis qui se voulait consensuel, adopté à l'unanimité du Comité a eu le mérite d'enflammer le débat public jusque-là somnolent. L'Académie de médecine, l'Ordre des médecins, la Société française d'accompagnement et de soins palliatifs, le monde religieux, en particulier catholique (P. Verspieren), diverses personnalités médicales (le Professeur Pujol, Professeur Forette, Professeur Sureau, Professeur Zitoun, Professeur Mattei), des juristes (Professeur Cahen), le monde politique (C. Neuwirth, Bernard Debré) expriment leur forte hostilité à ce texte. En revanche l'ADMD (Association pour le droit de mourir dans la dignité), présidée par Henri Caillavet, jouant sur l'ambiguïté d'une « euthanasie d'exception » clame qu'il s'agit d'une grande avancée. Un sondage téléphonique auprès de 330 médecins effectué par la revue *Impact médecine* révèle le caractère favorable, voire très favorable de 70% des médecins interrogés vis-à-vis de cet avis.

Peu à peu le débat s'apaise, rien ne change. Il sera réactivé en 2005 à l'occasion de la loi dite Leonetti adoptée sans difficultés par les parlementaires unanimes. L'euthanasie y reste interdite : « Le médecin n'a pas le droit de provoquer délibérément la mort », article R. 4127-381.

Mais l'acharnement thérapeutique y est dénoncé avec force, la demande d'arrêt ou de suspension d'un traitement doit être respectée, la douleur doit faire l'objet d'une attention thérapeutique particulière. L'originalité concerne la notion de « double effet », c'est-à-dire l'administration d'un traitement à visée antalgique à des doses suffisantes pour son efficacité, même s'il peut avoir pour effet secondaire d'abréger la vie. Cette thérapie justifie la nécessité de recourir à une discussion collégiale avant son administration si la personne ne peut exprimer son avis.

Dès la promulgation de la loi, dans un consensus politique exceptionnel, de nombreuses propositions de lois furent déposées au Sénat et à l'Assemblée nationale pour réclamer de nouvelles avancées. En particulier le Sénat à plusieurs reprises à travers sa Commission des affaires sociales a proposé de valider la médicalisation de l'acte « thanatique ». Périodiquement, la gauche radicale remet sur l'établi de nouveaux projets de lois en ce sens (A. Touraine, M. Baylet, R.-G. Schwarzenberg, M. Godefroy). Mais les débats tournent court et l'Assemblée nationale rejette ces projets.

Dans l'opinion publique, le débat se focalise de façon binaire sur l'alternative entre une mort rapide et sans douleur et une agonie longue et éprouvante. La loi y reste méconnue et ne focalise pas les débats. L'ADMD avec sa militance agressive considère que le droit à l'euthanasie s'inscrit dans la continuité du droit à l'avortement. Le livre de Noëlle Chatelet (*La dernière leçon*), accompagné de nombreuses conférences publiques de sa part suscite une véritable ferveur.

Les ouvrages se multiplient pour réclamer à cor et à cris le suicide assisté, avec une certaine confusion entre euthanasie et cette assistance au suicide.

Après « l'affaire » de l'infirmière Christine Malèvre, condamnée pour euthanasie à douze années de prison, « l'affaire Bonnemaison » du nom de ce médecin qui a administré des sédatifs puissants et au moins une fois a recouru au curare chez des malades en fin de vie, suscite un intérêt médiatique majeur. La condamnation qui vient sanctionner la transgression de l'interdiction d'euthanasier un patient heurte les partisans de l'ADMD qui en font un héros.

La situation va soudain changer avec l'élection en mai 2012 de François Hollande dont la proposition 21 de son programme de campagne faisait état d'une réforme de l'approche de la fin de vie pour « mourir dans la dignité ». Ces derniers mots insérés par la ministre de la Santé et des Affaires sociales Marisol Touraine suscitent autant d'espoirs et de craintes que de malentendus. Espoir de voir l'euthanasie et/ou le suicide assisté inscrit dans la loi. Crainte à l'opposé, en particulier des soins palliatifs qui font de l'euthanasie et du suicide assisté une finalité inacceptable.

Dès juillet 2012, le président Hollande me demande de lui adresser un rapport sur la fin de vie en France pour décembre 2012. Ce travail reposera sur une commission de 10 personnes 5 hommes 5 femmes, *a priori* non militants d'une cause ou d'une autre. Près de 300 personnes seront entendues à leur demande sans aucune réserve qu'elles soient porteuses d'une militance ou non. Neuf débats publics en province durant une journée seront menés avec proposition de travail en petits groupes le matin, fondée sur leurs propres questions et qui restituent leurs conclusions l'après-midi (Nantes, Lille, Grenoble, le Havre, Strasbourg, Besançon, Montpellier, Clermont-Ferrand, Lyon). Cette façon de procéder permet d'éviter des confrontations de slogans primaires ou des réunions de convaincus par avance demeurant entre eux. La richesse des *verbatim* obtenus témoigne de la créativité et de la grande diversité des témoignages. En outre une dizaine de visites chez les pompiers, les hôpitaux universitaires et non universitaires, avec les médecins généralistes, les infirmières, se sont enrichis de 5 visites à Berne, Lausanne, Bruxelles, Rotterdam et en Oregon (USA), pour approcher au plus près les structures étrangères impliquées dans cette situation. Deux sondages, l'un quantitatif et l'autre qualitatif, ont été commandés à la SOFRES. Le premier a confirmé que les demandes d'arrêt de traitement susceptibles de simplement maintenir la vie étaient très majoritaires (67%), partagés entre euthanasie, suicide assisté et sédation profonde. L'autre effectué auprès de personnes en fin de vie a révélé la méfiance vis à vis de toute loi, la pauvreté de la relation à ce moment avec le corps médical et la volonté de rester libre le plus longtemps possible sur les modalités de leur départ. Le rapport « Penser solidairement la fin de vie » qui a été remis au Président le 18 décembre 2012 fait état de la persistance d'un malaise profond sur la fin de vie, voire d'un « mal mourir » persistant. La loi de 2005 est ignorée, comme les directives anticipées. La formation médicale est quasi inexistante en ce domaine. Les soins palliatifs ont une place trop réduite à la toute fin de vie, et n'ont pas la place qu'ils devraient avoir au sein de l'hôpital comme ils l'ont en Suisse, en Angleterre ou en Allemagne. La commission s'est interrogée sur le recours possible à l'assistance au suicide. Sans la condamner, elle passe en revue les conditions de sa pratique.

Quant à l'euthanasie, la Commission s'interroge sur le risque d'une disposition législative qui engage profondément l'idée qu'une société se fait des missions de la médecine. « Le déplacement de cet interdit crée nécessairement de nouvelles situations limites suscitant une demande infinie de nouvelles lois, comme on l'observe au Benelux ». Enfin la Commission propose qu'une sédation profonde et continue jusqu'au décès à la demande de la personne, puisse apaiser une agonie trop douloureuse et vienne mettre un terme à un refus de traitement qui risquerait d'être particulièrement insupportable pour la personne et son entourage.

Le Président de la République saisit alors le CCNE. Celui-ci expose dans un premier temps les enjeux éthiques en recommandant qu'une commission de citoyens délibère en toute liberté à partir des conclusions du rapport et de la réflexion du CCNE. Une partie du CCNE minoritaire s'était clairement exprimée en faveur de l'euthanasie et du suicide assisté. Choisis par une entreprise de sondage, 20 citoyens ont délibéré librement après avoir entendu une vingtaine d'« experts » retenus par eux. Leur avis révèle la difficulté de l'exercice car l'euthanasie y est même définie comme possible sans l'avis de la personne concernée !

Le CCNE rend alors son avis (avis n° 121), et, dans l'ensemble confirme les conclusions du rapport.

Un débat parlementaire s'instaure et une nouvelle loi dite « Claes Léonetti » est promulguée le 2 février 2016 avec des décrets d'application parus le 3 août 2016. Cette loi fait disparaître le concept de double effet, renforce la lutte contre la douleur, contre l'acharnement thérapeutique, encourage la place des soins palliatifs et instaure un droit à demander une sédation profonde et prolongée jusqu'au décès pour toute personne qui le désirerait à la fin de son existence. Les directives anticipées sont encouragées et deviennent contraignantes pour le corps médical. En cas d'inconscience la médecine, au nom du refus de l'obstination déraisonnable, peut déclencher un arrêt thérapeutique (qui comporte l'arrêt de l'hydratation et de la nutrition) accompagné d'une sédation en s'entourant de l'avis d'un collège médical et de l'entourage familial.

Le débat public change alors de focale, la sédation terminale est considérée par les uns comme une euthanasie déguisée et par les autres comme une attitude trop timide. Les positions se cristallisent. Même si, dans la pratique, la sédation terminale n'utilise ni anesthésique, ni curare, qu'elle n'intervient qu'à la toute dernière extrémité de l'agonie, vécue donc plutôt comme un sédatif de l'agonie, elle est considérée par certains comme une hypocrisie. Elle rompt le lien avec l'entourage pendant une durée indéterminée qui peut aller de une heure à quelques jours. La médecine est embarrassée et l'expérience réelle de ces sédations a besoin de temps pour qu'elle puisse être accomplie avec tout le discernement nécessaire. Seul le temps apportera de la crédibilité à cette loi. Mais il faudra que la médecine s'en empare, au contraire de la loi de 2005 qui est restée à peu près ignorée.

Mais, dès maintenant un certain nombre de candidats à la Présidence de la République fondent leur candidature sur une position plus favorable à l'euthanasie et à l'assistance au suicide.

Que conclure de ces débats publics en France sur la fin de vie depuis plus de 15 ans ?

Avant tout, qu'ils n'ont pas réussi à dépassionner les positions, qui restent figées de part et d'autre pour ou contre l'euthanasie. Il est même surprenant que les deux attitudes ne soient pas mieux définies et demeurent dans un flou persistant. La médecine veut bien entendre parler d'euthanasie, mais ne veut pas s'impliquer dans l'assistance au suicide, les personnes confondent euthanasie et suicide assisté en recommandant que ce soit un médecin qui les y aide. Ainsi au Benelux l'euthanasie est pratiquée par un médecin, et l'assistance au suicide exceptionnelle. Dans les quelques cantons helvétiques (8 sur 27), qui acceptent l'assistance au suicide, le médecin n'est quasiment jamais présent, limitant son action à la prescription de barbituriques. L'euthanasie y reste formellement prohibée au même titre qu'en France.

La sédation terminale n'est pas une euthanasie, mais une pratique qui abrège, à la toute fin de vie, à la demande de la personne une agonie devenue insupportable.

Ces attitudes contrastées et contradictoires témoignent d'un embarras, d'une inquiétude et d'un malentendu. Avec un nouvel élément perturbateur qu'est la politisation. La gauche qui se veut progressiste multiplie les promesses de nouvelles lois. La rédaction des projets déposés jusqu'ici est pourtant d'un simplisme pathétique. La droite qui se veut conservatrice a le sentiment que la loi actuelle respecte les revendications de liberté.

Ces rideaux de fumée masquent les enjeux majeurs de la fin de vie que sont le respect réel des volontés de la personne, l'attention à cette question et la formation des soignants, le changement de culture des soins palliatifs qui devraient être beaucoup plus intégrés aux soins curatifs, la possibilité de pouvoir mourir chez soi si les conditions le permettent au lieu d'hospitaliser « la mort » et surtout « un accompagnement qui ne prend son sens que dans le cadre d'une société solidaire qui ne se substitue pas à la personne, mais lui témoigne écoute et respect au terme de son existence ».

Bibliographie

CCNE, avis No 63, 27 /1/2000 : *Fin de vie, arrêt de vie, euthanasie.*

CCNE, avis No 121, 13/06/2013 : *Fin de vie, autonomie de la personne, volonté de mourir.*

Les grandes décisions. Les grands avis du Comité Consultatif National d'éthique, sous la direction d'E. MARTINEZ et F. VIALLA, 2013, LGDJ Lextenso.

Intervention de Monsieur Le Président de la République 17/7/2012 à Notre Dame du Lac http://www.elysée.fr.

VIALLA (F.), « Vers un acte médico-létal », *JCP*. 2011 Ed G. Note relative aux propositions de loi Godefroy, No 659, de loi Fisher No 3, de loi Fouché No 65.

ATTALI (J.), « La médecine en accusation » in M. SALOMON, *L'avenir de la vie*, éd. Seghers, p. 274.

Rapport au Président de la République, *Penser solidairement la fin de vie* http://www.la documentation française.fr.

CAHIERS DU CCNE No 23, Juillet 2000. Retour sur le rapport No 63 du CCNE *fin de vie, arrêt de vie, euthanasie.*

Catherine Labrusse-Riou

Conclusion

La fin de vie

On dit communément que les commencements sont difficiles : c'est souvent faux car lorsqu'une aventure, une entreprise ou simplement une vie commence, on peut espérer des découvertes positives, une histoire, du mouvement et l'on forme des vœux de réussite ; l'attente de l'inconnu reste une espérance ouverte sur l'avenir qui aide à en assumer les difficultés.

Les conclusions, elles, en revanche, sont difficiles : conclure c'est clore, fermer, terminer ; il n'y a plus rien à en dire. De plus s'il s'agit de la fin de la vie, seul devrait s'imposer le silence, le recueillement, le respect de la mort qui vient. Car la fin de vie est-ce autre chose que la mort ? Certes, c'est l'ultime fin, précédée, annoncée, durant un temps de vie tourné quand même vers la mort. C'est ce temps-là, cette période variable selon chaque personne, selon les circonstances, durant laquelle la mission thérapeutique de la médecine a atteint ses limites, qui préoccupe depuis quelques années tant de gens, experts ou non, et qui est devenu un objet d'études, de réflexion d'horizons scientifiques ou idéologiques variés voire parfois opposés, un sujet politique de législation, un sujet d'inquiétude pour tous ; souvent un temps qui oblige à prendre des décisions graves, à adopter des comportements inédits quoique souvent programmés scientifiquement et à créer un cadre, une atmosphère, que l'on souhaite propices à l'apaisement de toutes les douleurs quitte à hâter la mort.

Je suis frappée par l'importance que la fin de vie a acquis dans nos sociétés et surtout par l'exceptionnelle aptitude à en parler, alors que cette situation me parait relever de l'indicible. Pourtant, cet ouvrage témoigne de la rare qualité des études et analyses dont le sujet est l'objet. Il semble donc que nous connaissions de mieux en mieux ce temps de la vie qui touche à sa fin car ce flot de paroles, d'expériences, d'idées, de règles, d'études, constitue un savoir précieux pour tous ceux qui s'interrogent et souhaitent prévoir ou maîtriser leur sort à ce moment-là ou celui des personnes dont ils ont la charge.

On sait, on veut savoir plus encore, on veut comprendre, et cela pour agir, pour agir convenablement et en connaissance de cause

À ces fins, il est hors de question de résumer les réflexions et les connaissances présentées dans ce livre qui fait le tour, ou presque, des principales questions qui nous agitent. Conclure n'est pas répéter, ni ajouter, encore moins rectifier. Mon propos est d'inciter à lire, à découvrir par la lecture, à ouvrir des horizons nouveaux même si l'on croit connaître le sujet. De ce point de vue je ne saurai dire tout ce que j'ai appris, tout ce que j'ai découvert parmi les récits d'expériences de terrain, tout ce qui est offert à la méditation renouvelée sur les idées ou concepts philosophiques, par la finesse et la profondeur des analyses ; je pense en particulier à la notion d'autonomie, si galvaudée et souvent trahie, si confuse voire tyrannique. Le juriste s'enrichit des savoirs venus d'autres approches ou d'autres disciplines et grâce à cela il mesure les limites et la nécessité quand même de la place du droit. Si la mort appelle beaucoup de droit pour les vivants, la fin de vie ne devrait pas être envahie de lois, de règlements ou pire de jugements, car il faut laisser la place à la liberté concertée et instruite des vivants au chevet du malade qui se meurt ; certes un cadre normatif est nécessaire à l'action et à la décision, de même que des limites s'imposent à l'administration de la mort sous les diverses formes à propos desquelles on se dispute depuis si longtemps, limites qui, venues du droit pénal ordinaire, sont en passe de céder devant la volonté individuelle, mais laquelle ? Celle du patient ou celle du corps médical ou celle de la famille ? Céder à ces pulsions de mort sous couvert de liberté ou d'opportunité dès lors que la réponse à la souffrance est apportée me paraît être une démission inacceptable. Mais bien sûr la frontière du soin palliatif et de l'administration de la mort est souvent ténue ; ce n'est pas une raison pour fustiger l'hypocrisie des raisons de ne pas céder sur l'interdit. D'ailleurs je me demande si la normativité n'est pas en passe de disparaître dans les établissements hospitaliers au profit de la régulation des situations concrètes au moyen de protocoles techniques établis à partir des données statistiques et médicales qui peuvent être indicatifs mais ne sauraient être prescriptifs, même si, en s'y conformant, les médecins se rassurent. Pourquoi ces réserves, ces doutes ? Parce que, en réalité, bien que l'on croit savoir ce qu'il faut faire et ne pas faire, on ne sait pas tout sur ce qui se passe et on ne saura jamais tout.

Le non savoir, l'inconnu, l'inconnaissable peut-être aussi, restent entiers

C'est pour cela qu'il me paraît si difficile d'écrire ou de parler de la fin de vie et de la mort imminente. La personne qui a rédigé ses directives anticipées et écrit ce qu'elle désire, ne sait pas quand ni comment elle mourra, ni combien de temps durera la fin de sa vie si tant est que l'on puisse en fixer le début et la fin ; qui sait ce que la personne éprouve durant le processus de la mort, quels souvenirs remontent à la conscience même très affaiblie, quels propos elle aimerait entendre ou qui lui feraient horreur s'ils devaient être tenus devant elle. Elle ne sait pas ; tout peut se passer autrement que prévu en bien comme en mal. La croyance dans la possibilité et le devoir de maîtrise de la vie n'est-elle pas une illusion de l'idéologie et qui sait ? Une imposture éthique ? Ce non savoir est respectable ; il n'empêche pas d'agir en raison de ce que l'on sait ou aussi de ce que l'on sent. Mais le savoir n'est pas prescriptif.

Je crois enfin que sur ce sujet et celui de la mort qui nous obsède, il y a de l'inconnaissable. Si l'on fait parler les morts, si on les représente et les honore, si leur mémoire fait partie de la vie, on ne sait pas et ne saura jamais ce qu'ils ont vécu en mourant.

Lectures :
notes et comptes rendus

La coutume kanak dans l'État. Perspectives coloniales et postcoloniales sur la Nouvelle-Calédonie, Cahiers du Pacifique Sud Contemporain, hors-série n° 3, C. Demmer & B. Trépied (dir.), L'Harmattan, Paris, 2017 (274 p.)
L'intégration de la coutume dans le corpus normatif contemporain en Nouvelle-Calédonie, E. Cornut & P. Deumier (dir.), Mission de recherche Droit et Justice, 2016 (553 p.)

Ces deux savants ouvrages viennent d'être portés à la connaissance du public, à quelques semaines d'intervalle. Bien que très différents l'un de l'autre, ils partagent des traits communs.

Le premier est qu'ils ciblent moins la coutume, comme pourrait le laisser penser leurs intitulés, que le droit coutumier sur l'intégration et le destin duquel ils s'interrogent. Dans les deux cas, on est en face de réalisations de grande qualité qu'il faut d'abord saluer. Elles feront progresser notre connaissance des questions envisagées et surtout ouvrent des pistes stimulantes.

Au plan formel, on déplorera que ces réalisations pourtant soignées continuent à utiliser des expressions incorrectes. C'est le cas du prétendu « droit commun » ou « droit civil commun », qui est une notion dépassée, ou de l'appellation erronée de « juridictions coutumières », pour dénommer les juridictions civiles créées par l'État et rendant des décisions « au nom du peuple français », au motif qu'elles comportent des assesseurs coutumiers[1]. Je ne puis que redire à ce sujet ce que j'ai déjà écrit dans mon *Introduction au droit civil coutumier kanak* : « ces tribunaux ne sont pas à proprement parler 'coutumiers' (d'ailleurs l'ordonnance qui les a institués n'utilise pas une seule fois ce terme) : ce sont des instances étatiques, dans lesquelles siègent des assesseurs coutumiers, qui ne sont pas des juges professionnels, mais aussi des juges français, magistrats de métier ». On peut craindre que ces approximations fautives ne deviennent le préalable sémantique à la substitution au vrai droit coutumier d'un droit jurisprudentiel reconstruit, comme le bernard-l'ermite s'installe dans la coquille de nautile (*Po hyanbuaap* dit un *hwanfalik* de Hienghène).

On regrettera plus encore que ces deux gros ouvrages aient laissé peu de place à des auteurs kanak, contrairement à la démarche qui a animé les *101 mots sur la coutume kanak* (L. Wamytan et autres), parus l'an dernier au Centre de documentation pédagogique et qui avaient réuni une cinquantaine de contributeurs, majoritairement kanak. Il est assez paradoxal de continuer à écrire sur le sujet sans leur concours.

L'autre point commun est une forte identité et cohésion disciplinaires, avec un revers inévitable : chacun accuse son déficit de pluridisciplinarité. Le livre de C. Demmer et B. Trépied est un ouvrage d'anthropologie qui ne laisse au droit qu'une seule contribution isolée (J.-L. Halpérin). Celui d'E. Cornut et

1 L'abus est systématique chez les anthropologues, fréquent chez les juristes même si certains s'en préservent (ainsi dans le rapport général E. Cornut utilise l'expression plus prudente de « juridictions en formation coutumière »).

de P. Deumier est un ouvrage de droit qui n'abandonne à l'anthropologie qu'une unique contribution (cosignée par P. Godin et J. Passa) – deux si on retient celle de F. Cayrol. Qu'il nous soit permis de déplorer que le petit nombre de chercheurs publiant en sciences sociales sur la Nouvelle-Calédonie ne travaillent pas ensemble. On ne progressera que par l'interdisciplinarité et le droit coutumier kanak, qui devrait mobiliser les ressources *conjuguées* du droit, de l'ethnologie, mais aussi de l'histoire, de la linguistique, devrait en être une expression privilégiée.

La dernière comparaison est, au regard d'un rapide examen bibliométrique, l'apparente endogamie des deux équipes (mais n'est-ce pas un travers de la Nouvelle-Calédonie ?). Chacun travaille à peu près exclusivement « entre soi » et l'observation est encore accentuée par le lourd tropisme qui pèse sur l'appareil bibliographique.

Les anthropologues se citent vraiment beaucoup entre eux (C. Salomon 43 fois, B. Trépied et C. Demmer une quarantaine de fois, M. Naepels 36 fois, M. Salaün une petite vingtaine). Mais ils n'évoquent guère des anthropologues comme J. Passa et même P. Godin (2 fois) qui, on le sait, ne partagent pas leur vision du Pays. Et bien sûr ils ne citent pas les juristes (sauf Lafargue). Ils ne connaissent guère Rau (cité une fois), ni G. Orfila, ni M.-A. Frison-Roche, ni E. Cornut. Agniel récemment décédé, est cité trois fois, L. Wamytan, quatre. Mon ouvrage sur le droit civil coutumier kanak, deux fois et mes collègues M. Chauchat (p. 135), J.-Y. Faberon, N. Rouland, G. Otis et F. Féral apparaissent chacun une fois à peine (p. 125)… personne ne mentionnant les *101 mots pour comprendre la coutume kanak* paru l'an dernier.

On relève hélas une démarche parfaitement symétrique chez les juristes. P. Deumier écrit très clairement qu'elle a écarté le « donné coutumier kanak » pour se focaliser sur le construit jurisprudentiel des tribunaux français (p. 187). C'est la raison pour laquelle le travail ne cite guère les ouvrages antérieurs écrits sur la coutume par les ethnologues. Réserve faite de la belle contribution de P. Godin et J. Passa, le recueil tourne résolument le dos à l'anthropologie, mais aussi à l'histoire coloniale et à la linguistique. Il ne tourne qu'autour de l'orbite juridique et on dira même d'une certaine orbite juridique. À lire les interventions des différents auteurs, on ressent d'ailleurs un certain trouble à consulter des analyses d'universitaires qui s'appuient sur la production de magistrats, lesquels souvent ont eux-mêmes participé au rapport de recherche en qualité de contributeurs (Lafargue, D. Rodriguez) … en invoquant des décisions de justice où les juges citaient déjà les universitaires participant au dit rapport de recherche dans les jugements qu'ils ont rendus. On a le sentiment d'un système qui tourne en boucle et s'autoalimente. D'autant que les auteurs se citent mutuellement. Sur 1588 notes, 4 contributeurs dépassent les 25 citations : E. Cornut plus de 70, R. Lafargue une soixantaine, S. Sana une quarantaine, P. Deumier une trentaine. En revanche, là encore, des auteurs connus en Nouvelle-Calédonie et/ou pionniers sur ces questions juridiques « passent à la trappe » : G. Orfila n'apparaît que deux fois pour une note en 1992, M.-A. Frison-Roche n'est mentionnée que par S. Sana et dans le rapport général final, Rau est cité quatre fois, Agniel une fois et l'auteur de cette Note de lecture, sept fois. Les *101 mots pour comprendre la coutume kanak* ne sont mentionnés que par la contributrice aixoise.

Cette Note de lecture serait utile si elle incitait à prendre conscience qu'il existe aussi un « destin commun » académique (faire avancer la connaissance), dépassant les contraintes que fixe le financement public des recherches.

Apprécier leur apport respectif suppose d'examiner séparément les deux ouvrages. Celui des anthropologues signale des dysfonctionnements réels qui doivent interpeller le juriste, même s'il est très marqué par une vision désespérante de l'histoire : la Nouvelle-Calédonie aurait manqué une grande occasion historique sous la IVe République et opté hélas pour la voie du différentialisme et de l'exclusivisme ethnoculturel dont le droit coutumier kanak serait aujourd'hui le bien sombre vecteur.

L'école anthropologique métro-calédonienne ou l'histoire désespérante

La coutume kanak dans l'État. Perspectives coloniales et postcoloniales sur la Nouvelle-Calédonie, dirigé par C. Demmer et B. Trépied, auteurs très connus de celles et ceux qui s'intéressent à la Nouvelle-Calédonie[2], est un ouvrage collectif dans lequel figurent des noms parmi les plus marquants de l'anthropologie néo-calédonienne, plus un professeur de droit parisien.

Dans l'introduction, qu'ils ont cosignée, les deux codirecteurs commencent par rappeler la séparation qui existait dans la Nouvelle-Calédonie coloniale au détriment des autochtones, relégués dans des réserves, « soumis à un statut civil personnel (dit aussi particulier ou local) distinct du statut régi par le Code civil Napoléon » applicable aux Européens. Ils déplorent que ceci ait conduit à « privilégier dans le débat public une description du monde mélanésien comme un monde à part, autonome du reste de la société calédonienne » (p. 14). Ce regret est un peu énigmatique, car on ne comprend pas comment donc il aurait pu en être autrement[3]. Leur raisonnement est le suivant : la reconnaissance du « statut coutumier » étant un trait avéré du système colonial (ce qu'ils croient pouvoir démontrer, exemples africains à l'appui) et bon nombre d'États décolonisés (en Afrique notamment) ayant tourné le dos à leurs coutumes traditionnelles, le processus de décolonisation de la Nouvelle-Calédonie aurait dû entraîner à leurs yeux l'abandon des us et coutumes canaques pour un droit moderne commun aux Kanak et aux non Kanak (p. 13-14). Après tout, même s'ils n'en disent pas un mot, c'est ce qui s'est passé en Polynésie française où les dernières traces du statut coutumier ont disparu en 1945, laissant la place au seul droit français[4]. En

---

2 L'article cosigné par C. Denner et C. Salomon, avec la collaboration d'A. Bensa, C. Hamelin, M. Naepels, M. Salaün, B. Trépied, E. Wittersheim, « Droit coutumier et indépendance kanak », *Vacarme* n°64, 2013 (http://www.vacarme.org/article2263.html) avait fait couler beaucoup d'encre.

3 En fait les auteurs considèrent que cet apartheid (osons le mot) ne doit pas dissimuler qu'il y a eu interpénétration entre les deux univers : selon eux « l'observation des pratiques sociales quotidiennes des Kanak, à l'époque coloniale comme de nos jours, remet largement en cause » (Naepels, 2013 ; Muckle, 2015 ; Demmer et Salomon, 2015) le postulat d'un « monde mélanésien comme un monde à part, autonome du reste de la société calédonienne » (p. 15).

4 A. Leca, B. Gille, *Histoire des institutions de l'Océanie française*, éd. L'Harmattan, collection « Mondes Océaniens », Paris, 2009 et A. Leca, V.-S. Richaud, *Recueil général des documents juridiques intéressant l'histoire du Royaume de Tahiti et des Etablissements Français en Polynésie, t. 2 : Les codes locaux (1819-1881)*, PUAM, Collection d'histoire du droit, Aix-en-Provence, 2016, p. 10.

revanche, ils sont parfaitement silencieux sur les pays qui ont maintenu un *Customary Law* à l'indépendance, depuis le Vanuatu voisin jusqu'à la République sud-africaine. Il faut regretter ce silence, qui est susceptible d'induire le lecteur en erreur en lui faisant associer la reconnaissance du droit coutumier au colonialisme : le premier existait avant la colonisation et là où celle-ci a échoué dans son entreprise d'acculturation, il a survécu à celle-ci. Cette situation semble échapper aux deux codirecteurs, pour lesquels le statut coutumier démontre que la Nouvelle-Calédonie n'a pas tourné la page de la ségrégation. D'autant qu'« à partir des années 1970, le mouvement anticolonialiste et nationaliste kanak naissant » s'est malheureusement appuyé « sur la notion de 'coutume' (au singulier) dans une acception plus ou moins essentialiste ». Il en est sorti « une politique de reconnaissance officielle de la coutume adossée au maintien d'institutions héritées de l'époque coloniale (tribus, districts), mais aussi la création d'institutions propres (conseils coutumiers, Sénat coutumier) et la validation juridique de certaines pratiques en matière civile et foncière » (p. 15-16) sur lesquelles ils portent un regard dépourvu d'empathie. En effet, leur ouvrage est destiné à contrer « le projet sociétal explicitement différentialiste codifié dans la Charte du peuple kanak » et « l'ensemble du projet autochtoniste sous-jacent » (p. 17-18), qui leur parait d'autant plus menaçant qu'il remet en cause le système démocratique[5]. Un curieux paradoxe pour une démarche anthropologique qui devrait s'interdire de juger et de hiérarchiser…

Les deux premiers chapitres de l'ouvrage qui se complètent remarquablement reviennent sur les politiques passées de reconnaissance des coutumes. Celui de M. Naepels se concentre sur une institution nommée 'conseil des anciens', pour la période qui court de la prise de possession française de la Nouvelle-Calédonie (1853) aux années 1960. L'analyse minutieuse de l'auteur démontre de façon convaincante que le conseil des anciens évoqué dans des sources écrites dès 1862-63, est une institution en grande partie tirée de l'imaginaire colonial – dont on retrouve également les traces en Algérie (p. 26-27). Il en est de même lorsqu'il considère que le conseil des anciens tel que nous le connaissons représente « le résultat d'une histoire coloniale et postcoloniale complexe, plutôt que le reflet inchangé d'un fonctionnement précolonial qu'on ne peut que présumer sur des bases documentaires fragiles » (p. 45). Mais il est permis de ne pas le suivre lorsqu'il considère que cette notion née de la « ségrégation coloniale » entre Kanak et non Kanak, parce qu'elle serait entachée de ce péché originel, serait insusceptible d'épouser la modernité et l'émancipation. L'analyse jusqu'alors solide devient alors légère : elle oublie que les Parlements démocratiques sont nés des assemblées consultatives convoquées naguère suivant le bon vouloir des rois pour entendre les doléances de leurs sujets et obtenir leur soutien. On ajoutera volontiers qu'elle est datée, caricaturale

5 « Ce qui est visé par les sénateurs coutumiers (eux-mêmes non élus mais nommés selon les usages reconnus par la coutume), c'est bien la reconnaissance d'une légitimité politique kanak en marge de la représentation électorale démocratique classique. Parce qu'elle est issue des urnes, la légitimité politique des élus (notamment kanak) à gouverner les Kanak est donc de plus en plus ouvertement déniée par les militants de la cause autochtone » (p. 18).

et radicale : elle n'imagine pas d'autre voie pour les Kanak que « l'assimilation » et donc « la disparition des spécificités sociales et culturelles kanakes[6] » (p. 37).

Le second chapitre écrit par C. Salomon couvre la première décennie qui suit la fin de l'indigénat (1946-1956), qu'avec beaucoup de pertinence elle décrit comme un moment-clé d'hésitation politique entre revendication d'égalité totale et promotion raisonnée de la différence (« Égalité totale ou évolution encadrée et séparée »). La confrontation idéologique entre les Kanak de l'éphémère *Parti communiste calédonien*, qui se focalisaient sur l'égalité de droits, et ceux des mouvements missionnaires – l'*Union des indigènes calédoniens amis de la liberté dans l'ordre* (UICALO) et l'*Association des indigènes calédoniens et loyaltiens français* (AICLF) – qui souhaitaient des réformes sociales pour la « race indigène » et la restauration forte d'une autorité coutumière au sein des tribus, est bien décrite, ainsi que les convergences et les divergences entre ces deux dernières formations, la première catholique et la seconde protestante : l'UICALO préconisait un fonctionnement démocratique et l'élection des représentants à une « chambre consultative indigène », tandis que l'AICLF restait attachée a une désignation selon « les us et coutumes » (p. 71). Reste qu'au grand regret de l'auteure, les tendances assimilationnistes ont été rapidement marginalisées. Dès les années 1950, *l'Union Calédonienne* capta de façon hégémonique le vote kanak et M. Lenormand mit à son programme « l'établissement du droit coutumier indigène… (l')attribution aux chefs indigènes des pouvoirs de simple police analogues à ceux attribués aux maires dans les communes rurales en France, instauration d'agents de police indigènes assermentés auprès des chefs indigènes » (p. 77-78). D'après l'auteure, qui déplore que les historiens aient « souvent tendance à valoriser ce qui est, ce qui advient, ce qui triomphe, au détriment du possible, occulté après-coup, qui subsiste dans le souterrain des mémoires » (p. 90), le différentialisme des années 1950 mis en œuvre par l'administration et les mouvements missionnaires restent en Nouvelle-Calédonie la matrice d'un certain discours contemporain sur les 'us et coutumes', les hiérarchies de genre et d'âge et ces piliers indissociables de la société kanak que seraient la coutume et la religion(chrétienne) » (p. 52). Elle souligne d'ailleurs « les récurrences de l'enjeu de l'institutionnalisation de la coutume et du familialisme comme expressions du différentialisme en Nouvelle-Calédonie » (p. 90) qu'elle rejette. Elle termine son propos en fustigeant ce discours différentialiste, qui « légitime les inégalités, notamment celles de genre et d'âge, comme constitutives de l'identité kanak, prône le rétablissement de polices coutumières en tribu, souhaite l'extension du droit coutumier au pénal » (p. 91). Le propos est très simplificateur et ne souffle mot des progrès qu'on rencontre dans la Charte de 2014 relativement au statut de la femme, qui visiblement ne trouve aucune grâce à ses yeux.

Dans leur contribution sur le Sénat coutumier, C. Demmer et C. Salomon s'attachent à dégager la genèse de la création de cette institution. « De la promotion mélanésienne à la défense des droits autochtones », les auteures observent que dans nombre d'États indépendants de Mélanésie (mais ailleurs

6 Son refus du particularisme le conduit même à assujettir l'adjectif kanak aux règles ordinaires de la grammaire française.

aussi en Océanie, « les figures de pouvoir que le colonisateur avait pensé relever du politique précolonial (les « chefs ») ont conservé un rôle, soit directement au sein des assemblées législatives (avec des membres de droit qui côtoient les membres élus comme en Papouasie-Nouvelle-Guinée), soit au sein d'institutions qui les représentent à l'échelle nationale, comme le Conseil national des chefs au Vanuatu et le Grand Conseil des chefs à Fidji, aujourd'hui supprimé[7]. C'est l'équivalent de ce qui existe en Nouvelle-Calédonie avec « la chambre dite coutumière – consultative – » dénommée « Sénat coutumier ». « La 'Charte du peuple kanak', que celui-ci a promulguée en 2014 dans une logique d'affirmation des droits autochtones, formalise très clairement la volonté du Sénat coutumier de changer de statut politique » (p. 98). Celui-ci « réclame aujourd'hui de devenir une institution autonome qui serait appelée à gouverner les Kanak de statut civil coutumier et qui dialoguerait avec les élus politiques (kanak et non-kanak) » (p. 98). Ceci repose à nouveau « la question de la reconnaissance étatique d'une légitimité politique kanak non démocratique » (p. 98-99). D'après les deux auteures, le mouvement a été impulsé par les anti-indépendantistes qui ont cherché à promouvoir un « secteur pour la promotion mélanésienne » dans le but de diviser le camp indépendantiste en en détachant un élément plus attaché à l'identité culturelle qu'à la revendication institutionnelle : « c'est donc la droite 'loyaliste' qui reprend à son compte… la construction d'une grammaire de la différence » (p. 100). « La reconnaissance d'une instance dite 'coutumière' au niveau étatique a structurellement inscrit une ambigüité au cœur du dispositif politique néo-calédonien : en l'occurrence, la possibilité d'une division de plus en plus marquée du travail politique entre ceux qui ont pour mandat de traiter des questions de la société calédonienne dans son ensemble et ceux exclusivement chargés des affaires familiales et foncières kanak (comme si celles-ci pouvaient être pensées en dehors de celles-là) » (p. 118). Et elles soulignent que le Sénat n'est pas, n'a pas voulu être un organe élu (p. 119).

La démonstration est documentée mais elle ne convainc pas, pour plusieurs raisons.

En premier lieu, une institution n'est ni déterminée par sa généalogie ni par sa genèse. Quand bien même les auteurs seraient parvenus à persuader que l'idée d'un Sénat coutumier serait né comme un leurre néo-colonialiste destiné à désamorcer la revendication en faveur de l'indépendance et fourvoyer le mouvement identitaire kanak (ce qui n'est pas le cas), ils n'en auraient pas pour autant démontré que le Sénat ne peut pas échapper à ses promoteurs et devenir un instrument d'émancipation.

En second lieu il est des chambres non élues qui jouent un rôle utile dans les démocraties : c'est le cas de la Chambre des Lords britannique.

Enfin, il y a tant de confusion juridique et d'outrance dans le propos qu'il peinera à rallier tous les lecteurs. Ces non-juristes confondent ainsi le « statut personnel » de l'époque coloniale (qui concernait le mariage, la famille et les

---

7 La Constitution du 6 septembre 2013 a supprimé le Grand Conseil des chefs (F. Faberon, « Représentation ethnique et droit constitutionnel à Fidji », *Revue du droit public et de la science politique en France et à l'Étranger*, 1° mars 2014 n° 2, p. 513).

droits fonciers), le droit reconnu aux Kanak de « vivre en tribu » sur « la terre de (leurs) ancêtres dans le cadre coutumier », dont parlait J. Lafleur dans les années 1970 (p. 100-101), qui sont l'un et l'autre marqués par une idéologie ségrégationniste plaçant l'autochtone en situation inférieure, et la consécration d'un droit civil coutumier kanak (DCCK) que de nombreux juristes (et parmi eux l'auteur de ces lignes) regardent comme émancipatrice. D'autant que l'enfermement dans la logique d'un renoncement définitif au statut personnel n'a plus cours : l'article 75 de la Constitution n'est plus que le fondement constitutionnel qui permet aux Kanak d'être régis par leur droit, mais de façon désormais dérogatoire par rapport aux autres statuts particuliers, du fait de l'Accord de Nouméa). Avant l'avis rendu par la Cour de cassation le 16 décembre 2005, le statut coutumier demeurait une exception en matière civile et le principe de primauté du droit français dit « droit commun » était maintenu en cas de conflit de statuts. Depuis l'avis du 15 janvier 2007 renvoyant à la formation coutumière civile le règlement de dommages-intérêts payés à la victime d'une infraction pénale, a été ouverte la voie à la reconnaissance d'un droit coutumier des obligations. Même confusion entre les projets néo-colonialistes de conseil consultatif coutumier et l'idée révolutionnaire qui est celle du Sénat coutumier d'être la « seconde chambre » du système législatif calédonien. L'idée de le leur refuser ou de contester la revendication en faveur de la « souveraineté autochtone » n'est pas illégitime, mais la manière qu'ont les auteurs de caricaturer les positions du Sénat n'est pas scientifiquement justifiable et ne relève que du débat politique. Après tout, c'est une délibération-cadre du Congrès de la Nouvelle-Calédonie datée du 30 avril 2013 qui a donné mandat au Sénat coutumier pour qu'il énonce des valeurs et des principes coutumiers. Il n'est pas exact de dire que celui-ci présente avec le pluralisme juridique « une alternative politique au type de recouvrement de souveraineté promu par le FLNKS » (p. 122). Mais, c'est vrai, pour le Sénat la question du pluralisme est fondamentale et se pose dans la Nouvelle-Calédonie française comme elle se poserait dans une Kanaky indépendante… et pour le FLNKS l'autochtonie est un levier depuis 1987 (p. 123). Les deux auteurs voient dans la coutume, qui a tant d'importance en Nouvelle-Calédonie et en Océanie, une innovation sémantique (!) une tactique, un slogan[8] : il faut les louer de défendre des thèses intellectuellement très stimulantes, mais on a parfois vraiment beaucoup de peine à les suivre…

Mon collègue J.-L. Halpérin, qui a mené une enquête fondée sur une vingtaine d'entretiens « avec des professionnels du droit néo-calédoniens », pour la plupart métropolitains et tous formés à l'école du droit français[9] (et ne paraît pas pour autant avoir ressenti de biais particulier), prend soin d'insister au préalable sur la singularité du cas « néo-calédonien » et la distinction entre ce

---

8 « Alors que les pratiques spécifiques des Kanak se déclinaient jusqu'ici plutôt au pluriel ('les coutumes'), le singulier ('la coutume') est désormais utilisé dans une volonté de créer une symbolique ... La culture s'est donnée un nom – la coutume – qui constitue un outil de légitimation d'autant plus efficace qu'il est polysémique et plastique ... La tache qui consiste à 'dire la coutume' aura désormais pour finalité politique de concéder à la culture kanak une nouvelle place dans l'État » (p. 103).

9 L'auteur reconnaît que certaines professions (avocats, notaires) restent « une citadelle blanche » (p. 152).

qu'il appelle les « us et coutumes » et le « droit coutumier » kanak, qui est une « construction… récente et encore partielle » (p. 136-137). Il faudrait se méfier de cette vision ethnocentrique qui consiste à imaginer que le droit coutumier est récent parce que les Blancs ne l'ont découvert qu'au XXe siècle, comme si les Anciens Kanak n'avaient pas eu d'organisation juridique avant 1853. Mais on conviendra avec J.-L. Halpérin que le contenu actuel du droit civil coutumier kanak est récent. L'auteur note ensuite un changement de paradigme avec l'édiction de la *Charte du peuple Kanak* (2014) par laquelle le Sénat coutumier affirme sa compétence sur le droit coutumier (p. 138). Tout ceci pourrait donner à penser que les deux systèmes (franco-civiliste et kanako-coutumier) évoluent séparément dans deux univers clos et hermétiques l'un à l'autre. Or, poursuit-il, il n'en est rien, car la jurisprudence, mais aussi la pratique des notaires et des officiers publics coutumiers, montrent que « les frontières sont loin d'être étanches » (c'est incontestable) : « il y a là, écrit-il une forme de 'mixité' ou d'hybridité juridique » (p. 138. L'auteur rejoint d'ailleurs le point de vue de B. Trépied exposé plus loin, p. 219). Or ce jugement n'est pas du tout évident. Certes la plume de J.-L. Halpérin est très sûre, les exemples qu'ils donnent bien maîtrisés, et, à une exception près[10], on n'y trouve pas d'erreurs. Mais il y a dans l'analyse un « angle mort » : le mouvement d'imprégnation qu'il décrit très bien va tout entier dans le même sens, ce qu'il ne semble pas voir. Il est en effet dirigé dans un sens unique : la dénaturation du droit autochtone sous l'empire des conceptions allochtones. Celles-ci sont servies par deux leviers : les juristes sont tous formés à l'école du droit français et la supériorité de celui-ci est portée par l'appareil d'État et ses magistrats professionnels, aux dépends d'un système qui n'est enseigné à un niveau suffisant par aucun établissement public ou privé dans le pays. Il en résulte l'acculturation des catégories coutumières subverties par les catégories françaises : tel est le cas en matière d'autorité parentale, où d'après J.-L. Halpérin « la norme coutumière » (qu'il ne connaît que par les décisions de justice), « n'est pas très différente de la norme française » (p. 147). Même chose pour la tutelle des mineurs ou des majeurs (évoquée p. 157). C'est là une erreur, car, en milieu coutumier, cette autorité est une puissance collective, exercée sur l'enfant par son clan d'appartenance sans se réduire aux seuls père et mère comme dans les droits occidentaux. De façon générale, l'utilisation en DCCK de notions françaises telles que l'autorité parentale (ou celle de « pension alimentaire » « séparation de corps coutumière », « enfant naturel ») ne conduit qu'à des contresens. Les exemples de « mixité » que donne l'auteur se situent tous dans le seul champ du droit applicable aux Kanak et ils révèlent des solutions qui certes ne sont plus tout à fait celles du Code civil mais émanent toutes du droit français, tout en s'en distinguant légèrement, et se situant aux

---

10 Il faut regretter qu'il se soit allé à écrire que « La proposition (sénatoriale) en 44 articles publiée au JONC du 3 décembre 2013 a été transformée en avant-projet de loi par le gouvernement calédonien en juillet 2016 … » en s'appuyant sur le journal local (*Nouvelles calédoniennes* du 27 juillet 2016). En effet les deux textes sont très différents et le Sénat ne s'y est pas reconnu (A. Leca, « La lente construction d'un droit successoral coutumier kanak, entre coutume d'hier et droit français d'aujourd'hui », *RJPENC*, n°27, Nouméa, 2016). On lui reprochera également l'usage de la notion de « droit commun » (p. 149 par ex.) désormais juridiquement incorrecte.

antipodes de la coutume. C'est là qu'il trouve « un espace pour un droit mixte entre droit coutumier et droit civil » (p. 142) et qui est d'abord un espace qui devrait être régi par le droit coutumier et qui est soumis à un « droit mixte » lequel n'est pas du droit coutumier mais ressemble beaucoup à du droit français. Les juristes formés au droit écrit ne peuvent évidemment pas s'empêcher de comparer à celui-ci le droit coutumier et les points communs qu'ils peuvent découvrir ne sont pas tous erronés, mais il est évident que lorsqu'on ignore tout de la coutume, il y a des spécificités sur lesquelles leur œil ne parvient même pas à se poser[11]. Ceci étant, réserve faite de ce qu'il écrit sur ce « droit mixte », qui n'est, croyons-nous, que le paravent du droit français, on adoptera les conclusions de J.-L. Halpérin lorsqu'il écrit : 1° qu'il « y a un défaut de perspective dans l'idée que l'ordre juridique néo-calédonien se présenterait aujourd'hui sous la forme de deux blocs : un statut 'civil', anciennement français devenu 'néo-calédonien' par le transfert ... des compétences ... et un statut coutumier renforcé pour tout ce qui concerne le droit civil des Kanak » (p. 155), 2° qu'à ces deux droits, il faut ajouter un droit qui reste commun « dans le domaine du droit pénal, mais aussi celui du droit public, puisqu'il continue à être régi par des normes françaises, les prérogatives législatives en ces matières n'ayant pas été transférées » (p. 156). Par ailleurs, l'auteur marque un point lorsqu'il rappelle que 40% des Kanak vivent dans le Grand Nouméa hors de tout encadrement coutumier (p. 151) et que la pratique notariale révèle chez les plus aisés une pratique massive de l'option de législation (p. 142), afin « d'assurer à leurs enfants la transmission d'un patrimoine acquis par le travail et l'épargne... d'après les notaires, en s'éloignant du droit coutumier » (p. 151).

Dans une passionnante étude de terrain, Manon Capo s'attache ensuite à explorer un moment du processus de promotion de la coutume kanak dans le système judiciaire étatique, celui de la tentative de production d'un recueil de droit coutumier familial pour l'aire Paici-Camuki en 2008. Il s'agissait alors d'un projet confié par la Direction des Affaires culturelles et coutumières (aujourd'hui disparue) à « un juriste d'une trentaine d'années, métropolitain résidant à Nouméa et diplômé d'un master en anthropologie juridique à l'UNC », qui a échoué car les assesseurs consultés se sont apparemment trouvés en désaccord entre eux... et aussi semble-t-il parce que le juriste, « au lieu de promouvoir les particularités des règles coutumières, aurait souhaité « n'en dégager que celles qui étaient compatibles avec les idéaux fondamentaux du droit civil français ». On est bien forcé de croire l'auteure qui a elle-même assisté à la plupart des séances de travail... En règle générale, on sait que les codifications de coutumes sont volontiers des échecs, sauf lorsque le codificateur est animé d'une forte volonté politique et qu'il a pour lui la force de l'État (comme en France sous

11 M. Capo en donne un exemple dans la contribution suivante lorsqu'elle rappelle que pour un assesseur coutumier resté anonyme, la garde de l'enfant d'un couple marié séparé doit être confiée au père (au clan paternel) et qu'il n'y a pas de pension alimentaire (p. 167), ce qui est coutumièrement exact. Autre bien-sûr est la solution jurisprudentielle actuelle... « Le juriste dit que dans le droit commun c'est souvent la mère qui obtient la garde si l'enfant a moins de 2 ans (*murmure désapprobateur dans l'assistance*) ».

l'Ancien Régime ou, plus tard, d'une moindre mesure, en Afrique noire à l'époque coloniale). Mais on peut hésiter à suivre M. Capo lorsqu'elle tire des conséquences pour le moins radicales des désaccords entre les assesseurs coutumiers, qui la conduisent à douter de l'existence d'une coutume et par voie de conséquence d'un droit coutumier susceptible d'être articulé sur elle[12]. En effet, cette théorie qui rejoint les vues critiques déjà exposées par F. Garde[13], méconnaît le fait que la coutume est usage, que les usages ne peuvent être ni fixes ni uniformes et que leur souplesse est inhérente au phénomène coutumier, qu'on ne peut enfermer dans un texte écrit, univoque et définitif. On peut toutefois rejoindre sans difficulté M. Capo lorsqu'elle termine sa démonstration en jetant le doute sur l'idée d'une « codification 'par le haut' » qui transformerait (la coutume) en corps de règles fixes ». Comme je l'ai écrit, codifier les coutumes revient à les trahir.

B. Trépied présente une contribution sur la « justice coutumière »[14] qui est également le fruit d'une étude de terrain menée de main de maître devant la chambre coutumière du TPI de Nouméa. Il aurait pu s'intéresser aux successions (qui sont à l'origine d'un contentieux important), il a choisi de se focaliser sur de « nouvelles formes de relations familiales kanak », centrées sur « la prise en charge des enfants »[15]. Celles-ci révèle l'ampleur « des relations familiales fondées sur un lien privilégié, si ce n'est exclusif, des enfants à leurs deux parents (ou à l'un d'entre eux), assez loin donc de l'idéologie du lien coutumier à l'échelle clanique promue par le juge et les assesseurs » (p. 192) et leur « idéologie censément coutumière » (p. 208). Elle révèle l'acculturation des jeunes justiciables, qui bien souvent se situent dans « un espace intermédiaire assez large, une sorte de *middle ground* » qui emprunte à la fois au registre occidental et au coutumier, « vivant concrètement au quotidien, sur deux logiques, produisant de l'hybridité sociale » (p. 219), ce qui rejoint le « droit mixte » de J.-L. Halpérin. Même si l'étude n'affiche « aucune prétention à la généralisation », elle livre un tableau négatif qu'on pourrait résumer comme celui de justiciables en majorité des femmes, jeunes, urbanisées soumises à la juridiction de « vieux » ruraux de la « brousse » et des « îles » (p. 198) qui leur appliquent des règles archaïques,

---

12 « La 'coutume rituelle' apparait comme un répertoire de formes variables dans le temps et dans l'espace. En vertu de cette variabilité, la dissolubilité de l'union clanique est tout aussi justifiable au regard de la 'coutume rituelle' que l'indissolubilité. L'exégèse n'étant appuyée ni sur les pratiques rituelles observables ni sur la jurisprudence dont les assesseurs ont l'expérience, la porte est ouverte a la proposition d'une multiplicité de règles alternatives, voire contradictoires. Comme le dit justement M. Naepels (1998 : 161), les règles coutumières qui émergent de ces discussions sont à considérer non comme 'les principes structurants d'un ordre objectif mais comme les principes de référence d'interprétations et d'actions subjectives'. À travers les interprétations dissonantes qu'ils produisent en matière de règles coutumières, les assesseurs construisent une image de la 'coutume', entendue dans son sens rituel, moins comme un corps de règles univoques que comme une référence kaléidoscopique a même de fonder des formes très diverses du droit coutumier » (p. 179-180).

13 Fr. Garde, « Le mur et le lien : droit et coutume en Nouvelle-Calédonie », dans J.-Y Faberon, A. Hage (dir.), *Mondes océaniens. Etudes en l'honneur de Paul de Deckker,* L'Harmattan, Paris, 2010, p. 54-55.

14 Ce terme est incorrect : la justice en Nouvelle-Calédonie est étatique et les décisions sont rendues « au nom du peuple français ». Les assesseurs qui participent à la formation de jugement ne rendent pas les juridictions où ils siègent « coutumières » pour autant.

15 Le terme juridique adéquat est celui de « garde ».

moins équitables que celles du Code civil français (p. 205) et les enferment dans cette prison qu'est la coutume (où l'amour lui-même n'est pas un argument, p. 209-211)[16]. L'auteur souligne des points qui sont problématiques (p. 206-207 par ex.) et, si on met de côté certains arguments rhétoriques qui se retournent aisément contre lui[17], sa contribution, qu'on l'approuve ou qu'on la désapprouve, comporte des observations de fait qui méritent d'être prises en compte (l'exemple des p. 213 à 215 notamment) et discutées (plus longuement que dans le cadre d'un simple compte rendu).

Tate A. LeFevre, dans sa contribution sur « La tribu dans la ville : l'espace urbain, l'autorité coutumière et la marginalisation de la jeunesse kanak » entend critiquer l'image négative des jeunes Kanak de Nouméa volontiers définis « comme des 'sujets défectueux' tant du point de vue colonial français que de celui de l'autochtonie kanak orthodoxe » (p. 239), ainsi que l'idée que la culture autochtone soit incompatible avec le milieu urbain et doive être enfermée dans la forme traditionnelle qu'elle a jusque là revêtue, ce qui l'amène multiplier ses critiques à l'égard… du Sénat coutumier (p. 236, 238, 239, 240, 241, 246, 248). Mais hormis le *tagging* (p. 243) et la construction des cases à l'occasion de la « Fête de la citoyenneté » 2013 sur le parking de la baie de Moselle (p. 243-249), l'article ne développe guère les nouveaux aspects de cette culture autochtone.

Dans « Malaise dans la coutume ? », Marie Salaün livre ses « Réflexions à propos de l'usage de la notion dans un ouvrage de R. Lafargue » sept ans après sa parution et un an après le décès brutal de ce grand magistrat. Elle s'efforce d'éprouver sa notion de « coutume judiciaire »[18] à l'aune de la « réalité ethnologique ». Un certain nombre de critiques semblent tout à fait infondées : Lafargue qui a souligné que la coutume était « un objet en devenir, un monde vivant » ne peut pas se voir reprocher d'avoir avalisé « le principe d'une immanence de la coutume » au motif qu'il a écrit que l'ordre social qui préexistait à la colonisation se serait perpétué avec des adaptations (p. 256). D'autant que M. Salaün rappelle un peu plus loin qu'il appelait de ses vœux « un droit nouveau » (p. 259). En revanche la thèse de M. Salaün selon laquelle « la société kanak d'aujourd'hui, dans ses relations avec la société globale néo-calédonienne » serait « invisible dans son texte », car celui-ci ne s'attacherait pas à ce qu'elle appelle « l'exploitation des ressources sociologiques qui informent sur la situation contemporaine » (p. 258) peut revêtir de la pertinence, à condition de considérer comme elle et les contributeurs anthropologues de cet

---

16 Ses reproches aux assesseurs sont-ils réellement fondés ? Dans le système français, le rôle essentiel appartient au juge de métier, qui est, de l'aveu de B. T., « seul maître à bord » (p. 229).

17 Il oppose le magistrat et la justiciable en soulignant l'inégalité de leurs « ressources sociales respectives (celles d'un homme blanc métropolitain, diplômé et membre d'une profession supérieure, face à une femme kanak au bas de l'échelle sociale) » (p. 210). Et encore plus loin : « ironie de l'histoire, ces rappels à l'ordre sont uniquement prononcés par un juge lui-même blanc et métropolitain (p. 219). Mais B. Trépied est aussi « un homme blanc métropolitain, diplômé… » qui n'est pas tendre pour les vieillards kanak de la brousse…

18 On a déjà eu l'occasion de dire combien cette expression, qui faisait sens pour R. Lafargue, nous semblait critiquable (voir dernièrement : *101 mots pour comprendre la coutume kanak*, CDP Nouméa, 2016, v° Coutume judiciaire, p. 71).

ouvrage que le DCK est décalé par rapport au vécu réel des populations kanak (ce qui est une opinion, pas un fait d'observation). M. Salaün critique « l'illusion altéritaire » (p. 160) et l'idée « de mettre en œuvre le pluralisme juridique qu'avec R. Lafargue et d'autres magistrats et juristes, le Sénat coutumier appelle de ses vœux ». Au passage (mais c'est le leitmotiv de l'ouvrage) l'auteure critique la « rhétorique de l'autochtonie, qui, au nom de la coutume, prétend au monopole de la représentation du peuple kanak et de ses intérêts » (p. 254). Le socle des valeurs kanak est méchamment taxé de « kit identitaire » (p. 262-263) ; l'auteure oserait-elle écrire la même chose de la Déclaration des droits de l'homme de 1789 ? N'y aurait-il pas plutôt qu'un malaise dans la coutume, un malaise chez les ethnologues qui traitent de la coutume, due à la vision désespérante qu'ils se font de l'histoire de ce Pays et à leur hostilité pour le droit coutumier?

Une fois refermé, ce livre laisse au lecteur un sentiment négatif sur le DCK : dépouillé de tout « romantisme » coutumier (p. 135), celui-ci est surtout un construit juridique artificiel[19], qui est l'expression non point d'une authenticité historique incontestable, mais d'une volonté de « vieux », d'hommes, de ruraux, marqués par la religion, le sexisme et le passé. Détournant habilement une citation où J.-M. Tjibaou parlait en 1977 de la danse, B. Trépied cite celui-ci en renfort de sa thèse : « on n'a pas le droit, au nom d'une authenticité dont le schéma se situe il y a cinquante ou cent cinquante ans, de faire la critique de ce que (les Kanak) sont aujourd'hui ». Faut-il pour autant en faire de petits Français abandonnant leur « droit particulier » (p. 194) pour entrer enfin dans la belle civilisation du « droit commun » (p. 191) ? Les auteurs se gardent de répondre à cette question. Pour terminer on pourrait d'ailleurs leur reprocher de ne pas afficher clairement leur programme : celui-ci est évidemment de supprimer le statut coutumier – qualifié de colonial (p. 50) et d'impérial (p. 267) – pour imposer aux Kanak le statut français (éventuellement rebaptisé « néo-calédonien » pour lui donner une allure océanienne).

L'ouvrage des juristes (dont on hésite à préciser qu'il est l'œuvre de chercheurs plus jeunes) aborde le DCK sans hostilité de principe et dans une optique qui se veut volontairement compréhensive et constructive.

L'école juridique franco-civiliste ou le droit kanak apparemment circonscrit à la jurisprudence des tribunaux français

L'intégration de la coutume dans le corpus normatif contemporain en Nouvelle-Calédonie est un gros ouvrage collectif (553 pages), numérisé sur le site de l'Université de la Nouvelle-Calédonie[20]. C'est le fruit d'une collaboration entre deux laboratoires

---

19 « La coutume est largement un artefact, un produit de l'expérience, qui n'est certes pas sans rapport avec le réel, mais n'est accessible qu'au prisme de la subjectivité des dites 'voix' et des circonstances qui font que ces 'voix' se font entendre ici et maintenant » (M. Salaün, p. 257).

20 http://larje.univ-nc.nc/index.php/component/content/article/15-analyses-arrets-decisions/droit-de-la-nouvelle-caledonie/491-l-integration-de-la-coutume-dans-le-corpus-normatif-contemporain-en-nouvelle-caledonie.

universitaires : le LARJE[21] de l'Université de la Nouvelle-Calédonie et le laboratoire de droit privé de l'Université de Lyon 3.

Ce recueil électronique a réuni vingt-cinq contributeurs – dont cinq professeurs de droit titulaires (trois à Lyon, deux à Bordeaux) et quatre maîtres de conférences en poste au LARJE (dont trois juristes), quasiment tous métropolitains. Certains auteurs en poste dans l'Hexagone ne paraissent pas connaître la Nouvelle-Calédonie.

L'ouvrage n'a rien d'un traité ou d'une somme didactique : à le lire on a plutôt le sentiment de parcourir des Actes de colloque, avec des contributions diverses et variées, de qualité, mais aussi de quantité fort inégales (deux contributions font six pages chacune, alors que rapport final d'E. Cornut – d'excellente facture — en compte une cinquantaine).

Le document s'adresse évidemment aux universitaires et aux magistrats (qui peuvent seuls accéder au contenu des 612 décisions collectées). On sera un peu surpris de ne pas retrouver dans ce recueil une seule signature de publiciste en poste à l'UNC, membre du LARJE. Le rôle de la juridiction administrative y est donc présenté par un éminent professionnel (R. Fraisse, ancien président du Tribunal administratif de Nouvelle-Calédonie).

On note la présence d'à peine une seule aixoise (G. Nicolas, maître de conférences de droit public). Il est regrettable que le potentiel de coopération avec Aix-Marseille n'ait pas été plus exploité (N. Rouland, L. Sermet…).

En contrepartie, l'équipe donne l'impression d'une certaine homogénéité, notamment dans la méthode et la ligne idéologique, « partagée par l'Université et le Palais », qui est de caler le droit civil coutumier kanak dans le moule formé pour lui par la jurisprudence des tribunaux statuant avec des assesseurs coutumiers. Il faut mettre à part la contribution (par ailleurs absolument remarquable) des anthropologues P. Godin et J. Passa et aussi celle de l'économiste S. Gorohouna, très éclairante sur les perspectives de développement offertes par les Groupements particuliers de droit local. Les autres intervenants sont (excepté F. Cayrol) des juristes de l'UNC et de la Cour de Nouméa, qui sont en relation étroite.

On notera surtout un parti-pris méthodologique et au fond *idéologique*.

Il est clair aujourd'hui qu'il y a deux approches du droit civil coutumier : l'approche kanako-coutumière, qui est la mienne et dont je fais humblement « l'aveu », et l'approche franco-civiliste qu'incarnent « l'Université et le Palais » à Nouméa. La première arrime le droit civil coutumier kanak à la coutume, qui est sa matrice, la seconde l'articule par rapport au droit civil français, qui est son voisin. L'ouvrage d'E. Cornut et P. Deumier vise en effet à « intégrer la coutume » dans le « corpus normatif contemporain de la Nouvelle-Calédonie ». D'après E. Cornut cela repose sur l'idée que « la coutume peut, comme le droit civil calédonien, passer de l'oralité à la forme écrite, être portée par des lois du pays et délibérations pour, *in fine*, s'agréger au droit calédonien écrit pour ne faire qu'un avec lui » (p. 493). Mais l'auteur, fin juriste, connaît beaucoup trop bien la

21 Le *Laboratoire de recherches juridique et économique* compte 3 professeurs et dix maîtres de conférences en droit, économie et gestion, en poste à l'UNC.

question pour penser que ce soit possible de façon directe, mais on peut « passer par des techniques indirectes » (p. 518), notamment « *via* de nouvelles règles de conflits internes de normes » (p. 539). En attendant, l'étude suit la jurisprudence mais elle ne suit qu'elle. Il présente une vision désincarnée du DCCK portée par de bons juges qui ne sont pas du tout, mais alors pas du tout les serviteurs du droit et de l'État français, en rien concernés par les luttes politiques dont ce Pays est le théâtre (ce qui ne veut pas dire que le Pays n'ait pas eu de grands magistrats et on sait ce que le droit coutumier doit à Lafargue, P. Frezet et D. Rodriguez).

C'est un vieux mirage civiliste que de sacraliser la jurisprudence. Pourtant, quelles que soient les qualités de tel ou tel juge, il ne faut pas trop demander aux décisions de justice rendues par les tribunaux. Tout le droit civil kanak n'est pas dans la jurisprudence : certes celle-ci est un instrument d'information important sur le droit coutumier, mais le juge métropolitain ne peut pas dire la coutume, pas plus que le triton ne peut parler à la place de la conque, comme le dit un dicton populaire de Hienghène[22]. Les décisions de justice sont un instrument qui doit être manié avec beaucoup de précaution, pour trois raisons. Tout d'abord, toutes les décisions de justice ne sont pas exploitables pour connaître le fond du droit et la plupart des 612 décisions collectées sont d'ailleurs silencieuses sur la coutume kanak[23]. Par ailleurs elles n'éclairent que le versant du droit civil coutumier kanak exposé à la sinistralité et elles en donnent parfois une vue tronquée[24]. C'est ainsi que la plupart des affaires de filiation portées devant les juridictions statuant avec des assesseurs coutumiers portent sur la paternité hors mariage[25], ce qui est loin d'être la norme en milieu coutumier. Enfin, elles reflètent trop souvent les vues personnelles des magistrats. Ainsi lorsque ceux-ci sont confrontés au silence du droit coutumier … ils n'hésitent pas de leur

---

22 *Hwanfalik, Dictons de la vallée de Hienghène,* ADCK, Nouméa 1992, p. 11 : « Pala duduup na haanduudaalok ».

23 Ainsi sur 612 décisions, 1/3 traitent du contentieux du changement de statut et la très grande majorité de celles-ci font application de la loi organique de 1999 et pas de la coutume kanak, dont elles ne disent rien. De même sur les 22 décisions collectées comme matériau de recherche sur le mariage, 10 seulement « appliquent réellement la coutume kanak et peuvent permettre d'appréhender son contenu » (B. Cagnon, « Le mariage », p. 46). S'agissant des pensions alimentaires (109 décisions) ou de l'autorité parentale (73 décisions) la motivation des décisions antérieures à 2010 est très sommaire.

24 Ainsi sur les 612 décisions collectées par l'enquête du LARJE en 2016 (E. Cornut et P. Deumier (dir.), *L'intégration de la coutume dans le corpus normatif contemporain en Nouvelle-Calédonie,* rapport de recherche réalisé avec le soutien de la Mission de recherche Droit et Justice (http://larje.univ-nc.nc/index.php/component/content/article/15-analyses-arrets-decisions/droit-de-la-nouvelle-caledonie/ 491-l-integration-de-la-coutume-dans-le-corpus-normatif-contemporain-en-nouvelle-caledonie), 1/3 traitent du contentieux du changement de statut et la très grande majorité de celles-ci font application de la loi organique de 1999, mais pas de la coutume kanak, dont elles ne disent rien. Et au sein du contentieux du changement de statut, si le mouvement en faveur du statut civil de droit français paraît presque inexistant (5 décisions sur 201) il dissimule des demandes plus nombreuses qui n'ont pas donné lieu à procès (Ainsi en 2015, en trouve-t-on 16 mentionnées par P. Dalmazir et P. Deumier, « Le contentieux préalable du changement de statut », *op. cit.*, p. 22-23).

25 H. Fulchiron, « La filiation », dans E. Cornut et P. Deumier (dir.), L'intégration de la coutume dans le corpus normatif contemporain en Nouvelle-Calédonie, *op. cit.*, p. 52.

propre aveu[26] à le créer : ils sont parfois bien inspirés, mais parfois pas du tout[27]. Certains juges sont rebutés à l'idée d'appliquer des solutions coutumières, d'autres se situent entre le Code civil et la coutume[28], d'autres enfin rêvent d'exprimer le droit coutumier dont ils croient les oracles vivants : il en résulte des interférences qui transparaissent dans les décisions rendues. En 2000, la CA de Nouméa a jugé que la mère ne pouvait pas s'opposer à la reconnaissance de l'enfant naturel par le père dès lors que sa paternité n'était pas contestée[29], en 2014 elle a dit exactement l'inverse[30]. L'ouvrage ne s'attarde pas sur un point central de sociologie juridique : il est bien connu que l'évolution de la jurisprudence locale en faveur du droit coutumier est imputable à « l'activisme de magistrats français venus de métropole et qui sont restés plusieurs années en poste au tribunal de première instance ou à la cour d'appel de Nouméa » : R. Lafargue, D. Rodriguez et P. Frezet[31]. Pour ces raisons, il nous est impossible de suivre notre collègue P. Deumier lorsqu'elle écrit que « le juge, 'bouche de la loi', devient en Nouvelle-Calédonie 'bouche de la coutume' tenu de trancher les litiges en application de la coutume… » (p. 188. Le second volet de sa contribution apporte d'ailleurs des tempéraments très pertinents à cette affirmation un peu rapide car « les décisions de justice ont un effet incontestable de *construction de la coutume* »). Nous dirons plutôt qu'ils opèrent une *reconstruction* de la coutume. C'est là un choix possible, mais ce choix il faut l'assumer et d'abord l'avouer.

S'ils s'étaient davantage appuyés sur les sources ethnographiques qu'ils ont écartées, bon nombre de contributeurs se seraient moins exposés à la critique.

L'analyse du « prix de la femme » (même si elle ne serait pas désapprouvée par M. Capo), nous paraît partielle et partiale, notamment lorsqu'un des auteurs cite favorablement[32] un jugement assez contestable qui croit pouvoir dire que « la femme a été payée par les clans qui s'allient »[33]. Certes en contrepartie de l'union, s'opère une remise de cadeaux. Comme le *lobolo* africain, ceux-ci vont à la famille de l'épousée : c'est en quelque sorte le prix de la femme, le « prix du

---

26 R. Lafargue, *La coutume judiciaire en Nouvelle-Calédonie,* Rapport de recherche financé par le GIP-Justice, 2001, p. 66 : « les juridictions avec assesseurs coutumiers ont été créées pour dire le droit coutumier et, dans le silence du droit coutumier, pour le créer (…) au besoin en recourant à un droit supplétif ».

27 Tel est le cas lorsqu'ils vont chercher ce qu'ils croient être la solution de DCCK… dans le Code civil français ! Voir par ex. TPI Nouméa, JAF, 30 août 1999, *RG* 99-984, qui invoque l'article 214 du C. civ. dans un litige entre deux époux de statut coutumier.

28 Voir par ex. TPI Nouméa, 28 juin 1999, *RG* 97-1190 : « Attendu que le Tribunal ainsi composé (avec deux assesseurs coutumiers) n'applique ni le seul droit commun (sic), qui doit être tempéré et accordé avec la coutume des parties, ni le seul droit coutumier dont il n'est pas détenteur… ».

29 CA Nouméa, 23 novembre 2000, *RG* 352-99.

30 CA Nouméa, 20 mars 2014, *RG* 12-519.

31 J.-L. Halpérin, « Entre droit coutumier et droit civil : vers un droit mixte ? Réflexions après une enquête auprès des praticiens du droit », dans C. Demmer & B. Trépied (dir.), *La coutume kanak dans l'Etat. Perspectives coloniales et postcoloniales sur la Nouvelle-Calédonie,* L'Harmattan, Collection « Cahiers du Pacifique Sud Contemporain », hors série n°3, 2017, p. 145-146.

32 B. Cagnon, « Le mariage », *op. cit.*, p. 28, qui croit y voir une formule « peut-être plus réaliste ».

33 TPI Nouméa, JAF, 16 mai 2011, *RG* 10-1701.

oui » (*junehmala* en Drehu), le prix des enfants qu'elle donnera à son époux. En Ajië, ce don est appelé *viuôyô,* ce qui signifie « pour enrouler (conclure) le mariage »[34], mais pour dénommer l'action on dit couramment *urhîîbwè* « payer la femme », ce qui est aussi le sens du mot *wârî* en Paicî[35]. Cependant le mot n'est pas du tout à prendre à la lettre (tout comme d'ailleurs l'expression : monnaie kanak).

Il y a toujours quelques risques à mobiliser des juristes métropolitains qui ne connaissent rien au Pays et sont invités *ex abrupto* à analyser des règles coutumières à la lumière de données strictement textuelles. On en donnera pour exemple « l'autorité parentale » (73 décisions recensées). Cette notion renvoie à une institution de droit civil (et certainement pas de droit coutumier car l'autorité est dans le clan, pas dans le ménage conjugal). C'est vraiment travestir la coutume que d'écrire « que cela soit dans le cadre des règles coutumières kanak ou de droit civil commun (sic), la question de l'autorité parentale aspire à une finalité commune, celle de l'intérêt de l'enfant » (p. 89). La finalité première du DCCK est la pérennité du contenant (le clan), pas celle de tel ou tel élément isolé du contenu. La page d'après, on est embarrassé par des affirmations trop péremptoires : p. 90 : « l'appartenance à un clan est exclusive » (est-ce bien sûr ? L'enfant entre dans le clan de son père mais le lien avec son oncle maternel subsiste ![36]) ou encore p. 92 : « à l'instar du droit civil commun (sic)… l'autorité parentale est exercée conjointement entre les père et mère » (et les frères des pères ? les oncles utérins ?). De toute évidence, l'auteur de passage n'a pas compris qu'en droit kanak il y avait « une autorité parentale multiple et simultanée », comme je l'ai écrit dans mon livre.

Le recueil a parfois tendance à présenter du DCCK une version vraiment très désincarnée. Comme on le sait, les parties (de statut coutumier) peuvent demander en première instance l'option de juridiction : la mise à l'écart des règles relatives à la composition de la juridiction de droit commun par des assesseurs coutumiers[37]. Voilà bien un caillou dans ce beau jardin dessiné à la française : or, cette contradiction – qui obéit à des mobiles assimilationnistes[38] –

---

34 C. Lercari, *Dictionnaire ajië-français à l'usage des étudiants. Langue de la région de Houaïlou*, CDPNC, Nouméa, 2000, p. 397.

35 C. Salomon, *Hommes et femmes : harmonie d'ensemble ou antagonisme sourd ?, op. cit.*, p. 328 et p. 320 où l'auteur note que dans ces deux idiomes de la Grande Terre les mots *urhîî* et *wârî* désignent aussi le prix commercial d'un objet, mais également le salaire.

36 L'autorité parentale, telle que nous l'entendons, est normalement assurée par l'oncle utérin d'après G. Orfila, *La Nouvelle-Calédonie et le droit. Regards sur l'application du droit privé en Nouvelle-Calédonie*, éd. L'Harmattan, 1998, p. 23.

37 O. n°82-877 du 15 octobre 1982, art. 7 : « Les citoyens de statut particulier peuvent d'un commun accord réclamer devant le tribunal de première instance l'application à leur différend des règles de droit commun relatives à la composition de la juridiction. Cette demande doit être présentée avant toute défense au fond ou fin de non-recevoir ».

38 Car les rapports entre le DCCK et le soi-disant « droit commun » (prête-nom du droit français) sont très souvent faussés. Le mariage entre personnes de statuts différents relève du statut civil français, l'enfant d'un couple mixte, marié ou non, relève de ce statut, dès lors qu'un seul de ses parents y est soumis. On pourrait encore donner comme exemple l'option de succession (introduite en 1980) offerte aux personnes de statut coutumier.

est présentée « comme une garantie offerte aux parties de voir leur différend jugé par une juridiction alors même que les assesseurs coutumiers ne siégeraient pas » (p. 145).

Les lecteurs les moins compréhensifs y verront une version de la coutume déconnectée de l'histoire coloniale et de l'anthropologie qui reflète une reconstruction vraiment très éloignée de la réalité. Pour ma part, je me garderai bien de « jeter le bébé avec l'eau du bain ». Il y aussi de très intéressants apports à cet ouvrage.

L'entreprise a collecté 612 décisions de justice significatives sur un quart de siècle (depuis le 26 septembre 1991), ce qui représente un travail de recension colossal. C'est d'ailleurs le plus grand mérite du travail : comme l'écrit E. Cornut, qu'il faut féliciter d'être le concepteur de cette remarquable sélection, « cette base est le principal résultat de la recherche menée ». On déplorera cependant que les directeurs du projet n'aient pas voulu les mettre en ligne tout de suite : « D'une part, le projet est de continuer à alimenter la base des décisions à venir… D'autre part, le projet est d'ouvrir l'accès au site, pour l'heure réservé aux membres de la présente recherche » moyennant une inscription préalable (p. 12). On comprendra que l'équipe se soit réservé ce matériau pendant le temps de la recherche. Mais il faut souhaiter que cet accès soit rapidement élargi.

Pour autant, le compte rendu est accessible en ligne et l'enquête confirme d'ores et déjà un certain nombre de choses. Tel est le cas pour « les demandes de changement de statut (qui) se font quasi-exclusivement dans un seul sens, pour aller vers le statut civil coutumier »[39]. Il faut également citer l'impossibilité de réduire le droit coutumier à la sphère civile en retranchant la sphère pénale, comme le montre V. Malabat dont la contribution est à mettre en parallèle avec celle que j'ai présentée au Sénat coutumier le 24 février dernier. Cette convergence méritait d'être soulignée.

Par ailleurs, il serait injuste de ne pas relever que l'ouvrage d'E. Cornut et P. Deumier nous apprend aussi beaucoup de choses nouvelles, comme l'existence d'un contentieux coutumier émergent au plan indemnitaire (avec la très belle étude d'E. Cornut qui bouscule beaucoup d'idées reçues), l'imprégnation réciproque entre le droit du travail et la coutume kanak (N. Meyer) ou la pratique de l'état civil coutumier et celle des actes coutumiers (avec les travaux respectifs très solidement documentés de C. Bidaud-Garon et de C. Elia). Les développements sur la responsabilité civile représentent un progrès par rapport à ce que j'ai pu moi-même écrire en 2016 et même un saut qualitatif (il est vrai que je ne pouvais alors qu'exploiter à distance les ressources de *juridoc.gouv.nc*).

Restent bien sûr des lacunes. On ne saurait le reprocher aux co-auteurs de cette somme, qui fera date. On regrettera d'ailleurs qu'elle ne soit pas encore

39 Seules 5 décisions sur 201 sont en sens inverse (P. Dalmazir, P. Deumier, « Le contentieux préalable du changement de statut », p. 22). Cependant toutes les demandes de changement en faveur du statut civil de droit écrit ne se retrouvent pas dans la base de données qui ne retient que celles ayant donné lieu à contentieux. Ainsi en 2015, en trouve-t-on 16, la plupart en vue de faciliter la transmission successorale de ses biens par le déclarant (p. 23).

disponible sur support papier. Le colloque de 2014 co-organisé entre le LARJE et le Centre de droit de la santé d'Aix-Marseille, sous la direction de G. Nicolas, à Aix-Marseille, vient quant à lui de paraître aux PU de la Nouvelle-Calédonie. Il faut espérer que l'ample recension d'E. Cornut et P. Deumier lui emboitera le pas, en lui faisant bientôt suite chez ce jeune éditeur universitaire local.

Oserait-on souhaiter à cette équipe, qui envisage de compléter ce premier volet par un lexique coutumier, d'élargir son angle d'attaque en croisant les perspectives juridiques, anthropologiques et linguistiques… et en ouvrant ses rangs ? Il faut ouvrir plus grandes les portes et les fenêtres de la recherche afin d'y faire pénétrer plus de lumière.

Antoine Leca

Sévane Garibian (éd.), *La mort du bourreau. Réflexions interdisciplinaires sur le cadavre des criminels de masse*, Paris, Éditions Pétra, 2016.

Après des mois de guerre civile en Libye, le lynchage de Mouammar Kadhafi par des combattants rebelles est salué comme une libération du pays. Pourtant, cette exécution représente, à plusieurs égards, un déni de justice aux dépends de ses victimes. En premier lieu, la mort du dictateur éteint l'action pour crimes contre l'humanité, entamée à son encontre par la Cour pénale internationale, suite à la répression brutale de la révolution du 17 février 2011[1]. En second lieu, avec Kadhafi disparaît une « preuve vivante », dépositaire de la vérité sur ses crimes, et seule capable de « donner du sens » à des actes « insensés »[2].

Au-delà du contexte libyen, ce déni de justice sous forme d'exécution illustre les problématiques découlant du décès des criminels de masse. En effet, la mort de ces *bourreaux* – au sens du terme anglais *perpetrator,* l'auteur de crimes internationaux – interroge quant à son impact dans une société tentant de se reconstruire face à un héritage de violence. Ce décès ouvre-t-il nécessairement la voie à l'impunité des crimes, en rendant impossible le traitement juridique du passé, et en empêchant la construction d'une mémoire collective ? Quelle fonction peuvent jouer à cet égard les mécanismes de justice transitionnelle, tels que les poursuites pénales, les mesures de réparation, ou la politique de la mémoire et de commémoration des victimes ? Indépendamment de l'efficacité de ces procédés, quel est le rôle du traitement réservé à la dépouille du criminel de masse et de l'appréhension de son héritage ?

En réponse à ces interrogations, l'ouvrage collectif *La mort du bourreau. Réflexions interdisciplinaires sur le cadavre des criminels de masse* vise à comprendre les enjeux afférents à la (mise à) mort et à la vie *post-mortem* des auteurs de violence de masse, au regard des exigences de justice et de réparation. Publié sous la direction de la juriste Sévane Garibian en novembre 2016, ce livre est simultanément paru en espagnol aux Éditions Miño y Dávila (Buenos Aires). Une sélection de chapitres traduits en langue anglaise fait également l'objet d'un numéro spécial du *Journal of Genocide Research*, la revue de l'*International Network of Genocide Scholars* (Taylor & Francis Online, 2018). Outre l'intérêt considérable qu'il suscite, l'ouvrage laisse entrevoir une double ouverture vers de nouveaux domaines d'étude : l'une résultant du sujet du livre, l'autre découlant de sa méthode d'analyse.

D'abord, le décès du bourreau, au cœur de l'ouvrage, est un phénomène récurrent mais singulier, du fait des enjeux qu'il comporte. En outre, son étude

1 Cour pénale internationale (CPI), décision de la 1e Chambre préliminaire relative à la requête déposée par le Procureur en vertu de l'article 58 du Statut concernant Mouammar Mohammed Abu Minyar Kadhafi, Saif Al-Islam Kadhafi et Abdullah Al-Senussi, Situation en Libye, ICC-01-11, 27 juin 2011 ; CPI, décision de la 1e Chambre préliminaire de mettre fin à la procédure engagée contre Mouammar Mohammed Abu Minyar Kadhafi, Situation en Libye, ICC-01/11-01/11-28, 22 Novembre 2011.

2 Michelle Caswell, Anne Gilliland, «False promise and new hope: dead perpetrators, imagined documents and emergent archival evidence», *The International Journal of Human Rights*, 19/5, 2015, p. 621.

est insolite au sein de la recherche académique en droit, et ce, pour deux raisons. D'une part, premier tabou, le mort est généralement absent de l'analyse juridique, dont l'épicentre est la personne humaine, sujet de droit de son vivant[3]. D'autre part, second tabou, dans le contexte spécifique des sociétés post-conflit, seuls sont généralement étudiés les restes des victimes de crimes de masse. Il s'agit en effet de rechercher ces dernières et d'identifier les corps, afin d'informer les familles de leur sort, ou d'établir les responsabilités de ces crimes. En étudiant les cadavres liés aux crimes de masse, l'ouvrage se situe dans le prolongement d'un programme de recherche qui a examiné la fonction symbolique et matérielle des corps des victimes[4]. Toutefois, interroger, à la place des restes de ces dernières, ceux des bourreaux, relève encore d'un « autre impensé », d'un « tabou dans le tabou » (p. 25). Ce questionnement conduit en effet à inverser les problématiques particulières soulevées par le corps des victimes, et à changer d'angle d'approche en direction de leurs *auteurs*. Cette perspective offre un point de vue inexploré au sein des *human remains studies*, le champ d'étude des corps morts et des restes humains, demeurant lui-même peu exploité.

Ensuite, du fait de la méthode interdisciplinaire retenue dans l'ouvrage, les perspectives croisées de l'histoire, de l'anthropologie, de la sociologie, de la psychologie et de la littérature informent l'analyse juridique et la complètent. Cette réflexion est construite en trois parties, qui correspondent aux différentes modalités de mise à mort du bourreau : le décès naturel ou suspect, la mise à mort judiciaire et l'exécution extrajudiciaire. Elle se développe ensuite à travers l'analyse d'exemples permettant, malgré des différences de contextes, d'illustrer chacune de ces fins. Enfin, les observations conclusives de Sévane Garibian proposent une vision transversale de la problématique.

L'ouvrage ne se contente pas de collecter les différentes approches de la mort du bourreau. Son métissage analytique crée une passerelle vers les *perpetrator studies*, un nouveau domaine d'étude interdisciplinaire analysant le personnage, l'image au sens du terme anglais *figure,* des criminels internationaux[5]. Telle n'est pas la prétention du présent compte rendu, dans lequel nous exposerons, dans un premier temps, l'analyse de la légalité du tyrannicide proposée dans le prologue par la juriste Elodie Tranchez. Nous nous concentrerons, dans un second temps, sur les aspects juridiques ressortant de l'étude des différentes modalités de mise à mort, explorées par les autres contributeurs.

En prologue, Elodie Tranchez analyse la conformité des tyrannicides contemporains au droit international. Avant tout, l'auteure définit le tyran comme « celui qui viole systématiquement et "en masse" les droits de l'homme »

---

3 Outre la protection du corps mort, résultant de celle de la dignité humaine, et acquise du vivant de la personne, la question de la sauvegarde du cadavre a également été réactualisée du fait des progrès scientifiques, en particulier dans le cadre des discussions des règles relatives à la bioéthique. Cf. par ex., en France : Code civil, article 16-1-1 qui régit la protection de la dignité du corps humain après la mort.

4 Programme de recherche interdisciplinaire, *Corpses of Mass Violence and Genocide* (ERC Starting Grant n° 283-617). Cf. le site internet du projet, accessible à l'adresse : http://www.corpsesofmassviolence.eu/ (consultée le 09/03/2017).

5 Á ce propos, voir le site internet du *Perpetrator Studies Network,* accessible à l'adresse : https://perpetratorstudies.sites.uu.nl/ (consultée le 09/03/2017).

(p. 43). Ces droits représentent en effet les seules valeurs suffisamment portées par la société des États pour que celui qui les foule puisse être universellement qualifié de tyran. Elodie Tranchez examine ensuite la protection de ce dernier contre les outrages, en temps de paix puis en temps de guerre. En temps de paix, d'une part, le tyran est protégé par les droits de l'homme, en particulier celui à la vie, y compris dans le contexte de « l'état de terreur » (p. 50). Selon Elodie Tranchez, en effet, la protection des droits de ses victimes ne justifie pas l'atteinte dérogatoire au droit à la vie du tyran. En temps de conflit armé, d'autre part, le tyrannicide correspondrait à une *assassination*[6], indépendamment du statut de combattant du tyran. L'exécution du bourreau serait, de ce fait, prohibée par le droit de la conduite des hostilités, qui interdit le recours à la trahison pour tuer un ennemi[7].

Cette interprétation large de la notion de trahison pourrait toutefois être discutée, au regard de la manière dont le Statut de Rome de la Cour pénale internationale définit le crime de guerre de traîtrise[8]. En effet, ce crime se fait l'écho de l'interdiction de la trahison dans le droit de la conduite des hostilités, dont il découle[9]. Il fait, de plus, l'objet d'une interprétation stricte par les Éléments des Crimes du Statut de Rome[10], qui le rapproche de la notion de perfidie[11]. Selon cette interprétation, la qualification de trahison exigerait non seulement que l'auteur ait tué le tyran, mais également que, pour cela, il lui ait fait croire qu'il bénéficiait d'une protection contre l'attaque, en vertu du droit international humanitaire. Nous ne sommes donc pas convaincus, qu'en dehors de ce cas de figure spécifique, le tyrannicide relève de la prohibition de la trahison. En revanche, le tyran doit, quels que soient ses crimes, bénéficier de la protection contre l'attaque dévolue aux civils, dès lors qu'il ne peut être qualifié

6 Défini par Elodie Tranchez comme « l'assassinat intentionnel et prémédité, violent et perfide, d'une figure publique à des fins politiques » (p. 49), citant Matthew Pape, «Can We Put the Leaders of the "Axis of Evil" in the Crosshairs?», *Parameters*, n° 3, 2002, p. 62.

7 Règlement concernant les lois et coutumes de la guerre sur terre, Annexé à la Convention (IV) concernant les lois et coutumes de la guerre sur terre, La Haye, 18 octobre 1907, entré en vigueur le 26 janvier 1910, article 23(b). [Cité ci -après : Règlement de la Haye IV].

8 Statut de Rome de la Cour pénale internationale, U.N. Doc. A/CONF. 183/9, 37 ILM 1002 (1998), 2187 UNTS 90, 17 juillet 1998, entré en vigueur le 1er juillet 2002, article 8, par. 2 (b) (xi) 1) et article 8, par. 2 (e) (ix) [Cité ci -après : Statut de Rome].

9 Les versions anglaises du Règlement de la Haye IV, article 23(b) et du Statut de Rome, article 8, par. 2 (b) (xi) 1) et article 8, par. 2 (e) (ix) utilisent toujours les termes *killing treacherously* tandis que la version française de ces articles varie entre le terme « trahison » dans le premier et celui de « traîtrise » dans le second.

10 CPI, Éléments des crimes, ICC-ASP/1/3, article 8, par. 2 (b) (xi) 1) et article 8, par. 2 (e) (ix). Cette interprétation est également confirmée par plusieurs auteurs : Christine Byron, *War crimes and crimes against humanity in the Rome Statute of the International Criminal Court*, Manchester, New York, Manchester University Press, 2009, p. 115 et s. ; William Schabas, *The International Criminal Court: A Commentary on the Rome Statute*, 2nd ed., Oxford, Oxford University Press, 2016, p. 276 et s.

11 Protocole additionnel aux Conventions de Genève du 12 août 1949 relatif à la protection des victimes des conflits armés internationaux, 1125 UNTS 3, 8 juin 1977, entré en vigueur le 7 décembre 1978, article 37. [Cité ci -après : Protocole additionnel I].

de combattant, notamment du fait de son statut constitutionnel[12]. En conséquence, la légalité du tyrannicide dans un conflit armé dépendrait, notamment, du statut de la cible au regard du droit de la conduite des hostilités.

Quoi qu'il en soit, la mort du tyran, comme celle des autres bourreaux, n'est jamais anodine. Au-delà de la question de sa légalité, le contexte du décès et le traitement du corps peuvent influencer la lutte contre l'impunité en matière de droits de l'homme, en particulier par le biais du devoir de mémoire à la charge de l'État et du droit des victimes à la justice. La juriste Rosa Ana Alija Fernández montre cette incidence en étudiant, en regard, les *échappées* de Franco et de Pinochet, morts tous deux sans avoir été jugés pour leurs crimes (p. 31).

À sa mort en 1975, Francisco Franco est toujours au pouvoir. Conformément à ses souhaits, il repose dans la Vallée des morts (*Valle de los caidos)*, un mausolée colossal construit par des prisonniers politiques, et dédié aux soldats franquistes tombés pendant la guerre civile. Dans un contexte d'impunité des crimes de Franco, mise en place par la loi d'amnistie de 1977, sa tombe est devenue un lieu de pèlerinage à la mémoire du dictateur. De plus, le maintien du mausolée dans l'espace public et les controverses autour de son éventuel transfert empêchent la rupture avec l'héritage franquiste. De sorte qu'au terme d'une transition espagnole souvent présentée comme réussie, le « pacte du silence » de 1977 subsiste, uniquement mis à mal par les revendications des victimes ou de leurs descendants (p. 113). À l'inverse, le traitement du corps d'Augusto Pinochet, suite à son décès en 2006, apparaît comme le résultat du combat de la société chilienne contre l'impunité. Outre des procédures judiciaires internationales bien connues, des accusations d'assassinat, de disparitions forcées et de torture ont en effet permis d'entamer des poursuites à l'encontre du dictateur, malgré son immunité sénatoriale et l'amnistie édictée en 1978. Pinochet décède toutefois sans avoir été jugé. Alors qu'il rêve d'une tombe monumentale semblable à celle de Franco, ses cendres sont déposées dans une chapelle familiale, sans deuil officiel ni funérailles nationales. Aujourd'hui, le culte du bourreau n'est pas totalement éliminé mais le caractère privé de la tombe permet la construction de la mémoire collective des crimes de la dictature, loin de l'image construite par Pinochet le dépeignant en sauveur du Chili.

La comparaison des destins *post-mortem* des deux dictateurs démontre que, dans un contexte d'impunité persistante, la patrimonialisation de la dépouille du bourreau peut représenter un obstacle au traitement juridique du passé et à la rupture avec son héritage. Parallèlement, l'étude jointe des morts de Bokassa et d'Amin Dada, conduite par l'historienne Karine Ramondy, confirme cette analyse. À l'inverse, le cas de Pinochet montre que si la mort représente l'échappatoire du bourreau, la lutte contre l'impunité conduit en revanche à reléguer les restes de ce dernier et sa mémoire dans l'espace privé. De même, comme le montrent respectivement les contributions de l'anthropologue Anne Yvonne Guillou et de l'essayiste Florence Hartmann, Pol Pot et Milosevic, qui ont tous deux échappé de peu à la justice pénale internationale en mouvement

12 Protocole additionnel I, Articles 43, 50 et 51 (2) ; Convention III de Genève relative au traitement des prisonniers de guerre, 75 UNTS 135, 12 août 1949, entrée en vigueur le 21 octobre 1950, article 4.

au moment de leur décès, ne voient leur tombe ni sanctuarisée ni patrimonialisée par l'État. Il semble néanmoins que, lorsque la lutte contre l'impunité va jusqu'à prendre la forme de l'exécution du bourreau, le caractère privé de sa tombe ne permet pas nécessairement à la société de rompre avec son passé.

À cet égard, l'écrivaine Ana Arzoumanian montre qu'en dépit de l'absence de patrimonialisation de son mausolée, l'exposition des restes de Saddam Hussein, suite à sa pendaison, a représenté un obstacle au renouveau démocratique de la société irakienne. Elle étudie à cet effet la symbolique de la pendaison du « Boucher de Bagdad » pour crimes contre l'humanité et analyse la signification du traitement de la dépouille (p. 31). S'agissant de l'exécution de Saddam Hussein, Ana Arzoumanian entrevoit dans le choix de la pendaison par le Tribunal spécial irakien[13] une volonté d'avilir et de punir le condamné, au-delà de la rétribution inhérente à toute condamnation à mort. D'ailleurs, une même intention d'humilier le condamné à mort est perçue par l'historien Nicolas Patin lorsqu'il étudie la pendaison des dirigeants nazis après la Seconde guerre mondiale. Quant au sort du pendu, le corps de Saddam Hussein est transporté dans un édifice appartenant à sa famille, où son corps n'est ni enterré, ni logé dans une niche, mais « exhibé » dans sa tombe (p. 194). Ana Arzoumanian voit dans cette exposition hors-terre, et non « au-dessous » des vivants, un obstacle à la refondation du territoire irakien en une terre de démocratie (p. 198). Toutefois, la symbolique du traitement du corps mort semble dépendre tant des modalités de mise à mort, que du contexte dans lequel l'exécution survient. Par exemple, selon l'historien Didier Musiedlak, l'exhibition du corps supplicié de Mussolini traduit la volonté de retirer au personnage déchu toute possibilité de renaissance, afin de clore l'histoire du Fascisme en Italie.

En tout état de cause, il semble qu'une fois le bourreau *puni par sa propre mort*, il est alors moins question de lutte contre l'impunité que de refondation de la société. Malgré tout, ce renouveau paraît d'autant plus difficile lorsque la sentence est exécutée par un vengeur.

Sévane Garibian illustre cette problématique en examinant l'assassinat-vengeance, en 1921, de Talaat Pacha, principal responsable du génocide des Arméniens, condamné à mort par contumace dans son pays, mais réfugié en Allemagne. Son tueur est un vengeur, Soghomon Tehlirian, rescapé du génocide qui a décimé sa famille. Cette mort s'inscrit en effet dans le contexte particulier d'une impunité de fait des responsables du génocide des Arméniens, qui alimentera la politique négationniste de l'État turc, à l'œuvre depuis. Dans ce cadre, le procès du justicier, qui place le déroulement du génocide au cœur des débats, représente une tribune lui permettant de dénoncer l'ampleur et l'impunité du crime. Le juge, devenu « autorité témoignante », contribue, de ce fait, « à la victoire de l'histoire des vaincus » (p. 209). En acquittant Tehlirian, le juge allemand vient également pardonner l'acte de vengeance et souligner, en miroir, la culpabilité de sa victime, préalablement condamnée mais jamais punie. Pourtant,

13 Condamnation prononcée par le Tribunal spécial irakien pour crimes contre l'humanité, dans le cadre du procès relatif aux assassinats, tortures et détentions commis en représailles d'une tentative de meurtre contre la personne de Saddam Hussein dans le village de Dujail, en Irak.

la mort du génocidaire fait l'objet de funérailles importantes en Allemagne et d'un deuil national en Turquie. Ses restes, une fois restitués à la Turquie sur décision d'Hitler en 1943, sont inhumés, avec les honneurs, dans un mausolée construit à la mémoire du « héros de la patrie », sur la Colline du Monument de la Liberté, en plein cœur d'Istanbul.

Sévane Garibian conclut à la dimension « (re) cognitive » du procès du vengeur face à l'absence de reconnaissance du génocide, amnistié, puis nié jusqu'aujourd'hui par l'État turc (p. 226). À l'inverse, nul procès ne vient sanctionner la vengeance étatique contre le criminel de masse. La mise à mort d'Oussama Ben Laden, abattu lors d'un raid des forces spéciales des États-Unis, en est une illustration frappante.

Dans cet ordre d'idées, le juriste Frédéric Mégret recherche le paradigme juridique ayant pu fonder la mort de Ben Laden : appréhension d'un criminel à des fins judiciaires ou élimination d'un adversaire dans le cadre d'un conflit armé ? Ni l'un, ni l'autre. L'exécution de Ben Laden représente une « mesure de non-droit » (p. 268). Elle relève de la rhétorique de la guerre contre le terrorisme qui fait « l'apologie de l'exception » juridique, en faisant ployer les différents paradigmes selon ses besoins, au nom de la sécurité nationale (p. 268). À cet égard, il apparaît révélateur que deux contributeurs de cet ouvrage, Elodie Tranchez et Frédéric Mégret, s'interrogent sur la légalité de la mise à mort – l'un du tyran, l'autre du terroriste international – face au droit international censé réguler la violence étatique. Au-delà des spécificités de chacune de ces contributions, leur coexistence illustre la singularité de la figure du terroriste dans l'analyse du droit international, du fait du discours de la *War on terror*. Le terroriste, « ennemi absolu » de l'État, devrait ainsi être éliminé de manière presque « biologique » afin d'assurer la « maximisation de la vie », au regard du risque qu'il pose (p. 264 et s.).

L'agent du terrorisme international n'est toutefois pas le seul à faire l'objet de cette rationalisation de la violence contre le bourreau. L'analyse de Muriel Montagut montre, par exemple, la manière dont les commentaires politiques et médiatiques suite au lynchage de Mouammar Kadhafi ont également tenté de justifier cette violence comme l'établissement d'un « juste équilibre » au regard de ses crimes (p. 280).

En définitive, ces débats interrogeant l'équité de la mise à mort des criminels de masse démontrent qu'une telle exécution soulève des problématiques que le droit ne peut saisir que partiellement. Effectivement, la mort du bourreau, naturelle-échappatoire, judiciaire-expiatoire ou extrajudiciaire-vengeresse, est un « fait » récurrent, indépendamment de la question de sa légalité et/ou de sa légitimité (p. 57). Autant dire que les analyses historiques, sociologiques, anthropologiques, psychologiques et littéraires viennent utilement éclairer l'approche juridique. Ce faisant, les différentes contributions ouvrent la voie à une analyse plus large des facteurs influençant la réussite, ou non, de la refondation d'une société héritière de crimes de masse.

À la lecture de ce livre, on découvre en effet qu'au-delà du contexte propre à chaque transition, les modalités de (mise à) mort et la vie *post-mortem* des bourreaux peuvent peser sur la capacité des sociétés à affronter un passé marqué par des violences de masse. En conséquence, pour les spécialistes du développement de l'État de droit et de la démocratie, ce n'est plus seulement l'efficacité des mécanismes de justice transitionnelle qu'il conviendra désormais d'étudier. C'est également, parfois, l'un des marqueurs de la transition : la mort (lorsqu'elle advient) du dictateur, tyran, despote, criminel international ou autre bourreau, et le sort réservé à sa dépouille. L'analyse conduite à travers l'ouvrage *La mort du bourreau. Réflexions interdisciplinaires sur le cadavre des criminels de masse* délivre les clés de compréhension nécessaires à une telle étude.

Marion Vironda Dubray

DROIT ET CULTURES

Revue internationale interdisciplinaire

Droit et Cultures est une revue interdisciplinaire dont la réflexion est centrée sur les phénomènes juridiques.
L'idée de droit, des droits, du droit n'a de sens qu'en référence à un système de valeurs, de normes et de cultures qui révèlent des formes dynamiques d'agencement social ou sociétal. Les cultures, les organisations sociales et politiques, les ordonnancements juridiques, dans leur diversité, invitent à repenser les modèles, catégories et classifications.
Le défi de *Droit et Cultures* est de s'affranchir de la réduction du phénomène juridique à une version unique et de promouvoir une lecture plurielle des faits culturels ; il implique d'appréhender les représentations, les discours et les pratiques des acteurs. Y participent les analyses sur la pluralité des paradigmes et sur les transformations des concepts, sur les permutations des références, sur les fluctuations des champs de recherche et des terrains d'observation dans le temps comme dans l'espace. En relèvent de même les travaux sur les variations des perceptions, sur les réinterprétations des traditions aussi bien que sur les reconfigurations des relations sociales aux échelles internationales, régionales et locales.
Droit et Cultures accueille ainsi toute réflexion relative à ces processus.

International interdisciplinary journal

Droit et Cultures is an interdisciplinary journal focusing on legal phenomena.
The idea(s) of Law(s) and rights have a meaning only in reference to a system of values, norms and cultures revealing dynamic forms of social or societal arrangement. Cultures, social and political organisations, legal constructions, in their diversity, invite us to rethink models, categories and classifications.
For *Droit et Cultures*, the challenge is double: to free oneself from the temptation of reducing the legal phenomenon to a single version and to promote a plural understanding of cultural facts; this implies apprehending representations, praxis and discourse of actors. Belong to this process analyses, in time as in space, on the plurality of paradigms, on the transformations of concepts, on the permutations of references, on the fluctuations of research fields and observation sites. Are also part of it the studies on variations of perceptions, reinterpretations of traditions as well as reconfigurations of social relations on the international, regional and local levels.
Droit et Cultures thus welcomes any reflection concerning these processes.

RECOMMANDATIONS AUX AUTEURS

1. Les textes soumis à la Rédaction de la Revue Droit et Cultures doivent être adressés sous format Word par courriel à l'adresse jlahmani@parisnanterre.fr. Un exemplaire sous forme de tirage papier peut également être adressé à : Jacqueline LAHMANI, Rédacteur en chef adjoint, Université Paris Ouest Nanterre La Défense, bât. Simone Veil (F)-505, 200 avenue de la République, 92001 NANTERRE CEDEX.
L'article comporte 40 000 signes environ, notes et espaces compris. Il doit être précédé d'un court résumé (10-15 lignes maximum) et de quelques (5) mots-clés en français et en anglais (le titre de l'article doit également être traduit en anglais) ; cette contribution sera accompagnée d'une brève biographie des auteurs indiquant leurs champs de recherche et leur rattachement institutionnel ainsi qu'une courte bibliographie les concernant.
L'article sera expertisé par 2 referees qui jugeront de la pertinence de sa publication dans notre revue. Cette décision sera ensuite entérinée par notre Comité éditorial.
Si le texte est une traduction, il est demandé aux auteurs de joindre le manuscrit en langue originale.

2. Les références des ouvrages, articles, sites internet doivent être placées en notes de bas de pages, numérotées en continu et présentées de la façon suivante :
– pour un ouvrage : Claude Lévi-Strauss, Anthropologie structurale, Paris, Plon, 1958.
– pour un article : Alain Testart, « Pourquoi ici la dot et là son contraire », Droit et Cultures, n°32, 1996/2, 1996, p. 10-11.
Une bibliographie générale pourra suivre le texte de l'article, les références présentées de la manière suivante :
– ouvrage : LÉVI-STRAUSS (Claude), Anthropologie structurale, Paris, Plon, 1958.
– article : TESTART (Alain), « Pourquoi ici la dot et là son contraire », Droit et Cultures, n°32, 1996/2, 1996, p. 7-35.

3. Toute proposition de dossier thématique est accueillie par la Rédaction. Cette proposition doit comporter un argumentaire et la présentation des différentes contributions (et de leurs auteurs) qui composent ce dossier, ainsi que les nom et prénom, titres et qualités, et l'adresse institutionnelle du porteur du projet.

4. Toute proposition d'article entraine, ipso facto, acceptation par l'auteur de sa mise en ligne sur le portail Revues.org (Centre pour l'édition électronique ouverte) avec lequel la revue Droit et Cultures a conclu une convention de partenariat.

REVUE DROIT ET CULTURES

– **Abonnement annuel (2 numéros) (Frais de port inclus)**

France	**41,20 Euros**
Etranger et DOM-TOM	**44,25 Euros**

La revue Droit et Cultures est disponible, sur commande, dans toutes les grandes librairies de province et par correspondance aux Editions L'Harmattan, 7 rue de l'Ecole Polytechnique, 75005 Paris.

✂..

BON DE COMMANDE

NOM ET PRENOM ....

ADRESSE ....

CODE POSTAL...

DATE SIGNATURE

Règlement par chèque postal, bancaire ou mandat international à l'ordre des Editions L'Harmattan et adressé aux :

Editions L'Harmattan, 7 rue de l'Ecole Polytechnique, 75005 Paris

Droit et Société

Revue soutenue par l'Institut des Sciences Humaines et Sociales du Centre National de la Recherche Scientifique (France)

ISSN 0769-3362

Administration et abonnement

Librairie Générale de Droit et de Jurisprudence,
70, rue du Gouverneur Général Éboué
92131 Issy-les-Moulineaux Cedex, France
Tél. : 01.40.93.40.40

Secrétariat de rédaction

Institut des Sciences sociales du Politique, ENS Paris-Saclay,
61 av. du Président Wilson F-94235 Cachan cedex
Tél. : 01.47.40.59.63
e-mail : geraldine.doite@ens-paris-saclay.fr

Site Internet : ds.hypotheses.org
La revue est disponible sur www.persee.fr et www.cairn.info

Au sommaire du numéro 97/2017

5-7, rue de l'Ecole-Polytechnique, 75005 Paris

http://www.editions-harmattan.fr

ISBN : 978-2-343-14471-9
EAN : 9782343144719

www.ingramcontent.com/pod-product-compliance
Lightning Source LLC
LaVergne TN
LVHW010949061026
849535LV00006B/1638